DR. TORSTEN PFITZER | MARION LECHNER

OSTEOPATHIE FÜR ZU HAUSE

Bibliografische Information der Deutschen Nationalbibliothek
Die Deutsche Nationalbibliothek verzeichnet diese Publikation in der Deutschen Nationalbibliografie.
Detaillierte bibliografische Daten sind im Internet über http://d-nb.de abrufbar.

Für Fragen und Anregungen
info@rivaverlag.de

Wichtiger Hinweis
Dieses Buch ist für Lernzwecke gedacht. Es stellt keinen Ersatz für eine individuelle medizinische Beratung dar und sollte auch nicht als solcher benutzt werden. Wenn Sie medizinischen Rat einholen wollen, konsultieren Sie bitte einen qualifizierten Arzt. Der Verlag und der Autor haften für keine nachteiligen Auswirkungen, die in einem direkten oder indirekten Zusammenhang mit den Informationen stehen, die in diesem Buch enthalten sind.

Ausschließlich zum Zweck der besseren Lesbarkeit wurde auf eine genderspezifische Schreibweise sowie eine Mehrfachbezeichnung verzichtet. Alle personenbezogenen Bezeichnungen sind somit geschlechtsneutral zu verstehen.

Originalausgabe
6. Auflage 2022

Türkenstraße 89
80799 München
Tel.: 089 651285-0
Fax: 089 652096

Redaktion: Melanie Schölzke
Umschlaggestaltung: Manuela Amode
Umschlagabbildung vorn: Nils Schwarz, Illustration: Martha Kosthorst
Umschlagabbildungen hinten: Nils Schwarz, www.nilsschwarz.com
Alle Fotos im Innenteil von Nils Schwarz außer:
Helena Heilig: 205; riva Verlag: 57 Mi. u., 123; riva Verlag, nach einer Vorlage von Shutterstock/udaix: 43
Shutterstock: adike: 57 o., 79 o.; Albina Glisic: 21, 81; Alila Medical Media: 77, 99, 107, 176; BigBlueStudio: 17; Kwirry: 13; medicalstocks: 79 u., 122 o., 122 u., 154 o., 154 u. li., 154 u. re., 177, 194; Peter Hermes Furian: 120 re.; Vasilisa Tsoy: 120 li.; Procy: 6; PureRadiancePhoto: 10; SciePro: 55; u3d: 15; wavebreakmedia: 18

Layout: Katja Muggli, www.katjamuggli.de
Model: Annika Vossen von Elace Sportmodels
Satz: Daniel Förster, Belgern
Druck: Firmengruppe APPL, aprinta Druck, Wemding
Printed in Germany

ISBN Print 978-3-7423-1452-9
ISBN E-Book (PDF) 978-3-7453-1120-4
ISBN E-Book (EPUB, Mobi) 978-3-7453-1121-1

Weitere Informationen zum Verlag finden Sie unter

www.rivaverlag.de

Beachten Sie auch unsere weiteren Verlage unter www.m-vg.de

DR. TORSTEN PFITZER | MARION LECHNER

OSTEOPATHIE FÜR ZU HAUSE

Beschwerden und Schmerzen in Nacken, Rücken und Gelenken effektiv selbst behandeln

riva

Inhalt

Anhang

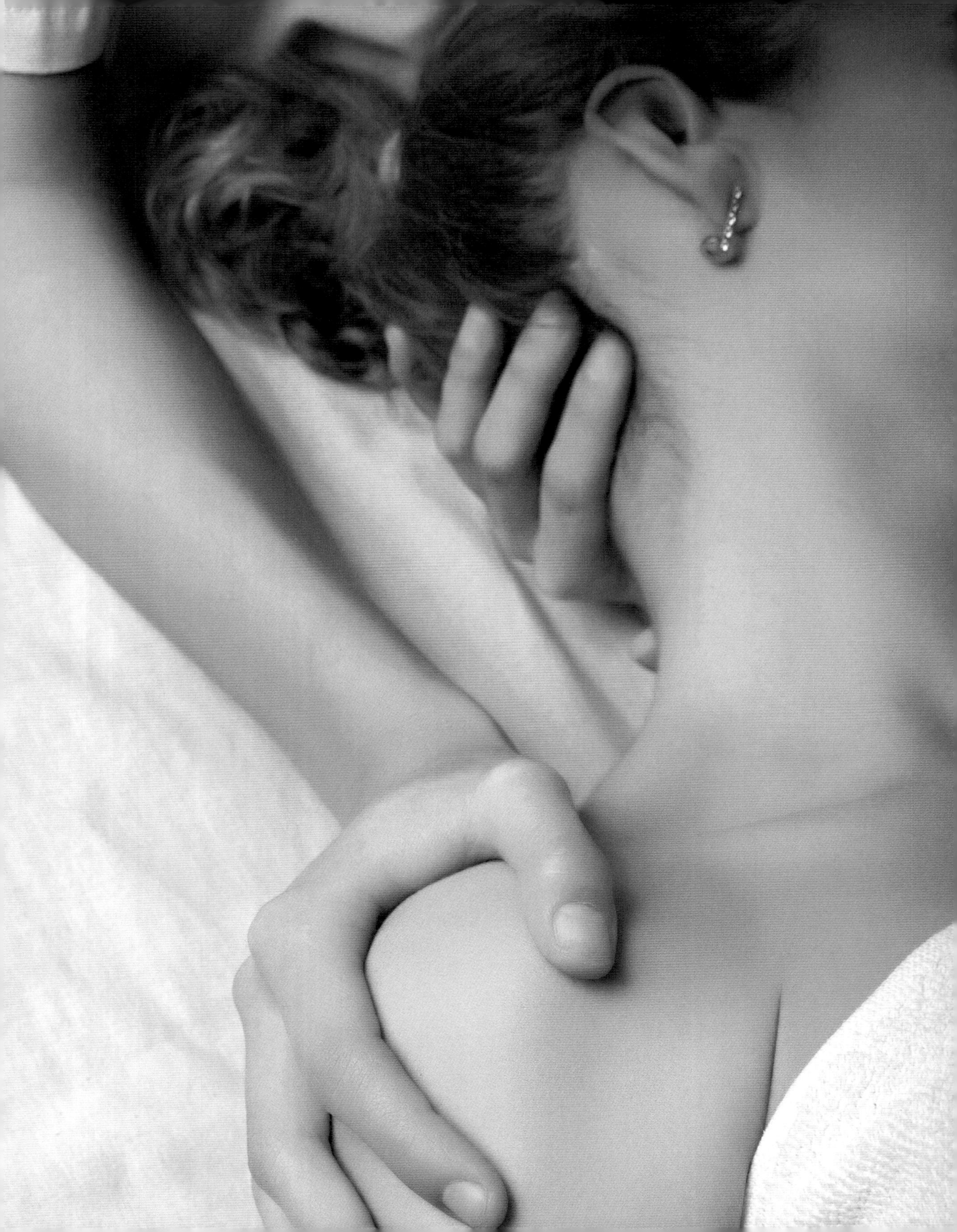

Vorwort

In unseren Osteopathiepraxen in München behandeln wir nicht nur Rücken- und Kopfschmerzen sowie andere körperliche Leiden, sondern versuchen, die Ganzheit der Beschwerden unserer Patienten zu verstehen. Wir, das sind Dr. rer. nat. Torsten Pfitzer und Marion Lechner. Wir beide haben als Autorenteam aus unserer langjährigen Berufserfahrung heraus dieses Buch geschrieben. Denn oft haben wir es gesehen – und sehen es immer wieder –, wie in der Medizin und auch in der Physiotherapie Menschen nur in einzelnen Bereichen betrachtet und isoliert behandelt werden. Dort, wo die Patienten Schmerzen empfinden oder wo durch bildgebende Verfahren Anomalien wie ein Bandscheibenvorfall lokalisiert wurden, liegt das Augenmerk, und derart werden Tausende verschiedene Krankheiten kategorisiert. Die Patienten werden in unterschiedliche Schubladen gesteckt und alles wird getrennt voneinander behandelt, anstatt dass jeder Mensch als eine in sich interagierende Einheit wahrgenommen wird. Gesundheit aber entsteht, wenn diese Einheit des Menschen wieder in Regulation gebracht wird. Leider unterstützt und vergütet das »Gesundheitssystem« nicht die Zeit, die eigentlichen Ursachen von Beschwerden zu suchen. Entsprechend schwierig ist es, Ärzte zu finden, die sich dessen annehmen.

Die eigentlichen Ursachen von Beschwerden zu finden, ist durchaus nicht immer so einfach, denn meist beeinflussen viele alltägliche Gewohnheitsmuster deren Entstehung: Körperhaltung, Bewegung, Ernährung und die psychoemotionalen sowie sozialen Situationen spielen eine bedeutende Rolle – insgesamt die Lebensweise überhaupt. All diese beeinflussenden Faktoren von außen muss man bedenken. Neben diesen ist es aber auch grundlegend wichtig, im Körper selbst alle Bereiche zu erfassen, die ursächlich für die Beschwerden sind und die der Körper zum Ausgleich seines Problems aufbaut. Genau darum geht es uns in diesem Buch zur osteopathischen Selbstbehandlung. Schritt für Schritt werden wir unsere Leserinnen und Leser auf diesem Weg begleiten.

Wichtige Schlüsselprobleme, die wir Osteopathen bei fast allen Patienten feststellen, sind eine Beckenfehlstellung gekoppelt mit craniosacralen Dysfunktionen. Das bedeutet, es liegen Fehlspannungen auf den Hirnhäuten vor, wodurch die Schädelknochen in ihrer natürlichen Bewegung blockiert und Teile der Nervenausgänge aus dem Schädel und der Wirbelsäule verengt sind. Dies kann weitreichende Folgen haben.

Oft treten muskuläre Verspannungen in Nacken, Schulter, Rücken, Hüfte oder Beinen auf. Doch auch nervlich oder über Faszienzüge bedingte Organbeschwerden wie Herzrhythmusstörungen sowie Enzymschwäche in der Verdauung, Atemprobleme, hormonelle Störungen, Gleichgewichtsprobleme und Migräne sind nur einige der häufigen Leiden. Die Liste könnte hier tatsächlich nahezu endlos fortgesetzt werden. Auch alle Beschwerdebilder, die Sie im Buch finden werden, haben mit diesen zwei Schlüsselstellen zu tun oder sind sogar auf diese Probleme zurückzuführen. Deswegen unser Rat:

Machen Sie die Übungen des craniosacralen Basisprogramms und die zum Becken, auch wenn Sie beispielsweise Schulterbeschwerden haben. Denn die Muskulatur, in diesem Fall die der Schulter, kann immer nur so gut funktionieren, wie dies die versorgenden Nerven tun, die aus der Wirbelsäule austreten.

Leider ist es nicht immer möglich, die Zusammenhänge Ihrer individuellen Probleme mithilfe dieses Ratgebers komplett zu erfassen. Das kann mit diesem Buch nicht geleistet werden – leider, da jeder Mensch eine eigene Leidensgeschichte hat und auch danach behandelt werden sollte. Jedem, der seine Probleme noch besser verstehen möchte, raten wir aus diesem Grund, eine ganzheitliche Diagnostik bei einem Osteopathen oder anderen Spezialisten durchführen zu lassen.

Ein zuverlässiges Zeichen, dass bei Ihrer Behandlung bis jetzt ursächliche Faktoren übersehen wurden, ist es, wenn Beschwerden immer wiederkehren oder anhalten, obwohl Sie schon etwas für die Heilung tun. Natürlich kann es auch sein, dass bestimmte Fehlhaltungen oder Fehlbelastungen Sie immer wieder zurückwerfen, auch Störfelder in anderen Körperregionen können die (Selbst-)Behandlung untergraben – häufig sind diese im Zahn- und Kieferbereich zu verorten. Auch Lebensmittelallergien spielen oft eine Rolle. Aber auch all dieses gilt es zu verstehen und mit Übungen, Anpassungen der Lebensweise und eventuell weiteren Maßnahmen zu verändern. Letztlich gilt, dass es eine schnelle Lösung leider meist nicht gibt.

In unseren Praxen bekommt jeder Patient Übungen für zu Hause. Denn viele Körperbereiche, die ursächlich an Problemen beteiligt sind, benötigen häufigere Korrekturen, als dies über Osteopathentermine im zwei- oder dreiwöchigen Rhythmus der Fall ist. Dies gilt ebenso für Termine beim Physiotherapeuten, die Kurzeinheiten von 15 bis 20 Minuten umfassen. Viele unserer Patienten berichten, vorher nie Übungen bekommen zu haben, was für uns unverständlich ist. Jedoch scheint dies überwiegend der Realität zu entsprechen. Wie sieht es in Ihrem Fall aus?

All diese Erfahrungen haben uns dazu veranlasst, diesen Ratgeber als Hilfe zur Selbsthilfe zu schreiben. Auf diesem Weg hoffen wir, über unseren Praxisbetrieb hinausgehend Menschen bei der Linderung ihrer Beschwerden zu unterstützen. Es gibt so viele tolle und einfache Möglichkeiten, mit ein wenig Hintergrundwissen und den richtigen Übungen selbst etwas zu tun – entweder präventiv für die Gesundheit oder eben zur Heilung. Wir freuen uns, wenn wir Ihnen hier unter die Arme greifen können!

Anfangs ist es sinnvoll, Übungen häufiger zu machen, bis eine erste Besserung eingetreten ist, danach reicht es oft, einmal in der Woche zu üben – auch damit die Beschwerden langfristig nicht wiederkommen. Seien Sie sich jedoch bitte bewusst, dass Sie im Alltag so gut wie jede Sekunde in gewisser Weise Übungen mit negativen Auswirkungen durchführen, das viele Sitzen und einseitige, wiederkehrende Belastungen gehören etwa dazu. Gestalten Sie also Ihren Alltag und Ihre Bewegungen am besten abwechslungsreich und hören Sie nicht nach der ersten Linderung der Beschwerden gleich komplett wieder mit den Übungen auf. Dranbleiben führt zum Ziel.

Um Ihnen das zu erleichtern, haben wir exklusiv für Sie als Leser des Buches unter www.DrPfitzer.de/ofzh (ofzh = Osteopathie für zu Hause) eine kostenfreie Plattform eingerichtet. Sie können dort beispielsweise Vorlagen zum Eintragen Ihrer Testergebnisse und Ihres persönlichen Übungsplans sowie die Checkliste »Sieben Punkte, um den Schmerz-Teufelskreis zu durchbrechen« herunterladen und ausdrucken, finden Gutscheincodes, ergänzende Informationen und manche zusätzliche Übung, die den Rahmen dieses Buches gesprengt hätte. Nutzen Sie diese Onlineboni auch zum Besiegen des inneren Schweinehunds und erhalten Sie durch diese immer wieder frische Motivation zum regelmäßigen Üben.

Wir wünschen Ihnen viel Erfolg mit den für Ihr Beschwerdebild passenden Tests und Übungsabläufen aus unserem Buch!

Auf mögliche Nebenwirkungen möchten wir hinweisen: Häufig tritt der positive Nebeneffekt auf, dass Sie Ihren Körper genauer kennenlernen und sich Probleme bessern, an die Sie gar nicht gedacht hatten, als Sie dieses Buch kauften.

Ihr Dr. Torsten Pfitzer und Ihre Marion Lechner

»Es gibt tausend Krankheiten,
aber nur eine Gesundheit.«

Ludwig Börne

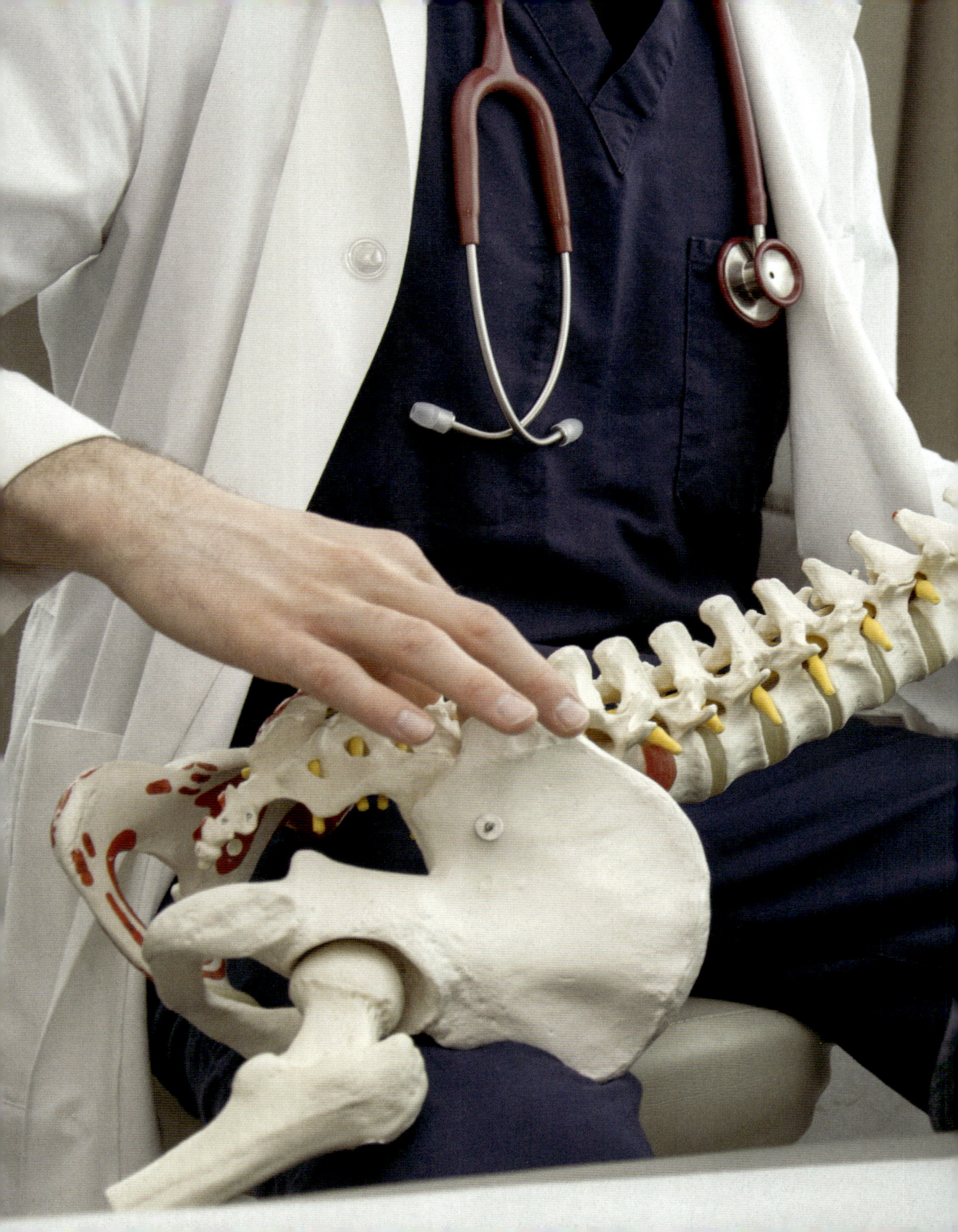

Kapitel 1

GRUNDLAGEN UND ZIELE DER OSTEOPATHIE

In der Osteopathie werden Bewegungseinschränkungen in Muskulatur, Gelenken, Organen und anderen Körpersystemen allein mit cen Händen ertastet. Der amerikanische Arzt Dr. Andrew Taylor Still entwickelte diese Behandlungsform im 19. Jahrhundert und – damit verbunden – ein neues Verständnis von Gesundheit und Krankheit. Wie die grundlegenden Annahmen von Dr. Andrew Taylor Still die Osteopathie bis heute prägen, erfahren Sie in diesem Kapitel. Und Sie erhalten Einblick, wie dieses ganzheitliche Diagnose- und Therapiekonzept zur Behandlung vieler gesundheitlicher Störungen eingesetzt wird.

Die Geschichte der Osteopathie

Der amerikanische Arzt Dr. Andrew Taylor Still (1828–1917) begründete die Osteopathie im 19. Jahrhundert. Er suchte nach einem neuen Verständnis von Gesundheit und Krankheit des Menschen, vor allem war es ihm auch ein Anliegen, keine Medikamente einzusetzen. Den Menschen betrachtete Dr. Andrew Taylor Still als Einheit aus Körper, Geist und Seele. Da er den Menschen als Teil der Schöpfung sah, leitete er ab, dass dieser die Selbstheilungskräfte bereits in sich tragen würde. Er schulte seine Palpationsfähigkeit, also das Ertasten von Bewegungseinschränkung im Gewebe mit den Händen. Sein Ziel war es, wieder bessere Beweglichkeit in den Geweben zu erreichen und so Heilung zu erlauben. Auch dass die Durchblutung, die Verteilung der Säfte in alle Körperregionen und der Abtransport durch die Lymphflüssigkeit eines der wichtigsten Prinzipien im Körper ist, verstand Dr. Andrew Taylor Still damals schon. Ebenso, dass Behinderungen in diesen Bahnen gesundheitliche Probleme verursachen – er schloss diese Aspekte in seine Behandlung ein, um mit sanften Techniken physiologische, emotionale und energetische Blockaden zu lösen.

Das offizielle Geburtsjahr der Osteopathie wurde von Dr. Andrew Taylor Still selbst auf 1874 festgelegt. 1892 gründete er in Kirksville, Missouri, USA, die American School of Osteopathy (heute das Kirksville College of Osteopathic Medicine) als erste osteopathische Ausbildungsstätte überhaupt. In London eröffnete Dr. John Martin Littlejohn, ein Schüler von Dr. Andrew Taylor Still, im Jahr 1917 die British School of Osteopathy. Diese Schule gibt es bis heute, allerdings hat sich der Name in University College of Osteopathy geändert.

Ein anderer Schüler von Dr. Andrew Taylor Still, Dr. William Garner Sutherland (1873–1954), prägte die craniosacrale Osteopathie. Er stellte

Die Osteopathie in Deutschland

Info

Nach Deutschland kam die Osteopathie in den 1950er-Jahren. Zu dieser Zeit wurde sie allerdings nur vereinzelt von Ärzten praktiziert, die das Osteopathiestudium im Ausland absolviert hatten. Ende der 1980er-Jahre verbreitete sich dann die Osteopathie und wurde auch an deutschen Privatschulen unterrichtet. Bis heute ist die Osteopathie in Deutschland kein anerkanntes Studienfach wie in Amerika oder England. In Deutschland braucht jeder Osteopath eine Grundausbildung zum Arzt, Heilpraktiker oder Physiotherapeuten, um praktizieren zu dürfen. Die Osteopathie ist eine Zusatzausbildung und sollte 1350 Unterrichtsstunden beinhalten, vor allem auch, wenn sie von den gesetzlichen Krankenkassen bezuschusst werden soll.

nach jahrelanger Untersuchung des Schädels mit seinen Schädelnähten und den einzelnen Knochen fest, dass alle eine sehr feine, eigenständige und pulsierende Bewegung aufweisen. Er nannte die Bewegung den primären Rhythmus (Seite 15). Geschulte Osteopathen können diesen Rhythmus nicht nur am Kopf, sondern am ganzen Körper spüren.

Die viszerale Osteopathie, also die Diagnose und Behandlung der inneren Organe, wurde maßgeblich von den französischen Osteopathen Jean-Pierre Barral und Jacques Weischenck in den 1980er-Jahren geprägt.

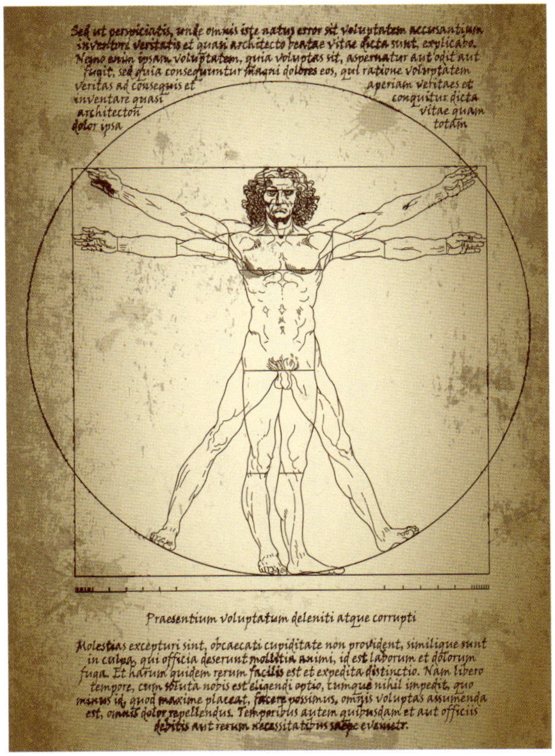

Die Osteopathie wurde im 19. Jahrhundert begründet. Sie betrachtet den Menschen als eine Einheit aus Körper, Geist und Seele.

Praktiziert wird die Osteopathie heute in nahezu allen europäischen Ländern und auch weltweit ist sie großräumig verbreitet. Allerdings ist sie unterschiedlich ausgerichtet. In Belgien, Kanada und Frankreich hat die Osteopathie eine eher viszerale und craniosacrale Ausrichtung, das heißt, es geht um innere Organe (viszerale) und Schädel, Hirnhäute sowie Kreuzbein (craniosacral). In England und Amerika steht die parietale Osteopathie, also die Behandlung des Bewegungsapparats (Knochen, Gelenke, Muskeln und Sehnen), im Vordergrund. Dieser Fokus wurde im deutschsprachigen Raum übernommen und durch die craniosacrale Therapie ergänzt.

Das ist Osteopathie – ein Überblick

Das, was Dr. Andrew Taylor Still und seine Schüler grundlegend entwickelt haben, macht die Osteopathie bis heute aus: Durch eine gezielte, meist sanfte Behandlung versucht der Osteopath, die Funktionen der Körpersysteme zu verbessern. Gleichzeitig will er die Biomechanik und Statik optimieren sowie die Bewegung und Mobilität in den Strukturen wiederherstellen. Die Behandlung ist darauf ausgerichtet, die Selbstheilungskräfte des Patienten zu aktivieren. Daher kommt sie ganz ohne Medikamente aus. Die Philosophie der Osteopathie beruht auf den folgenden drei Säulen:

1. Der menschliche Körper ist eine Einheit aus Körper, Geist und Seele.
2. Struktur und Funktion beeinflussen sich in gegenseitiger Abhängigkeit.
3. Der Körper besitzt Selbstheilungskräfte.

Wenn man in der Osteopathie nun davon ausgeht, dass die verschiedenen Systeme, Strukturen und Funktionen des Körpers miteinander arbeiten und voneinander abhängig sind, so wird der Körper dabei in drei Systeme eingeteilt:

- **Das craniosacrale System,** das die Hirn- und Rückenmarkshäute, Schädelnähte und -knochen sowie das Kreuzbein umfasst.
- **Das viszerale System,** zu dem die inneren Organe wie Leber und Darm gezählt werden.
- **Das parietale System,** zu dem Knochen, Gelenke, Muskeln, Faszien (Bindegewebshüllen), Bänder und Sehnen gehören – kurz: der Stütz- und Bewegungsapparat.

Der Einfluss der Körpersysteme auf die Gesundheit

Die Osteopathie sieht das craniosacrale, das viszerale und das parietale System als die drei essenziellen Körpersysteme zur Regulation der Gesundheit an. Das craniosacrale System hat innerhalb dieser Gesamtheit die höchste Priorität, denn es beinhaltet neben dem Nervensystem auch die übergeordneten Hormondrüsen, die Wirkung auf den ganzen Körper haben.

Wie Dr. Sutherland mit dem Satz »The rule of the artery is supreme« ausdrückte, ist das Herz-Kreislauf-System ebenfalls eines der wichtigsten Systeme für die Gesundheit. Das Herz-Kreislauf-System mit seinen Arterien und Venen steuert über die Durchblutung die Nähr- und Sauerstoffversorgung. Gemeinsam mit dem Lymphsystem ist es überdies für den Abtransport aller Schadstoffe verantwortlich.

Die meisten der im späteren Übungsprogramm gezeigten osteopathischen Techniken – ob an Muskeln und Faszien, Gelenken oder Organen – fördern gleichzeitig die Durchblutung und den Lymphfluss und behandeln auf diese Weise die beiden Systeme stets mit. Sie können sich das wie bei einem Gartenschlauch vorstellen, der von außen zusammengedrückt wird. Im Körper entsteht der Druck durch verhärtete Muskeln und verklebte Faszien. Werden diese gelöst, kann durch den Schlauch wieder frei das Wasser fließen. Auf diese Weise ist es möglich, einen erhöhten Blutdruck auch über die Behandlung von Muskeln und Faszien zu senken. In diesem Buch gehen wir nicht detaillierter auf die Behandlung von Durchblutung und Lymphfluss ein – sie werden nahezu immer automatisch mitbehandelt.

Die Therapie des craniosacralen Systems, der Schädel-Kreuzbein-Verbindung

Die Craniosacraltherapie wurde von Dr. William Garner Sutherland entwickelt. In jahrelanger Forschung fand er heraus, dass alle Schädelknochen eine eigene rhythmische Bewegung aufweisen. Dieser Rhythmus geht auf die Bewegung des *Liquor cerebrospinalis* (der Gehirn- und Rückenmarksflüssigkeit) zurück, in der das gesamte Gehirn und zentrale Nervensystem einschließlich des Rückenmarks schwimmt. Der Liquor wird im sogenannten arteriellen System der Hirnkammern produziert, wiederaufgenommen wird er über das sogenannte venöse System. Durch die regelmäßige Produktion und Wiederaufnahme entsteht die rhythmische Bewegung des Liquors. Über die Hirn- und Rückenmarkshäute wird diese feine Bewegung dann weiter auf die Knochen übertragen.

Darüber hinaus konnte Dr. Sutherland erspüren, dass sich dieser Bewegungsrhythmus über die Wirbelsäule zum Sakrum (Kreuzbein) sowie auf den gesamten Körper mit all seinen Strukturen fortsetzt. Er nannte dies den *Breath of Life* (Lebensatem) beziehungsweise den primären Respirationsmechanismus. Die Kategorisierung als primär gibt es deshalb, weil diese rhythmische Bewegung bereits vor dem ersten Atemzug besteht, also bereits im Fötus vorhanden ist. Die Lungenatmung wird dazu im Vergleich als sekundäre Atmung bezeichnet, die erst über die Lungen bei der Geburt einsetzt. Interessanterweise ist der *Breath of Life* dann später bei unserem Ableben als allerletzte Funktion noch messbar. Dies macht deutlich, dass die Funktionalität des craniosacralen Systems absolute Priorität für den Organismus hat, um die Verteilung der Hirn- und Rückenmarksflüssigkeit mit ihren wichtigen Informationsträgern sicherzustellen.

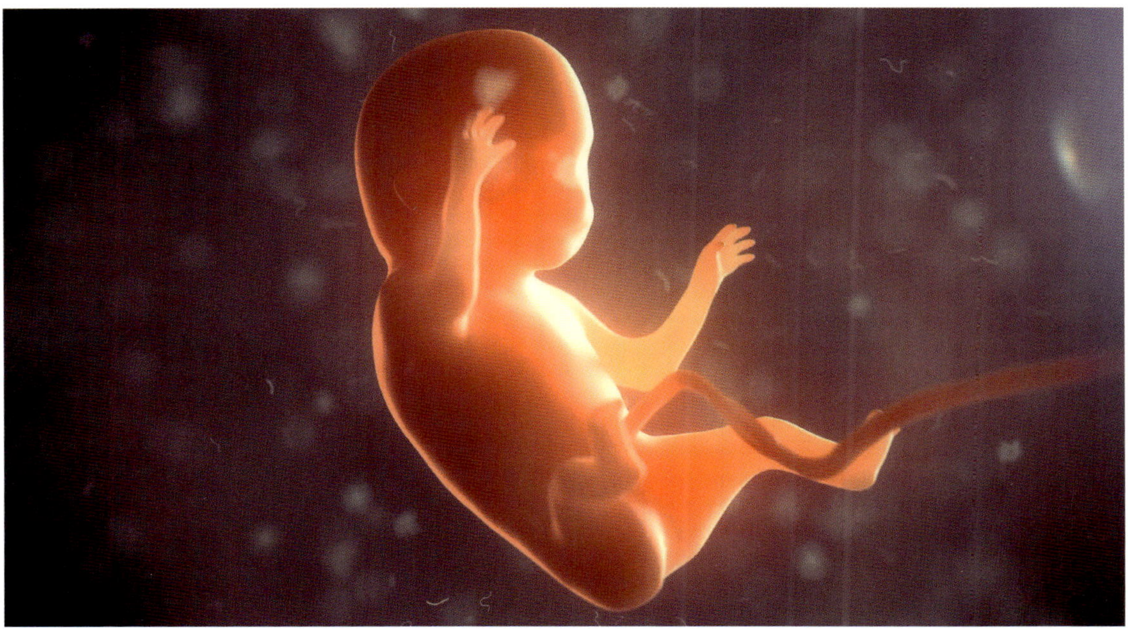

Die sogenannte primäre Atmung besteht bereits im Fötus und äußert sich als feine, rhythmische Bewegung.

Dieser Bewegungsrhythmus kann durch Stress, verbunden mit oberflächlicher Atmung, Fehlhaltung des Kopfes und der Halswirbelsäule oder durch einen Fehlbiss des Kiefers, gestört werden, um nur einige Beispiele zu nennen. In der Folge kann es zu Kompressionen der Schädelnähte (Suturen) zwischen den einzelnen Schädelknochen und Fehlstellungen der Schädelknochen kommen. Das wiederum zieht eine Fehlspannung in den Hirnhäuten vom Schädel und Rückenmark bis zum Kreuzbein nach sich. Hält diese länger an, kann dies zu Beschwerden im gesamten Körper führen.

Die Therapie des viszeralen Systems, der inneren Organe

Die viszerale Osteopathie befasst sich mit der Funktion der inneren Organe. Sie ist direkt abhängig von der Beweglichkeit der Organe selbst sowie von ihren bindegewebigen Aufhängungen über Faszien. Auch die Organe folgen einem regelmäßigen Rhythmus. Dabei handelt es sich um sehr feine Bewegungen, die für den geschulten Osteopathen jedoch erspürbar sind, selbst wenn das Organ tiefer in der Bauchhöhle liegt. Daneben besitzen Organe noch eine zweite Eigenbewegung, die etwa im Magen-Darm-Bereich durch die Peristaltik (Kontraktionswellen), im Herzen durch den Herzschlag oder in der Blase durch Muskelkontraktionen zur Entleerung entsteht.

Zudem haben auch benachbarte Körpergewebe einen physiologischen Einfluss auf die Organe: So sorgt zum Beispiel jede Einatmung dafür, dass das Zwerchfell sich nach unten wölbt und sich so auch die Nieren circa drei Zentimeter nach unten bewegen. In der Ausatmung kommen sowohl das Zwerchfell, die Nieren sowie ebenfalls alle anderen Organe zurück in ihre Ausgangsposition.

Aufgabe des Osteopathen ist es, Abweichungen vom natürlichen, gesunden Maß an Beweglichkeit zu erkennen und eventuelle Funktionsstörungen zu ermitteln. Die Osteopathie ermöglicht durch diese sensiblen Diagnostikmethoden wie vorsichtiges Abtasten und Fühlen in unterschiedlichen Tiefen, Störungen festzustellen, lange bevor sich diese in der klassischen Medizin durch Röntgen, Ultraschall oder Blutbild erfassen lassen. In der Therapie werden die inneren Organe und die umgebenden Strukturen durch sanfte Griffe und Techniken behandelt. Ziel ist dabei, die volle Funktion und natürliche Beweglichkeit wiederherzustellen.

Die Therapie des parietalen Systems, der Knochen und Gelenke, Muskeln und Faszien

Die parietale Osteopathie behandelt Störungen im Bewegungsapparat. Dazu gehören Knochen und Knorpel, Muskeln, Faszien, Sehnen und Bänder. Dieses Muskel-Skelett-System gibt dem Körper Stabilität und Zusammenhalt und befähigt den Menschen dazu, aufrecht zu gehen. Außerdem verleiht es dem Körper Beweglichkeit. Häufige Störungen im parietalen System sind Gelenkblockaden, Muskelverkürzungen oder Faszienverklebungen, um nur einige zu nennen.

Unser Körper funktioniert als komplexes Zusammenspiel all seiner Elemente, wobei jede Struktur eine Funktion besitzt und alle Körpergewebe in einer Wechselbeziehung zueinander stehen. Gerade am Beispiel von Rückenschmerzen lässt sich gut verstehen, dass es keine rein lokalen Probleme gibt, also Probleme, die nur auf den Ort des Geschehens beschränkt sind. Stattdessen sind alle Systeme des Körpers miteinander verbunden. So können Rückenschmerzen in der Lendenwirbelsäule von Verdauungsbeschwerden herrühren oder Halswirbelsäulenprobleme Migräne oder Kopfschmerz verursachen. Auch Haltungsfehler bewirken vielfältige Beschwerden, da durch sie Muskeln und Bänder überbeansprucht werden. Infolge eines schiefen Beckens kann sich die Wirbelsäule zum Ausgleich so drehen, dass sich daraus Wirbelfehlstellungen bilden oder Skoliosen (S-Formen der Wirbelsäule, von hinten betrachtet). Zusammenfassend lässt sich sagen: Bewegungseinschränkungen im Muskel-Skelett-System führen zu weiteren Funktionseinschränkungen, die eine Grundlage für die Entstehung von Krankheiten sind.

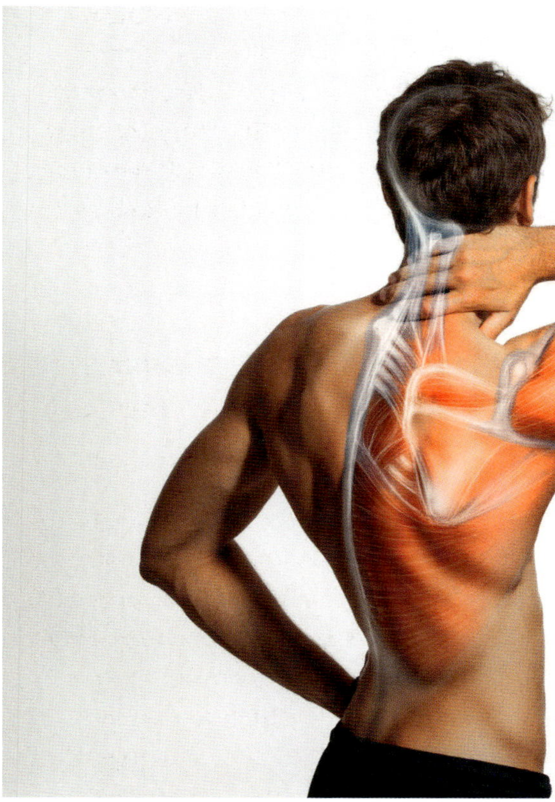

Die parietale Osteopathie behandelt den Bewegungsapparat mit all seinen Strukturen wie Knochen, Muskeln, Faszien, Bänder und Sehnen.

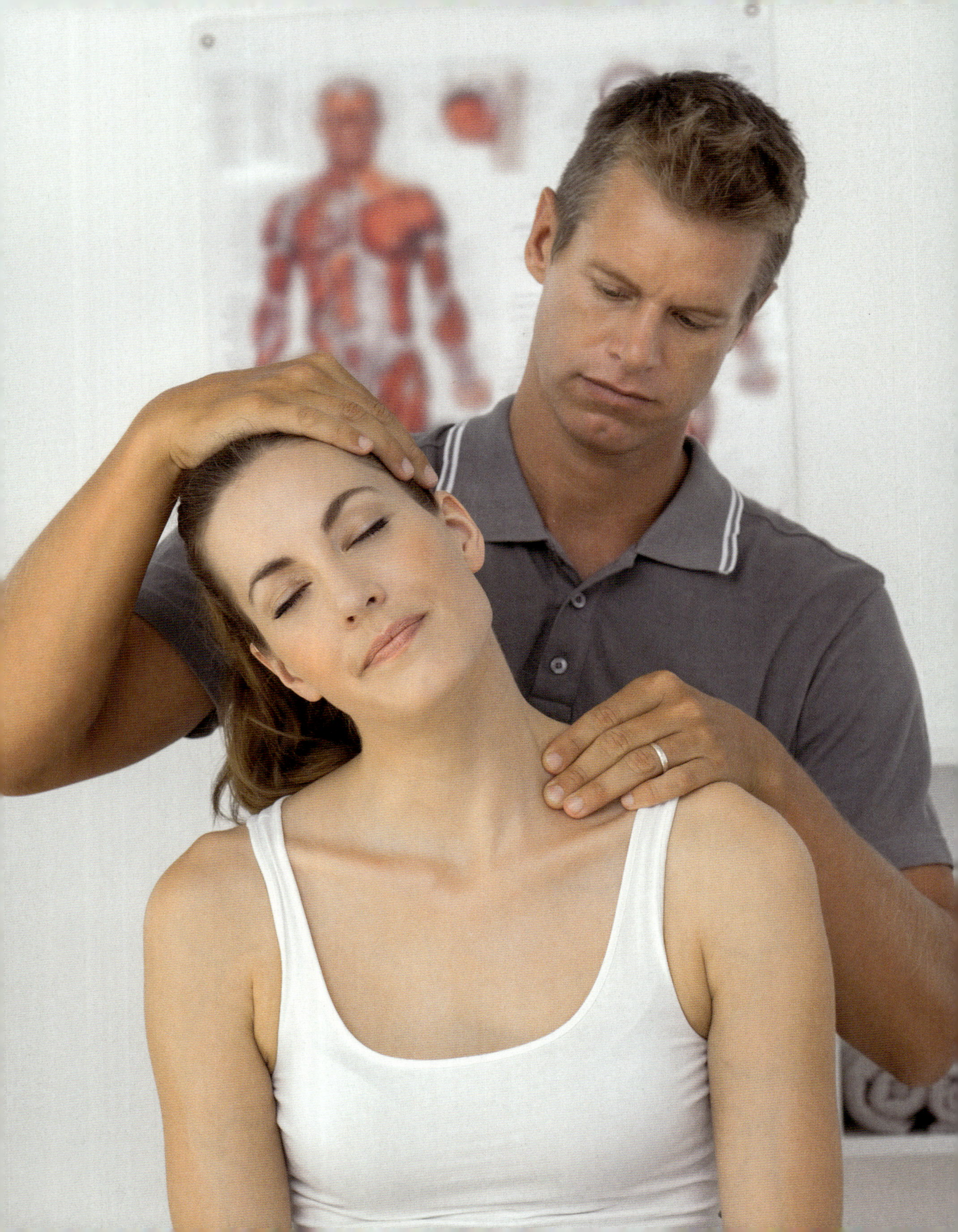

Kapitel 2

OSTEOPATHIE IN DER ANWENDUNG

In diesem Kapitel erfahren Sie, wobei die Osteopathie Ihnen helfen kann und inwieweit eine Kombination mit anderen Methoden wie der Physiotherapie sinnvoll ist. Unterschiedliche Techniken der Osteopathie werden vorgestellt, die Sie selbst anwenden können. Zudem erhalten Sie Antworten auf die häufigsten Fragen aus der Praxis. Wir informieren Sie über die unterschiedlichen Therapieansätze, damit Sie leichter entscheiden können, was neben der Selbstbehandlung für Sie sinnvoll ist.

Osteopathie in der Selbstbehandlung und beim Fachmann

Die Osteopathie kann bei den meisten Krankheiten helfen oder begleitend eingesetzt werden. Hier im Buch haben wir uns auf die gängigsten Beschwerdebilder beschränkt. Zudem haben wir jenen Beschwerden den Vorzug gegeben, die Sie allein testen und zu denen Sie selbstständig Übungen machen können.

Die vorgestellten Übungen zur Selbstbehandlung können ein Weg sein, um beispielsweise Verspannungen und Schmerzen auf eigene Initiative hin in den Griff zu bekommen. Insofern bietet sich die Selbstbehandlung einerseits an, um lange Wartezeiten auf einen Osteopathietermin zu überbrücken. Andererseits kann bei regelmäßiger Anwendung sogar häufig auf einen Termin beim Osteopathen verzichtet werden.

Wir empfehlen jedoch, einen Fachmann aufzusuchen, wenn sich Ihr Befinden mit den beschriebenen Übungen nicht verbessern lässt. Für komplexere Beschwerdebilder ist es immer anzuraten, einen Osteopathen aufzusuchen. Dieser kann eine fundierte Diagnose stellen und Ihr Problem ganzheitlich erfassen und behandeln. Ergänzend zu den Terminen ist es sinnvoll, unterstützend die Selbstbehandlung zwischen den Behandlungssitzungen durchzuführen – dies sollte in Absprache mit Ihrem Osteopathen geschehen. Nehmen Sie dazu am besten dieses Buch mit und besprechen Sie gemeinsam die für Ihr individuelles Beschwerdebild passenden Übungen.

Der Ablauf einer Osteopathiebehandlung

Erst einmal muss gesagt werden, dass es in der Osteopathie viele unterschiedliche Ausbildungen mit eigenen Schwerpunkten gibt. Dementsprechend arbeitet auch jeder Osteopath etwas anders.

- Zu Beginn steht ein ausführliches Anamnesegespräch, gefolgt von der körperlichen Erstuntersuchung. Beides hilft dem Osteopathen, einen Gesamtüberblick über die Beschwerden und Probleme zu erlangen. Der Osteopath sucht dabei auch nach den ursächlichen Problemen. Tatsächlich liegen die Ursachen nicht immer da, wo die Schmerzen auftreten.
- An die Anamnese anschließend folgt die individuelle Behandlung, je nach gestellter Diagnose.
- Zum Abschluss werden dem Patienten vom Osteopathen meist ein, zwei Übungen gezeigt. Diese sollen dem Patienten helfen, sich schneller zu stabilisieren und ihn in seiner Genesung voranzubringen.

Je nach Schwere der Beschwerden sind drei bis sechs Behandlungen empfehlenswert. Wenn jemand lang andauernde, chronische Beschwerden hat oder mehrere Probleme gleichzeitig vorliegen, ist es auch sinnvoll, über einen längeren Zeitraum Sitzungen wahrzunehmen.

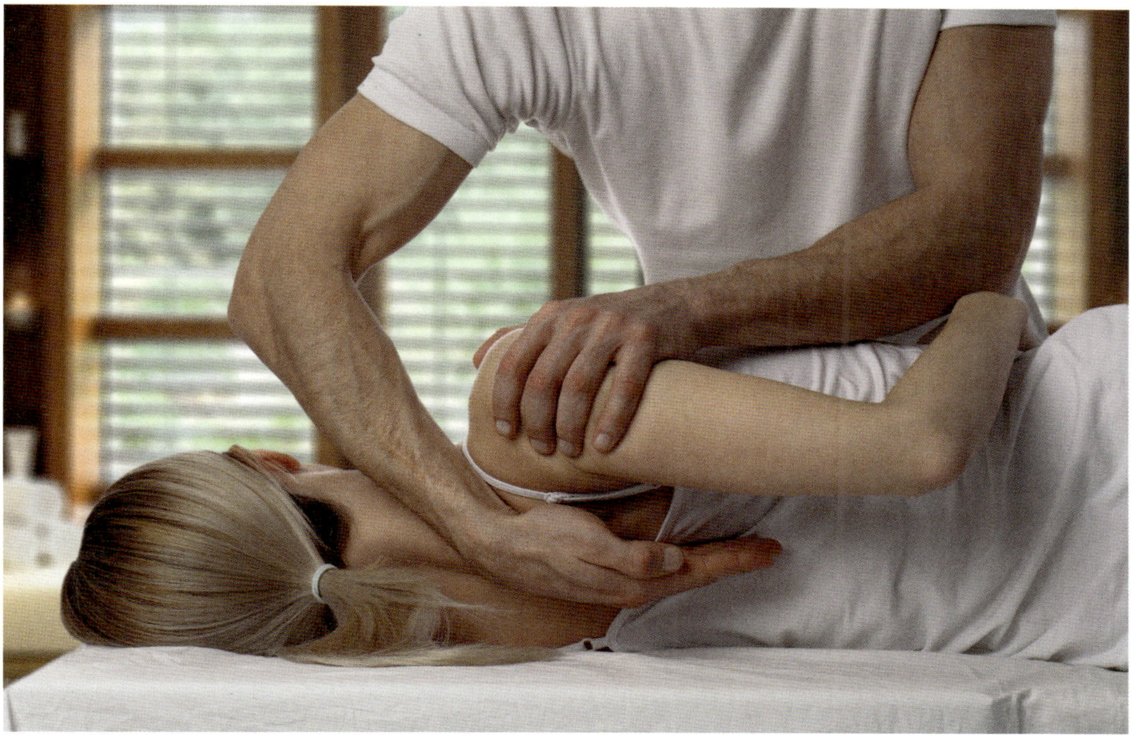

Bei komplexeren Beschwerdebildern ist es ratsam, einen Osteopathen aufzusuchen. Mit diesem können Sie auch die für Sie passenden Übungen besprechen.

Die Behandlungskosten und die Möglichkeiten der Kostenübernahme

Die Kosten variieren von Ort zu Ort und auch zwischen den Therapeuten. In München muss man für einen Stundentermin zwischen 90 bis 150 Euro rechnen. Einige private Versicherungen oder Heilpraktiker-Zusatzversicherungen übernehmen einen Teil oder sogar die kompletten Kosten. Meistens liegt der Anteil der Erstattung zwischen 70 und 80 Prozent, wobei es bei vielen Tarifen allerdings eine jährliche Höchstgrenze gibt. Halten Sie vor Behandlungsbeginn Rücksprache mit Ihrer Krankenkasse, um von solchen wichtigen Details zu erfahren.

Bei den gesetzlich Versicherten läuft es etwas anders. Einige Krankenkassen bezuschussen die Osteopathie mit 30 bis 60 Euro pro Behandlung für drei bis sechs Sitzungen im Jahr. Das variiert jedoch leider sehr stark. Deswegen ist es auch hier wichtig, vor der ersten Behandlung alle Informationen bei Ihrer Krankenkasse einzuholen. Anschließend braucht der Kassenpatient im Normalfall ein Privatrezept, welches der Hausarzt,

Orthopäde, Zahnarzt oder auch jeder anderweitig qualifizierte Arzt ausstellen kann. Auf diesem Rezept muss die ärztliche Diagnose stehen und die Anzahl der verordneten Osteopathiesitzungen.

Zum Verhältnis von Osteopathie und Physiotherapie

In der Physiotherapie bedient man sich der manuellen Therapie, die das Ziel hat, die Muskulatur und auch die Gelenkfunktion zu verbessern. Auch Massage und Fango, das Erwärmen von Körperbereichen durch heißes Moor, wird in der Physiotherapiepraxis angeboten. In der Krankengymnastik ohne oder mit Geräten nimmt sich der Physiotherapeut die Zeit, um mit dem Patienten passiv oder aktiv Übungen zu machen, die seine Problematik beheben oder stabilisieren sollen. Passiv bedeutet, dass der Patient vom Therapeuten oder einem Gerät durchbewegt wird. Bei einer aktiven Übung hingegen muss der Patient selbst die Bewegung durchführen und aktiv mit seinen Muskeln und Faszien arbeiten. Hierbei geht es häufig darum, die Muskulatur zu stärken.

Gesundheitliche Probleme werden in der Physiotherapie sehr segmental therapiert, das heißt am Ort der Problematik oder des Schmerzes. Im Gegensatz dazu wird in der Osteopathie der Mensch als Ganzes betrachtet. So behandelt der Osteopath zum Beispiel bei Kniebeschwerden die Nieren und das Becken mit oder bei rechtsseitigen Schulterbeschwerden die Leberfaszien.

Oft wird nach einem Besuch beim Orthopäden die Physiotherapie als Erstmaßnahme ergriffen. Für gewöhnlich werden erst einmal sechs Behandlungen verschrieben. Da die gesetzlichen Krankenkassen je Physiotherapietermin nur 20 Minuten bezahlen, muss der Patient für längere Termine meist in Eigenleistung gehen. Tatsächlich bleiben bei kurzen Behandlungssequenzen die gewünschten Erfolge oft aus, was nicht nur für den Patienten, sondern auch für den Physiotherapeuten unbefriedigend ist.

Patienten, die eine ganzheitlichere Betrachtung ihrer Probleme wünschen, suchen sich dann im zweiten Schritt oft einen Osteopathen. Patienten, die in der Vergangenheit keine positiven Erfahrungen mit der Physiotherapie gemacht haben, wenden sich gleich an den Osteopathen. Verstehen Sie uns richtig, das soll keinesfalls heißen, dass Physiotherapien kategorisch nichts bringen. Es ist eher der Rahmen darum, der oft zu enttäuschenden Ergebnissen führt.

Es ist auch möglich, die Osteopathie und Physiotherapie gleichzeitig zu nutzen. Eine mögliche Kombinationsform besteht darin, dass der Patient ein bis zwei Mal die Woche zur Physiotherapie geht, um die akuten Probleme behandeln zu lassen. Alle zwei bis drei Wochen nimmt er zusätzlich einen Osteopathietermin wahr, an dem der Osteopath in einer einstündigen Behandlung den ganzen Menschen als zusammenhängendes Gesamtsystem betrachtet.

Chiropraktik und Osteopathie

Info

Die Chiropraktik zeichnet sich durch das Einrenken von Gelenken und Wirbeln aus, mit dem Ziel, Blockaden zu lösen. Dadurch soll das Nervensystem reguliert und die Funktionalität der Gelenke und des Gewebes wiederhergestellt werden. Der gute Chiropraktiker behandelt auch das Muskel-Faszien-Gewebe mit, sodass die Therapie nachhaltig ist. Denn wenn weiterhin Fehlspannungen bestehen, wird der Körper jedes Mal wieder in die Blockade gezogen. Die Therapieeinheiten sind in der Chiropraktik sehr unterschiedlich lang, von üblicherweise 15 Minuten bis 45 Minuten ist alles zu finden. Auch hier ist es sinnvoll, begleitend osteopathische Techniken zur Selbstbehandlung einzusetzen.

Osteopathische Selbstbehandlungstechniken

In der Osteopathie unterscheiden sich die direkten von den indirekten Techniken. Bei den direkten Techniken verfolgt man das Prinzip, eine Blockade zu lösen, indem man direkt in die Barriere oder Bewegungseinschränkung hineinarbeitet. Bei den indirekten Techniken ist es genau andersherum, man wendet das Schubladenprinzip an: Wie bei einer klemmenden Schublade, die man zunächst wieder ein Stückchen hineinschiebt, um sie dann frei gleitend herausziehen zu können, arbeitet man bei indirekten Osteopathietechniken ebenfalls erst einmal in die freie Richtung, um dann im zweiten Schritt die Blockade zu lösen.

Ein anderer Weg führt über die Arbeit an sogenannten Fernpunkten. Wie der Name sagt, sind dies Punkte am Körper, die sich nicht direkt am Ort des Problems befinden, sondern oft fernab davon. Bei Behandlung dieser speziellen Punkte kommt es über Nervenverbindungen zu einer Reflexantwort im Problembereich. Das Gewebe wird folglich besser durchblutet und dadurch mit mehr Sauerstoff und Nährstoffen versorgt.
In der Osteopathie beschreibt man viele Probleme im Körper als Blockade oder Bewegungseinschränkung. Beispiele sind: erhöhte Muskelspannungen, Bewegungseinschränkungen an Gelenken, an einzelnen Verbindungen der Schädelknochen oder der inneren Organe. Auch der Stau von Flüssigkeiten und der damit verringerte Abtransport von Säuren und Stoffwechselendprodukten im Gewebe fallen darunter.

Direkte Techniken

Direkte Osteoapthietechniken arbeiten, wie eben beschrieben, direkt in die Barriere oder die Bewegungseinschränkung hinein. Sieben der wichtigsten direkten Techniken, die Sie später auch bei den Selbstbehandlungsübungen wiederfinden, werden im Folgenden näher erläutert.

Triggerpunktbehandlung

Man spricht von einem Triggerpunkt in der Muskulatur, wenn verhärtete Stellen bei Berührung schmerzen, in die Umgebung und weiter in fern liegende Muskelpartien ausstrahlen. Ein Triggerpunkt besteht aus Kalziumsalzablagerungen oder anderen Stoffwechselendprodukten, die der Körper nicht ausscheiden kann und deswegen im Gewebe einlagert. Die amerikanische Ärztin Dr. Janet Travell hat 1983 die Grundlagen für die Lokalisation und Behandlung von Triggerpunkten festgelegt. Heute beschäftigen sich ganze Bücher damit, diese Punkte mit ihren Ausstrahlungsmustern darzustellen. Im Anhang auf Seite 207 haben wir ein paar Empfehlungen für Sie zusammengestellt.

Neben den Triggerpunkten gibt es auch Schmerzpunkte, die nicht ins umliegende Gewebe ausstrahlen, sondern nur lokal bei Druck in den Muskel schmerzen. Lawrence H. Jones, amerikanischer Doktor der Osteopathie, entwickelte zur Behandlung der Schmerzpunkte die sogenannten Strain-Counterstrain-Techniken, bei denen der Patient passiv in eine schmerzfreie Position gelagert wird. Da die Behandlungen für Schmerz- und Triggerpunkte sehr ähnlich sind, haben wir die Techniken hier im Buch zu einer zusammengefasst.

Kurz und allgemein beschrieben, ist das Vorgehen also wie folgt: Auf die Schmerz- oder Triggerpunkte wird ein mäßiger Druck ausgeübt. Unter diesem Druck versucht man durch eine Bewegung, eine Position der Erleichterung (*position of ease*) zu finden, bei der der Schmerz um circa 80 Prozent reduziert ist. Meist ist dies eine verkürzende Bewegung des Muskels in die Entspannung, sodass der Punkt, den wir am Muskel drücken, sich ebenfalls entspannt. Wir erklären dies in der jeweiligen Übung konkreter. Bringt die Annäherung nicht die gewünschte Besserung, probiert man beliebige andere Positionen aus, die den Druckschmerz lindern. Ist die gewünschte Position gefunden, wird der Druck auf den Punkt für circa 20 Sekunden gehalten. Der Patient soll-

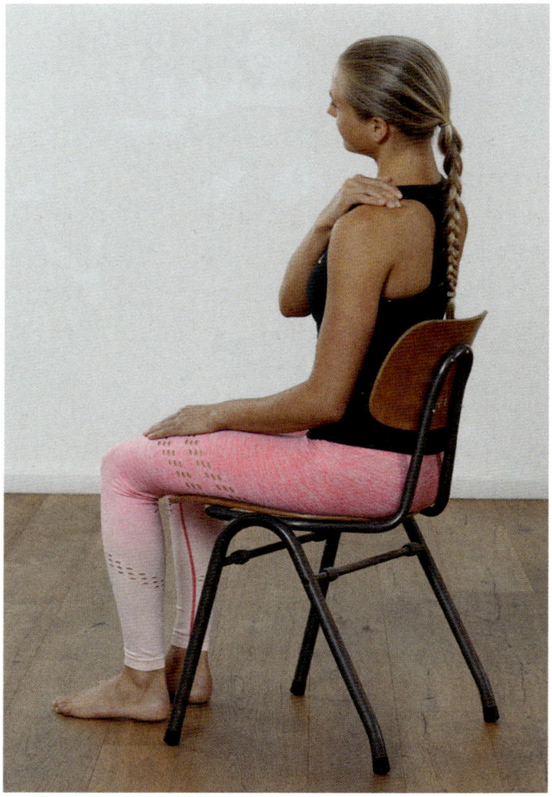

Um Schmerz- und Triggerpunkte am Nacken zu lösen, wird der jeweilige Punkt mit Druck gehalten und der Kopf für die position of ease *zur gleichen Seite geneigt.*

te dabei immer ganz passiv sein, was bedeutet, dass er nicht anspannt oder die Bewegung gar selber macht.

Da dies ein Buch zur Selbstbehandlung ist, kommen Sie nicht darum herum, die Einstellung der *position of ease* selbst vorzunehmen. Dann aber müssen Sie den Muskel, an dem Sie arbeiten, für die Dauer der Therapie komplett entspannen. Nach den 20 Sekunden kommen Sie langsam zurück in die Ausgangsposition und überprüfen den Schmerzpunkt auf die Intensität, die in normaler Position beziehungsweise Bewegung um 60 bis 70 Prozent gesunken sein sollte.

Die eigene Triggerpunktbehandlung können Sie entsprechend auch außerhalb der vorgegebenen Übungen bei Verhärtungen eines jeden Muskels anwenden. Falls Sie an manchen Körperstellen nicht mit der eigenen Hand hinkommen, verwenden Sie einen kleinen Ball oder ein Triggertool aus Holz oder Plastik, das Ihnen das Drücken auch an unerreichbaren Stellen ermöglicht. Auf der exklusiv für Sie als Leser erstellten Plattform www.DrPfitzer.de/ofzh finden Sie weiterführende Informationen und Empfehlungen dazu.

Empfehlung: Als Regel für diese Behandlung sollte man sich merken, dass man nicht mehr als drei große Triggerpunkte oder sechs Schmerzpunkte pro Behandlungseinheit bearbeiten sollte. Trinken Sie zudem immer genügend stilles Wasser nach dieser Therapie, da durch sie Stoffwechselendprodukte befreit werden. Der Körper braucht Unterstützung, um sie auszuscheiden.

MET – Muskelenergietechniken

Die Muskelenergietechniken werden bei Muskeln angewendet, die verkürzt und oft auch auf Druck schmerzhaft sind. Man bringt diesen Muskel in Dehnung, um ihn in dieser Position anzuspannen. Die Anspannung ist einer Kraftentfaltung gleichzusetzen, was die eigentliche Aufgabe eines Muskels ist. Über Nervenrezeptoren im Muskel wird die Information an das Gehirn weitergeleitet, dass während dieser Muskelenergietechnik der Muskel nun in der Länge arbeiten muss (Längenkraft). Um zukünftig einer solchen Kraftentfaltung besser gewachsen zu sein, wird sich der Muskel bei regelmäßiger Übung dauerhaft verlängern. Für die Verlängerung eines Muskels ist dies die effektivste Technik. Ähnlich funktioniert diese Technik an eingeschränkten Gelenken. Sie werden in die blockierte Position gebracht und von dort aus durch einen Druck in die Gegenrichtung gegen einen Widerstand gelöst. Auch für blockierte Gelenke ist diese Technik die effektivste Technik. Dabei arbeiten wir mit minimaler Kraft – nur um die 10 bis 20 Prozent der Maximalkraft –, um wieder mehr Bewegungsfreiheit ins Gelenk zu bringen. Am Beispiel eines Muskels beschreiben wir hier die Vorgehensweise.

Man bringt einen verkürzten Muskel bis zum Anschlag in die gedehnte Position. Meist geschieht dies über die Bewegung des Gelenks, an dem der Muskel ansetzt, wie beispielsweise dem Handgelenk, der Schulter, der Hüfte oder dem Knie. In dieser Position wird der gedehnte Muskel vom Therapeuten oder Patienten selbst mit den Händen oder mit einem Gegenstand, wie beispielsweise einem Theraband, fixiert. Anschließend wird ein Gegendruck gegen den Halt erzeugt, als würden Sie den Muskel wieder in seine Ursprungsposition bewegen wollen. Es wird jedoch keine Bewegung zugelassen. Diese statische Anspannung sollte nicht zu stark sein und höchstens 20 Prozent der Maximalkraft betragen. Statisch bedeutet, dass es während der Anspannung gegen einen Widerstand zu keiner Bewegung kommt. Der Gegendruck wird 7 bis 10 Sekunden gehalten, dann gelöst, ohne die Barriere zu verlieren oder die Position zu verändern. In der folgenden Entspannungsphase wird der Muskel vorsichtig ein Stückchen weiter gedehnt, also an der neuen Barriere eingestellt, bevor der Ablauf noch zweimal wiederholt wird. Die genaue Anwendung dieser Technik wird in den jeweiligen Übungen noch einmal genau beschrieben und mit Bildern veranschaulicht.

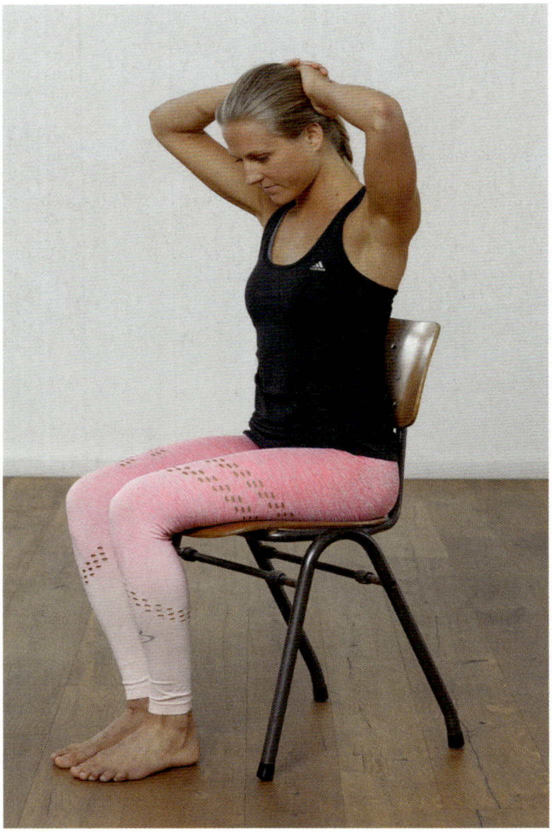

Wesentlich für die Längenkraftübungen ist der Gegendruck in der gedehnten Position, da nur auf diese Weise das Muskelgewebe verlängert werden kann.

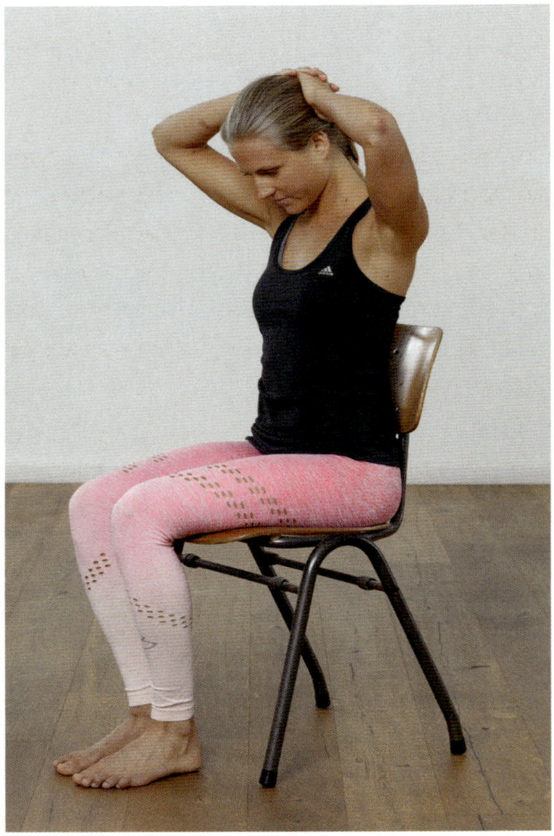

Nach der Gegendruckphase erfolgt die kurze Entspannungsphase, in der ein Stückchen weiter in die Dehnung gegangen wird.

Massagetechniken

In der klassischen Massage gibt es natürlich eine Vielzahl von Ansätzen. Im Folgenden haben wir die effektivsten Techniken aufgeführt, die in den Übungen im Buch in Kapitel 3 konkret genutzt werden.

Den Muskel ausstreichen

Man geht mit den Fingern, dem Daumen, den Knöcheln oder dem Handballen in die Tiefe des Muskels und streicht diesen in seinem Verlauf langsam entlang. In der Regel wird der ganze Muskel oder auch die Muskelgruppen drei- bis fünfmal vom Ansatz bis zum Ursprung ausgestrichen. Der Ursprung eines Muskels ist immer körpernah, während der Ansatz körperfern ist. In der Regel verläuft ein Muskel über ein Gelenk, wodurch Bewegung erst möglich wird. Bei den Informationen zu den jeweiligen Körperbereichen in diesem Buch finden Sie konkretere Erklärungen und Abbildungen.

Durch das Ausstreichen eines Muskels und seiner faszialen Hülle möchte man erreichen, dass sich der verspannte Muskel und die verklebte Faszie entspannen und wieder besser durchblutet beziehungsweise durchfeuchtet werden. Zudem besteht das Ziel, dass Stoffwechselendprodukte besser abtransportiert werden.

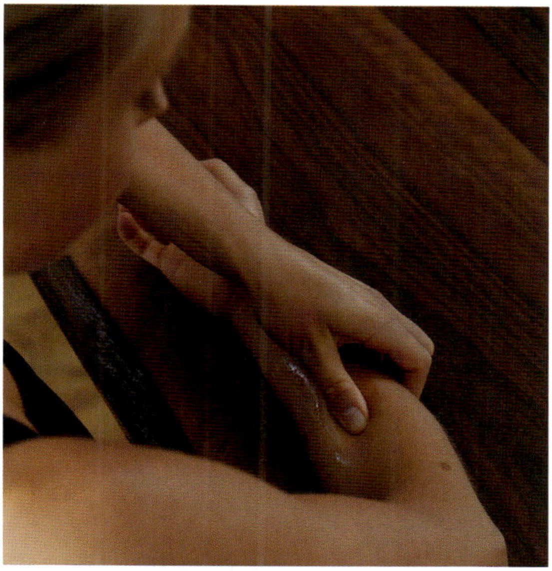

Bei der Massagetechnik »Den Muskel ausstreichen« wird das Gewebe gelöst, indem der zu behandelnde Bereich drei- bis fünfmal ganz langsam mit Druck ausgestrichen wird.

Profiwissen zum Verlauf von Muskeln und Gelenken

Info

Wer im Detail die Verläufe seiner Muskeln mit den zugehörigen Gelenken kennenlernen möchte, dem möchten wir den sehr guten Anatomieatlas *PROMETHEUS* ans Herz legen – wir haben ihn bei den Literaturempfehlungen auf Seite 207 aufgeführt. Da Sie mit diesem Buch hier ein Übungsbuch für die Anwendung der Osteopathie zu Hause in den Händen halten, würde die genauere Beschreibung aller Muskeln, Gelenke und Knochen den Umfang und Zweck dieses Ratgebers sprengen.

Cross-Fibre-Friction-Massage

Bei der Cross-Fibre-Friction-Technik streichen Sie den Muskel oder seine Sehne quer zu deren Faserverlauf aus. Diese Technik wird meist gelenknah angewandt, also an den sehnigen Muskelursprüngen oder -ansätzen. Zudem bedient man sich ihrer auch bei sehr kurzen Muskeln.

Über Sehnen sind die Muskeln am Knochen befestigt. Man möchte mit dieser speziellen Technik direkt an den Spannungsmessfühlern den Tonus, also die Spannung im Muskel, reduzieren. Man geht dabei mit den Fingern in die Tiefe der Muskelsehne oder eines Bandes und reibt in der Regel eine Minute hin und her. Die Bewegung ist rhythmisch und hat eine Frequenz von circa zweimal pro Sekunde.

Fasziendehnung

Die Muskelfaszie besteht vornehmlich aus derbem Bindegewebe. Sie umgibt und durchzieht jeden einzelnen Muskel und grenzt so die Muskeln voneinander ab. Derart gibt die Faszie den Muskeln Form und Festigkeit und erlaubt es dem Menschen, einzelne Muskeln getrennt voneinander anzuspannen. Genau wie der Muskel kann auch die Faszie verkürzen oder mit benachbarten Strukturen verkleben. Zum Beispiel stagniert bei wenig Bewegung die Gewebsflüssigkeit und es können sich Ablagerungen zwischen dem Muskel und der Faszie oder zwischen zwei benachbarten Faszien bilden. Das kann mit der Zeit die Beweglichkeit dieser Strukturen gegeneinander einschränken und zu Schmerzen führen.

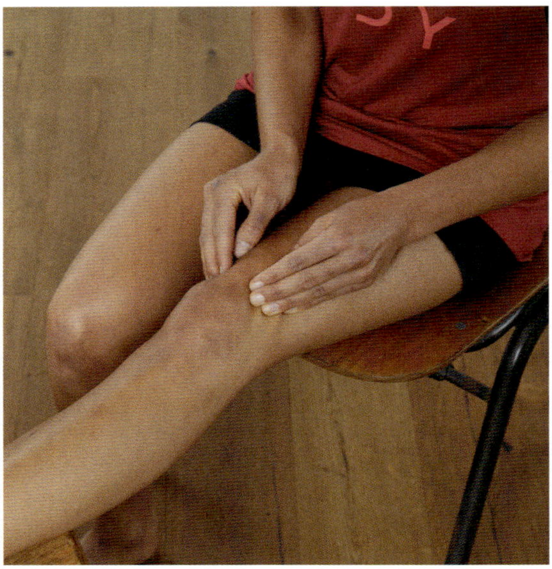

Mit der Massagetechnik »Cross-Fibre Friction« werden durch rhythmisches Hin- und Herreiben an den Sehnenansätzen Gewebespannungen gelöst.

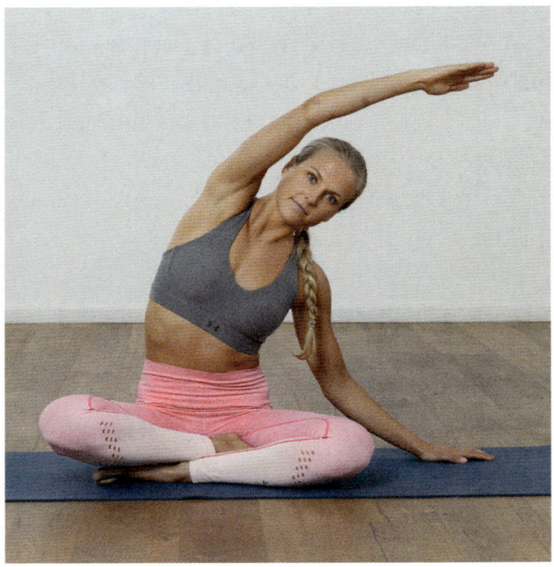

Die Entspannung des Fasziengewebes wird möglich, wenn man lange in einer Dehnposition innehält und in die Dehnung hineinschmilzt.

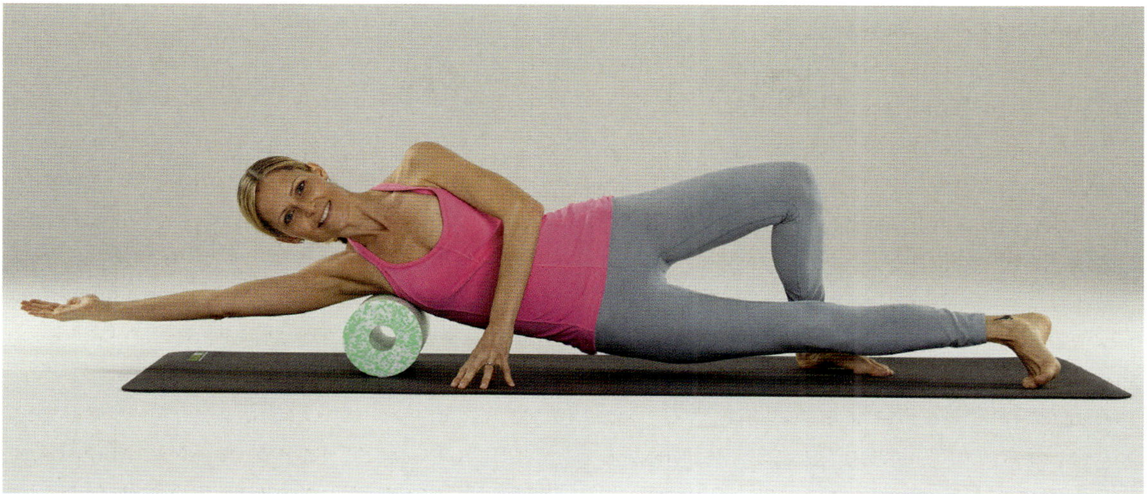

Neben der Fasziendehnung, federnden Bewegungen und dem bewussten Hineinspüren in den Körper reduziert auch das Ausrollen Faszien- und Muskelspannungen sehr effektiv.

Um die verkürzte Muskelfaszie zu verlängern, ist es wichtig, hier mit langer und gleichmäßiger Dehnung zu arbeiten. Am besten kann man sich vorstellen, wie sich eine Faszie verhält, indem man sich eine Plastiktüte vorstellt. Würde man an der Tüte mit einem starken, ruckartigen Zug ziehen, würde sie reißen. Zieht man aber sanft an der Plastiktüte, dehnt sie sich. Ähnlich ist das bei dem Fasziengewebe.

Für die Technik der Fasziendehnung gehen Sie an das Bewegungsende des eingeschränkten Muskels mit verkürzter Faszie. Dort halten wir die Dehnposition für mindestens 90 Sekunden und schmelzen förmlich weiter in die Position hinein. Die Faszien mögen auch das leichte Wippen am Bewegungsende in die erhöhte Dehnung und zurück. Mit dieser Technik möchte man erreichen, dass sich die Faszie verlängert und somit auch der Muskel entspannen kann. Die Durchblutung wird angeregt und das in der Faszie gespeicherte Gewebswasser wird zunächst wie bei einem Schwamm ausgequetscht, damit die Faszie sich anschließend mit frischer Gewebsflüssigkeit durchfeuchten und regenerieren kann.

Hinweis: Das Ausrollen mit Faszientools wie der BLACKROLL® gehört ebenfalls zu den Faszientechniken. Bei Faszienverklebungen und Muskelverhärtungen ist es auch empfehlenswert, das Ausrollen mit Faszientools und die Fasziendehnung zu kombinieren. Das Buch *Schmerzen selbst behandeln mit BLACKROLL®*, das im riva Verlag erschienen ist, bietet ein komplettes Übungsprogramm für alle Schmerzbereiche. Sie finden in dem Buch zudem nähere Informationen zu den Eigenschaften und Aufgaben des Fasziengewebes. Die bibliografischen Angaben zu dem Buch sind in den Literaturempfehlungen auf Seite 207 aufgeführt.

Mobilisation

Man kann unterschiedlichste Gewebe mobilisieren. Das bedeutet, diese Strukturen frei zu machen von Blockaden wie einer Bewegungseinschränkung in eine Richtung. Oder es geht insgesamt darum, wieder mehr Bewegung in diese Struktur zu bekommen. Am häufigsten wird der Begriff »Mobilisation« im Zusammenhang mit dem Mobilisieren von Gelenken verwendet.

Bei der Mobilisation von Gelenken wird zunächst der Bewegungsumfang aller möglichen Bewegungen für ein Gelenk erfasst. Gearbeitet wird direkt an der eingeschränkten Bewegung. Oft startet man mit größeren Bewegungen, die dann immer kleiner und präziser an der Barriere stattfinden. Eine Barriere bezeichnet die Stelle, an der das Gelenk blockiert ist und sich deswegen in eine Richtung nicht weiterbewegen lässt. Die Arbeit ist sanft und gezielt. Der Vorteil, wenn man

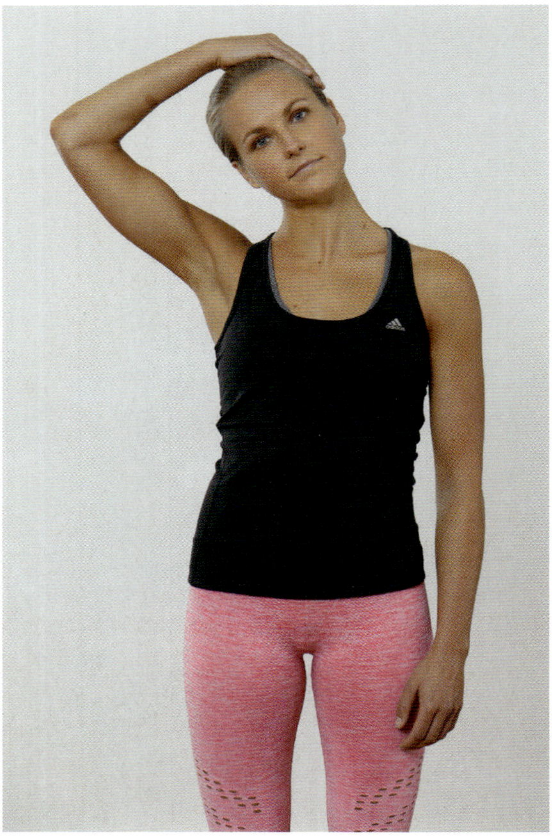

Zu Beginn der Mobilisationsübung ist das Bewegungsausmaß der Halswirbelsäule hier sichtbar eingeschränkt.

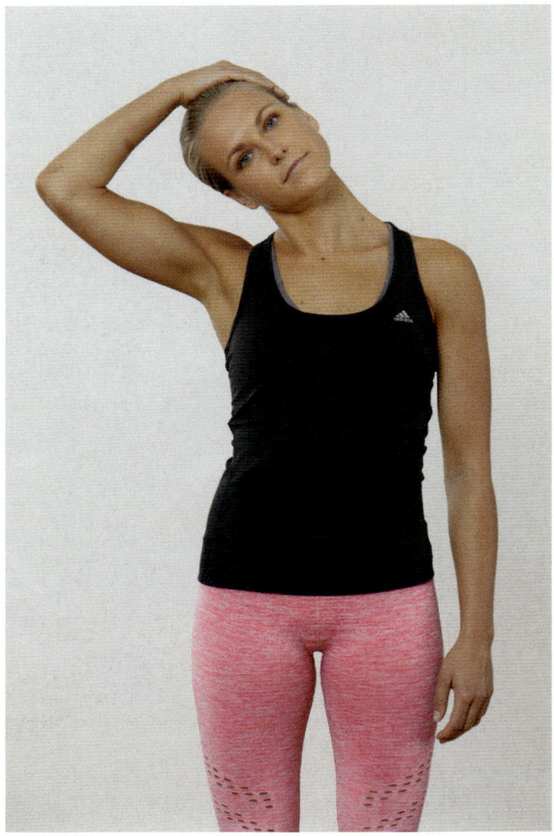

Nach sanfter, gezielter Mobilisationsarbeit lässt sich die Halswirbelsäule deutlich weiter zur Seite neigen.

mit den großen Bewegungen startet, liegt darin, dass man nicht nur die Beweglichkeit im Gelenk verbessert, sondern auch die aller zugehörigen Muskeln, Bänder und Sehnen, die an diesem Gelenk ansetzen – oft sind auch diese ursächlich an der Bewegungseinschränkung beteiligt.

Die Mobilisation von Nerven funktioniert etwas anders. Allgemein gesagt bedeutet die Mobilisation von Nerven, dass der Nerv von dem Narbgewebe frei gemacht wird. Nerven können in ihrem Verlauf in ihrer Beweglichkeit eingeschränkt oder sogar eingeklemmt sein. Die meisten Nerven haben auf ihrem Weg vom Austritt aus der Wirbelsäule bis zum Erfolgsmuskel mehrere natürliche Engstellen, die der Osteopath in der Praxis prüft und gegebenenfalls behandelt. Die Arbeit am Nerv ist sanft und meist können nur Profis die feine Struktur unter der Haut fühlen. Hier im Buch sind wir nur auf einige einfa-

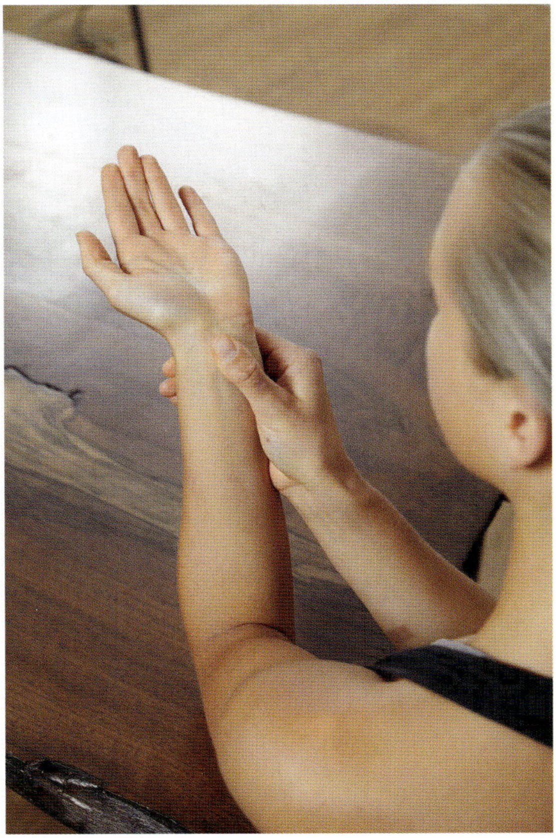

In diesem Beispiel zur Mobilisationstechnik wird der Nervus medianus, der am weitverbreiteten Karpaltunnelsyndrom beteiligt ist, von Verklebungen befreit.

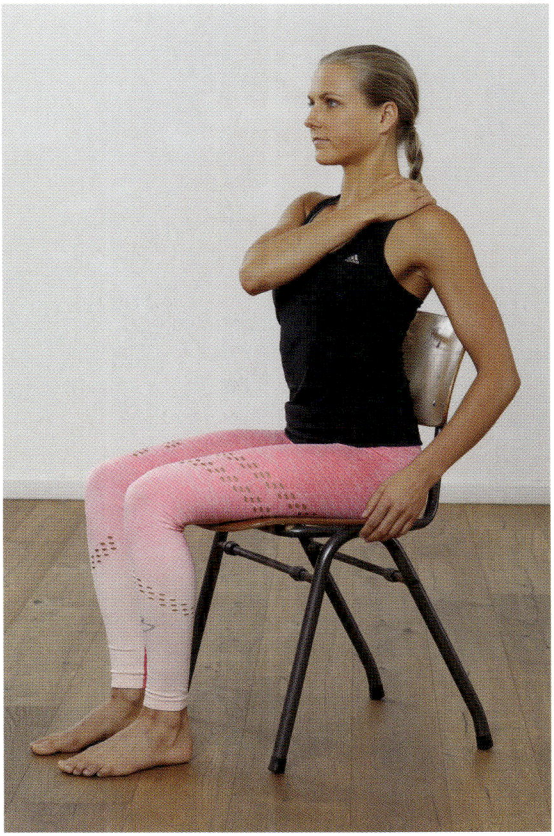

Bei dieser Mobilisation des Schulter- und Nackenbereichs wird die Schulter nach hinten bewegt, während eine Hand das Gewebe nach vorne zieht.

che Teilaspekte der Behandlung eingegangen, die jeder auf unkomplizierte Art und Weise umsetzen kann. Das Ziel besteht darin, einen Nerv im Gewebe wieder beweglicher zu machen. Vor und nach der Stelle, an der der Nerv in seiner Beweglichkeit eingeschränkt ist, zieht man den Nerv hin und her. Das verbessert insgesamt die Beweglichkeit aller Strukturen in einem Abschnitt. Über die Bewegung einer Extremität kann man Nerven ziehen, während man an der Engstelle den Nerv fixiert oder sogar in die Gegenrichtung mobilisiert. Der Nerv wird dabei gedehnt und somit im Gewebe befreit – bei den jeweiligen Übungen ist die Technik Schritt für Schritt gut nachvollziehbar dargestellt.

Auch andere Gewebe wie Muskeln, Faszien und Bänder kann man über die Bewegung in dem Gelenk, über das die Struktur zieht, mobilisieren. Meist hält man einen Punkt an einem Muskel mit erhöhter Spannung und kreiert eine Dehnung über die Bewegung am Gelenk, die von der Spannung wegarbeitet. Diese Technik wird oft rhythmisch ausgeführt.

Spindelzelltechnik – neuromuskuläre Technik

Es gibt im menschlichen Körper viele Nervenzellen, die dem Gehirn Auskunft über die Beschaffenheit und Funktion bestimmter Bereiche geben. Wir befassen uns hier näher mit den sogenannten Spindelzellen, die sich in jedem Muskel befinden. In großen Mengen sind sie im Muskelbauch, also in der Mitte jedes Muskels, angesiedelt. Diese Nervenzellen sind dafür zuständig, den Spannungs- beziehungsweise den Dehnzustand des Muskels zu erfassen und diesen an das zentrale Nervensystem weiterzuleiten. Dort wird entschieden, welche Muskeln sich entspannen können und welche in eine erhöhte Spannung gehen müssen, um die Körperstatik und damit unsere Haltung aufrechtzuerhalten.

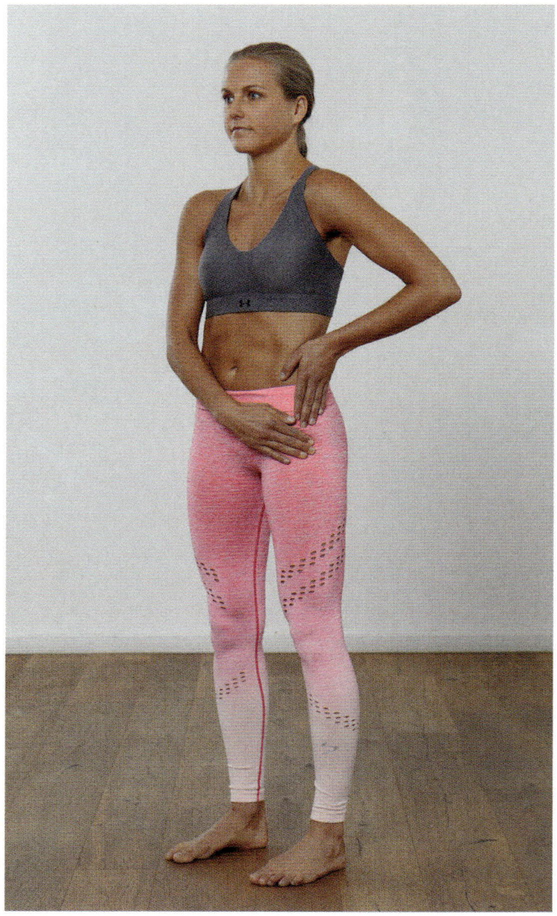

Mit der neuromuskulären Spindelzelltechnik werden durch rhythmisches Zusammenschieben längs zum Faserverlauf Muskelspannungen reduziert.

In der Osteopathie wird dieses Regulationssystem genutzt, um Muskeln, die eine Dauerspannung aufweisen – und so mit der Zeit verkürzen –, zu entspannen.

Bei der Spindelzelltechnik legt man die Finger beider Hände sich gegenüberliegend in einem Abstand von 10 bis 20 Zentimetern im Faserverlauf auf den zu behandelnden Muskel. Und zwar so, dass man den Muskelbauch, also den mittigen Anteil eines Muskels, mit einem sanften Schub in der Tiefe des Muskels zusammenschieben kann. Dafür bewegt man die Finger beider Hände aufeinander zu. Dies führt man langsam und immer in seinem anatomischen Verlauf entlang der Muskelfasern aus. Den Schub wiederholt man circa 6- bis 8-mal, wobei das Zusammenschieben in einem Rhythmus von zwei Sekunden erfolgt. Ist es ein kleiner Muskel, liegen die Hände näher zusammen. Ist der Muskel groß wie zum Beispiel der vordere Oberschenkelmuskel, der aus mehreren Anteilen besteht, dann arbeiten Sie in drei Linien: außen, mittig und innen. In solch einem Fall schiebt man den Muskelbauch an jedem dieser drei Muskelanteile sechs- bis achtmal zusammen. Diese Technik können Sie entsprechend auch außerhalb der vorgegebenen Übungen bei Verspannungen eines jeden Muskels anwenden.

Lagerungen

Möchte man einen nachhaltigeren Effekt auf Gewebe, die durch Fehlhaltungen erhöht belastet sind, erreichen, ist die richtige Lagerung oft das Mittel der Wahl. Ebenso gilt dies, wenn

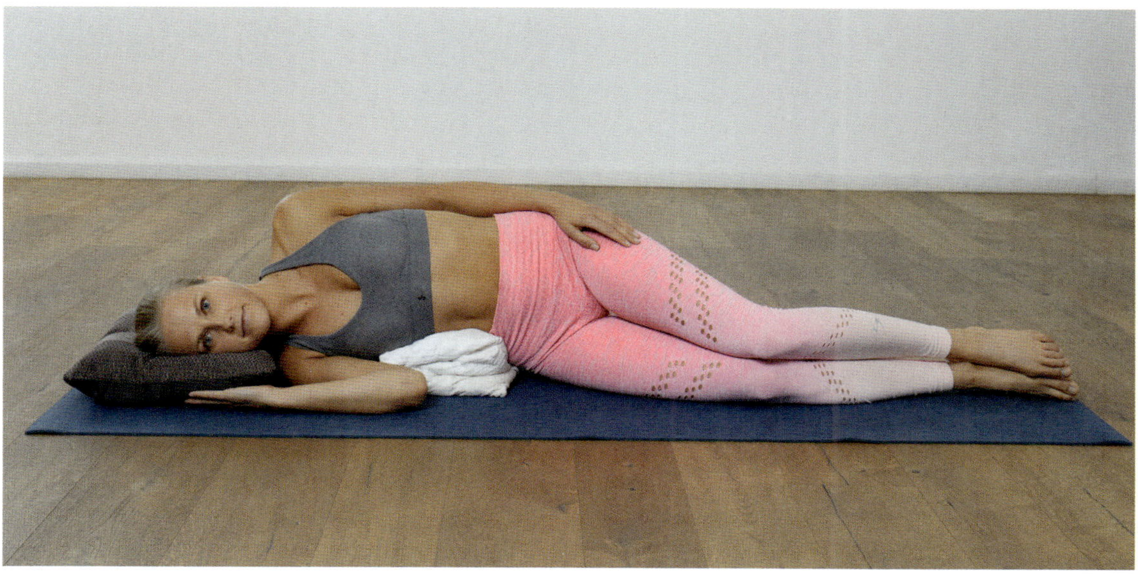

Lagerungspositionen über längere Zeiträume sind eine effektive Möglichkeit, um insbesondere bei chronischen Prozessen das Gewebe zu beeinflussen.

lange chronische Prozesse abgelaufen sind. In der Lagerung platziert der Osteopath den Patienten so, dass der Bereich, der angesprochen werden soll, sanft und statisch gedehnt wird. Zu Hilfe können auch Kissen oder härtere Gegenstände genutzt werden, die die richtige Höhe haben. In der Praxis arbeitet der Osteopath außerdem mit speziellen Blöcken. Diese werden an den Gelenken platziert, um eine bessere Stellung zu finden.

Wir empfehlen, die Lagerungsübungen in der Selbstbehandlung für 20 Minuten durchzuführen. Erst ab einer längeren Zeit der Dehnung verlängern sich auch die kleinen Muskeln und Bänder, die den Halt geben. Das gilt ebenso, wenn man Gelenkstellungen verbessern möchte. Auch ist leicht nachzuvollziehen, dass eine kurze dreiminütige Maßnahme nicht ausreichen kann, wenn man oft den ganzen Tag in einer Fehlhaltung verbringt – das Gewebe kann sich so nicht verändern. Wir empfehlen, täglich mit 7 bis 10 Minuten zu beginnen und sich dann auf 20 Minuten zu steigern.

Indirekte Techniken

Indirekte Osteopathietechniken arbeiten gemäß dem auf Seite 23 beschriebenen Schubladenprinzip zunächst einmal in die freie Bewegungsrichtung, um dann erst im nächsten Schritt die Blockade zu lösen. Drei der wichtigsten indirekten Techniken, die Sie später auch bei den Selbstbehandlungsübungen wiederfinden, werden im Folgenden näher erläutert.

Unwinding – das Gewebe entwirren

Durch Fehlhaltungen, Fehlstellungen, aber auch Traumata wie Stürze, Verletzungen oder Brüche nimmt das Gewebe der beteiligten Strukturen Fehlzüge an. Mit Fehlzügen ist gemeint, dass sich zum Beispiel die Muskulatur auf einer Körperseite dominanter ausbildet oder sich Verhärtungen im Muskelbauch bilden. Faszien können verfilzen oder mit ihrem umliegenden Gewebe verkleben. Auch die innere Beschaffenheit des Knochens, die sogenannte Trabekelstruktur, kann nach einem Bruch Fehlzüge aufweisen. Genauso kann das in einem Gelenk geschehen.

Unwinding ist eine sehr sanfte Technik, mit der man versucht, diese Fehlzüge wieder auszugleichen, indem man die Hände entsprechend auflegt. Oft werden Positionen genutzt, bei der eine Hand vor und die andere nach dem Gelenk aufsetzt, wie etwa am Knie. Oder eine Hand kommt hinten und die andere vorn an den Körper beziehungsweise an das Gelenk.

Beim Unwinding legt man die Hände sanft auf das Gewebe auf. Zudem ist das Erspüren einfacher, wenn man dabei die Augen schließt, um die anderen Reize – wie das Sehen – möglichst auszuschalten. So kann man sich nur auf die feinen Bewegungen unter den Fingern konzentrieren. Die Bewegungen, die man erfühlen kann, sind die Züge, die sich durch die eben beschriebenen Gegebenheiten in dem Gewebe gebildet haben. Man folgt diesen Gewebszügen, die man als eine minimale Bewegung unter den Händen wahrnehmen kann, ohne Sie mental zu bewer-

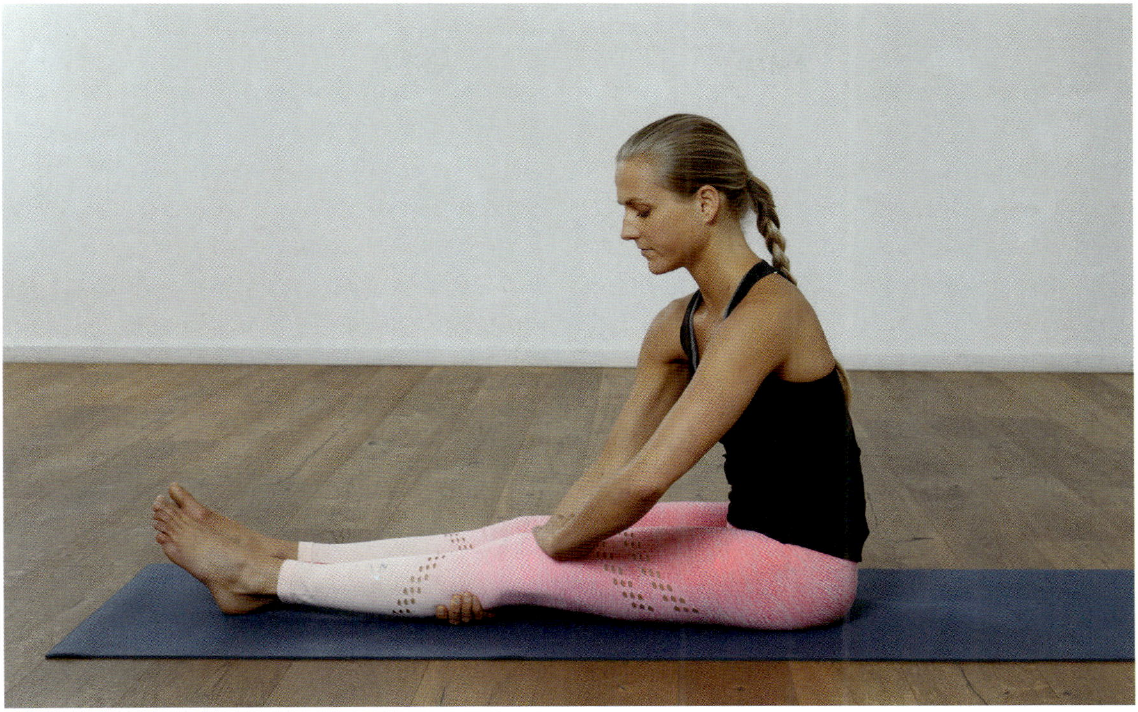

Das Unwinding ist eine sehr einfache Selbstbehandlungsmöglichkeit. Sie ist nicht aufwendig und kann bei allen Arten von Beschwerden angewendet werden.

ten. Dabei kann es in alle Richtungen ziehen – oben, unten, rechts, links, aber auch Kreis- oder Rotationsbewegungen sind möglich. Die Technik ist beendet, wenn Sie keine der feinen Bewegungen mehr wahrnehmen.

Es ist am Anfang nicht immer einfach, die feinen Bewegungen zu erspüren, aber mit etwas Übung geht das recht schnell. Ein guter Ausgangspunkt ist sonst auch immer, in sich hineinzuspüren. Lassen Sie die Hände dann so lange angelegt, bis es sich aus Ihrer Intuition nicht mehr notwendig anfühlt. Besonders gern wird die Technik des Unwinding nach Traumata angewandt oder aber auch, falls Sie mit irgendeiner der anderen in diesem Buch beschriebenen Techniken nicht zurechtkommen. Nutzen Sie das Unwinding also ruhig als zusätzliche Technik, auch wenn Sie im Übungsablauf nicht immer explizit mit aufgeführt wird. Der Osteopath in der Praxis wendet diese Technik oft in der Craniosacraltherapie an, um die Hirnhäute, das Zwerchfell, den Beckenboden und andere Strukturen auszugleichen.

Indirekte Mobilisation

Die indirekte Mobilisation ist eine sanfte Art der Behandlung in der Osteopathie. Sie wird vermehrt in der Craniosacraltherapie und der viszeralen Osteopathie eingesetzt, aber auch in jedem anderen Körperbereich, wenn man, wie bei Verletzungen, keine starken Reize setzen möchte. In dieser Technik geht man immer zuerst in die Richtung, die die bessere Beweglichkeit zeigt, also in die freie Richtung. Man geht sanft bis an das Ende der möglichen Bewegung und hält das Gewebe dort. Alle beteiligten Gewebe versuchen, sich nun selbst weiter in diesem Zug zu lösen, was man durch ein Nachgeben im Gewebe spürt. Das kann zwischen 30 Sekunden und ein paar Minuten dauern.

Mit der neu gewonnenen Freiheit des Gewebes arbeiten Sie nun in die Richtung der Barriere – also die Richtung, die im Test eingeschränkt

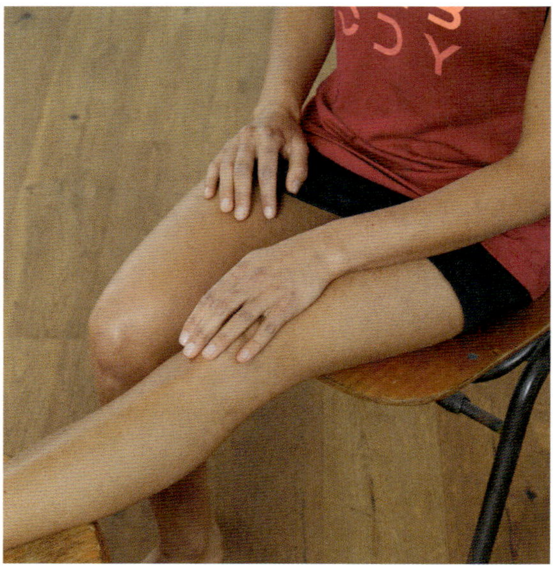

Die indirekte Mobilisation eignet sich besonders zur sehr sanften Behandlung – zunächst wird in die Richtung bewegt, die unproblematisch ist.

war – und warten dort ebenso auf die Entspannung der Gewebe. Auch hier können Sie dies durch ein Nachgeben des Gewebes oder ein »Durch-die-Barriere-Gehen« wahrnehmen. Dieser zweite Schritt dauert in der Regel nicht so lang wie der erste. Auch kommt hier hinzu: Je besser der Therapeut, der in diesem Fall ja Sie selbst sind, die feinen Veränderungen unter den Fingern spüren und dementsprechend mitgehen kann, desto schneller haben Sie Erfolg mit der Technik. Spüren Sie in sich und Ihr Gewebe hinein und folgen Sie Ihrem Bauchgefühl, sollten Sie zu Beginn die feinen Gewebebewegungen noch nicht spüren.

In diesem Ratgeber haben wir die indirekte Mobilisation tatsächlich nicht so oft vorgesehen, da sie für Laien ein wenig Übung bedarf. Zudem nehmen die indirekten Techniken allgemein viel mehr Zeit in Anspruch. Sie können diese Technik aber gern immer zusätzlich zu den beschriebenen Übungen anwenden.

Schütteltechniken als Abschlusstechnik

Schütteltechniken können am ganzen Körper angewendet werden. Die meisten kann man aber leider nicht allein durchführen, deswegen werden wir Ihnen später am Ende von Kapitel 3 auf den Seiten 202 und 203 eine Schütteltechnik vorstellen, die Sie gut allein umsetzen können. Schütteltechniken haben zwei Hauptwirkungen:

1. Schütteltechniken verteilen die Lymphe, also die Flüssigkeit, in der die Schadstoffe aus dem Körper abtransportiert werden und in

der die Lymphozyten schwimmen. Lymphozyten sind die weißen Blutkörperchen, die innerhalb des Immunsystems für die Abwehr zuständig sind. Da die Lymphe durch das Fasziengewebe fließt, führen längere Stagnationen des Lymphflusses zu Verklebungen und Bewegungseinschränkungen. Aus diesem Grund fühlen sich viele Menschen morgens nach dem Schlafen erst einmal steif, nach ein paar Bewegungen wird dies aber bereits besser. Denn für die Lymphe gibt es keine aktive Pumpe, wie man sie im Fall des Herzens für das Blut finden kann. Stattdessen sorgen Muskelbewegung und die Atmung über das Zwerchfell für den notwendigen Transport.

2. Schütteltechniken beruhigen den Stressnerv, den Sympathikus, und aktivieren so seinen Gegenspieler, den Parasympathikus, der für Entspannung und Ruhe in uns sorgt und den ganzen Körper harmonisiert. Nur in einem Organismus mit ausreichender Parasympathikusaktivität kann die Selbstheilung aktiv werden. Daher wird der Parasympathikus auch der Selbstheilungsnerv genannt.

Wegen dieser zwei Faktoren werden Schütteltechniken auch gern als Abschlusstechnik verwendet. Weitere Informationen zur Selbstanwendung der Schütteltechnik finden Sie im Rahmen der allgemeinen Abschlussübung (Seite 202/203).

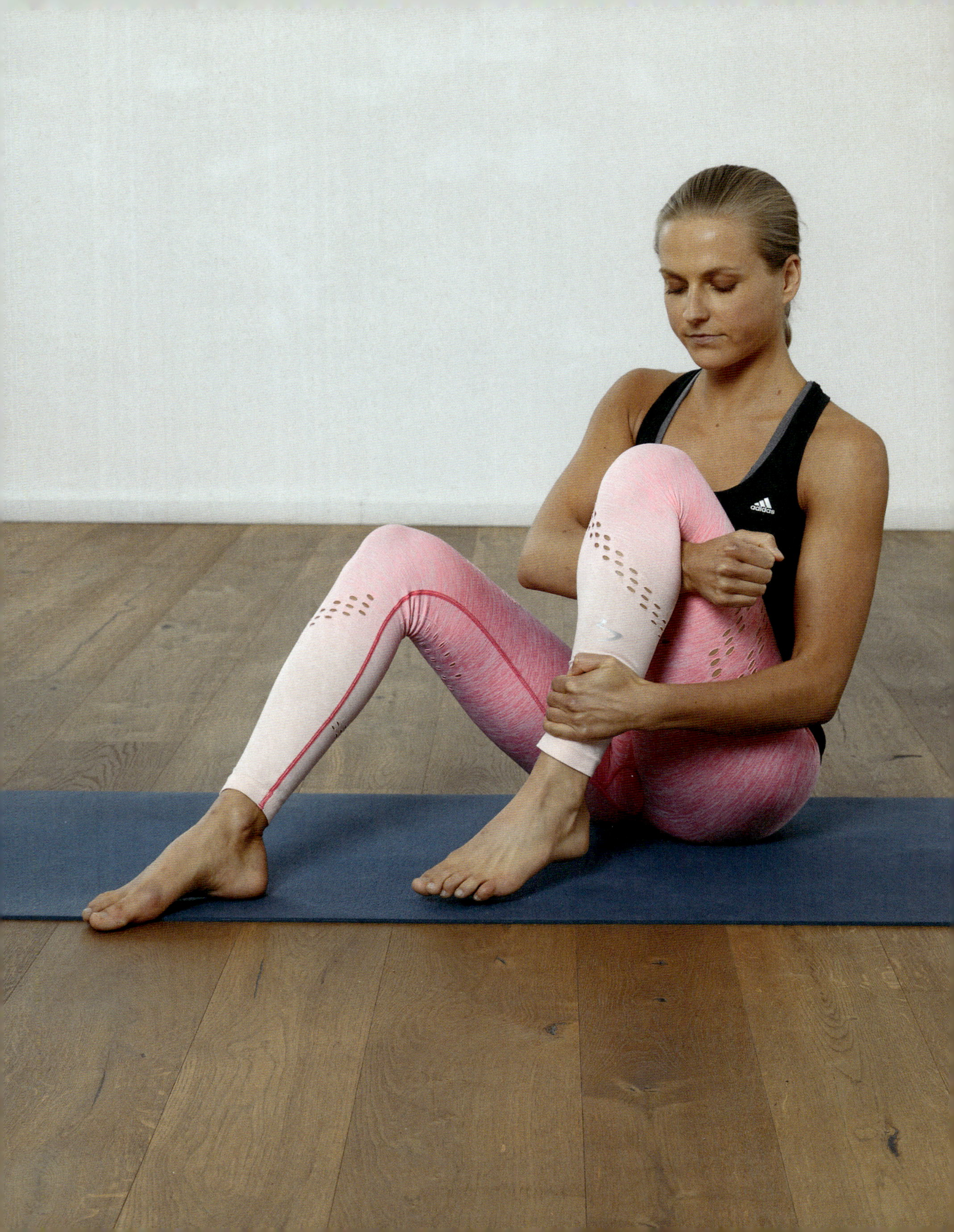

Kapitel 3

EFFEKTIVE ÜBUNGEN ZUR OSTEOPATHISCHEN SELBSTBEHANDLUNG

Nachdem Sie die wichtigsten Hintergrundinformationen zur Osteopathie und zur Selbstbehandlung sowie deren Techniken kennengelernt haben, geht es jetzt in die Praxis. In diesem Kapitel finden Sie Tests zur Eigendiagnose Ihrer Beschwerden und die dazu passenden Übungen zur Selbstbehandlung. Wir werden Ihnen zeigen, wie Sie bei Ihrem individuellen Beschwerdebild vorgehen, um einen maximalen Effekt zu erreichen.

Wie Sie im Praxisteil vorgehen

Der praktische Teil ist so aufgebaut, dass Sie zu den unterschiedlichen Körperbereichen, in denen sich Beschwerden befinden können, zunächst das entsprechende Hintergrundwissen finden. Die folgende Abbildung gibt Ihnen mithilfe eines Farbleitsystems eine schnelle Orientierung, auf welchen der folgenden Seiten Sie die passenden Übungen für Ihr individuelles Schmerzbild finden. Sortiert ist dabei nach Körperbereichen – von Kopf bis Fuß. Daran an-

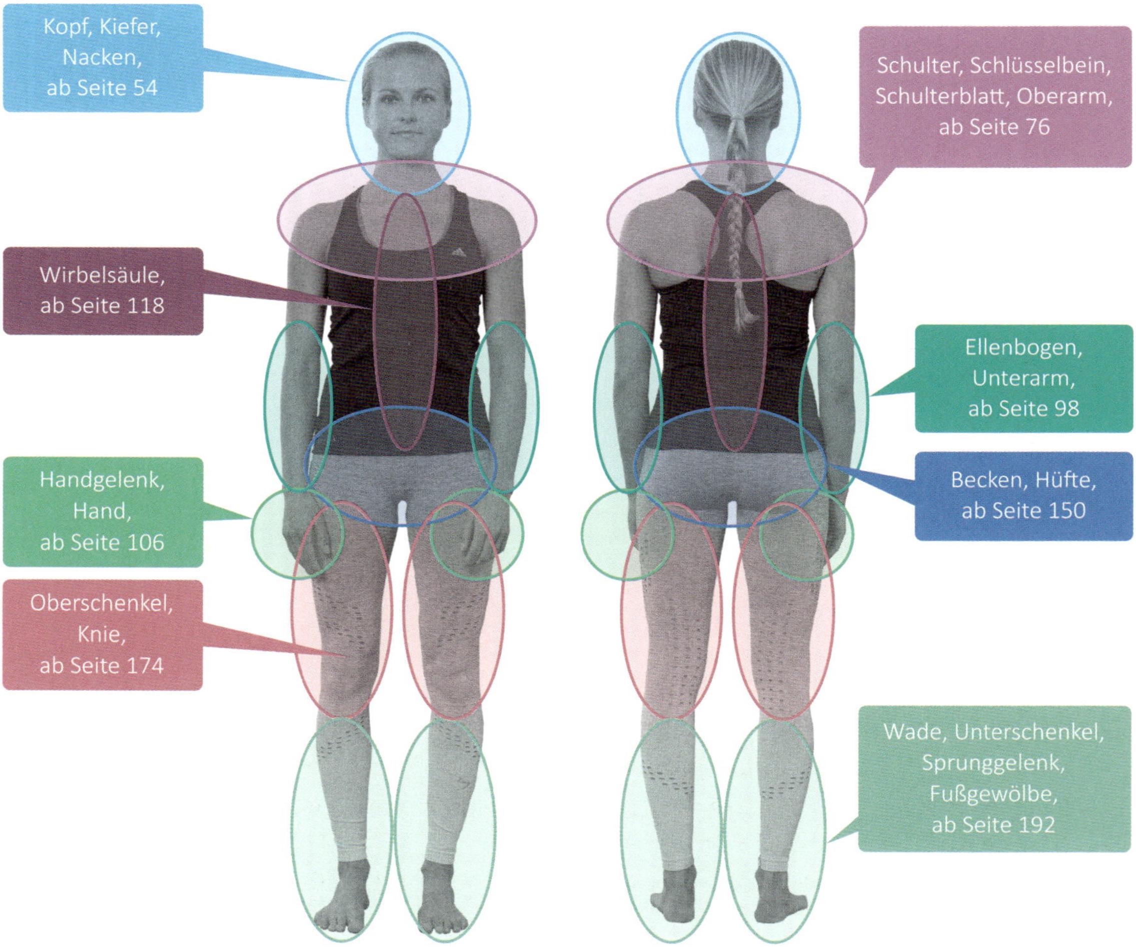

Damit Sie die für Ihr Schmerzbild passenden Übungen schnell auffinden, gibt es hier einen Überblick für die verschiedenen Körperbereiche.

schließend gibt es Tests zu dem jeweiligen Körperbereich sowie den passenden Übungsablauf. Gehen Sie die Abschnitte also einfach in der vorgegebenen Reihenfolge durch. Am besten notieren Sie sich die Testergebnisse in der Vorlage, die Sie im Anhang auf den Seiten 209 bis 211 finden. Auch im Internet sind die Vorlagen unter www.drpfitzer.de/ofzh für Sie eingestellt, Sie können Sie dort herunterladen und sich ausdrucken.

Überall dort, wo Sie im Test ein positives Ergebnis erhalten, nehmen Sie die jeweils dazu aufgeführten Übungen in Ihr Programm auf. Ihren persönlichen Übungsplan können Sie sich ebenfalls mithilfe einer speziellen Vorlage erstellen – Sie finden diese im Anhang auf den Seiten 212 bis 215 oder auf der schon vorgestellten Internetplattform. Wiederholen Sie die Übungen über einen Zeitraum von circa drei Wochen mindestens alle zwei Tage.

In der praktischen Anwendung werden Sie bei manchen Beschwerden schnell eine Verbesserung spüren. Bei Problemen, die schon einen längeren Hintergrund oder Operationen in der Vorgeschichte haben, kann es mehrere Wochen dauern, bis Sie erste Erfolge erzielen. Verlängern Sie in diesen Fällen die Übungszeit um nochmals drei Wochen. Es ist generell bei allen Beschwerdebildern sinnvoll und hilfreich, die craniosacrale Basisbehandlung auf den Seiten 44 bis 53 mit in das Übungsprogramm aufzunehmen – zumindest einmal in der Woche.

Im Allgemeinen werden Sie feststellen, dass Sie zu einem schnelleren Erfolg kommen, wenn Sie die Übungen bewusst ausführen und während der Übungen in sich hineinspüren. Das ist darin begründet, dass der Aufmerksamkeit die Energie folgt. Beschreiben kann man diesen Zusammenhang nur so, dass der zugrunde liegende Wille eine entscheidende Rolle spielt. Je besser Sie also wissen, was Sie mit einer Technik erreichen wollen oder was Sie ausgleichen wollen, desto exakter werden die Impulse, die Sie setzen. Bevor Sie mit den Tests und den Übungen starten, ist es daher hilfreich, dass Sie sich das Hintergrundwissen am Anfang jedes Kapitels durchlesen, um die Anatomie des Schmerzbildes und mögliche Verbindungen in andere Körperbereiche besser zu verstehen.

Hier im Buch haben wir allgemeine Angaben zu Übungshäufigkeit und -dauer gegeben, die sich in der Praxis bewährt haben. Wenn Sie allerdings ein gutes Gespür haben und merken, dass Sie mit einer Technik Erfolg haben, können Sie die Angaben Ihrem Gefühl entsprechend anpassen. Am Ende einer Übungsserie empfehlen wir Ihnen noch mal nachzuspüren, um die Unterschiede von vorher zu nachher zu realisieren. Machen Sie idealerweise auch eine Abschlussübung, entweder die Schüttelübung von den Seiten 202 und 203 oder die CV4 von Seite 53.

Ganzkörperbehandlung durch eine craniosacrale Therapie

Das craniosacrale System bezeichnet anatomisch die Verbindung vom Schädel (lateinisch *cranium*) bis hinunter zum Kreuzbein (lateinisch *sacrum*). Verbunden sind diese beiden knöcherigen Strukturen über eine faserige Rückenmarkshaut, den Duralschlauch. Durch ihn treten die Nerven aus dem Rückenmark und verästeln sich in den ganzen Körper.

Die Rückenmarkshaut ist eine das Rückenmark umgebende Verlängerung der Hirnhaut, die sowohl oben an der Schädelbasis als auch am oberen Halswirbel ansetzt, in der Wirbelsäule ohne weitere Verhaftungen nach unten verläuft und erst wieder am Kreuzbein befestigt ist. Innerhalb dieses Systems befindet sich die Hirn- und Rückenmarksflüssigkeit, auch Liquor genannt, die das Nervengewebe mit wichtigen Botenstoffen zur Kommunikation des Körpers mit sich selbst umspült.

Der durch das sanfte Pulsieren dieser Flüssigkeit und die minimalen Bewegungen der 22 Schädelknochen entstehende Rhythmus wird in der Osteopathie primärer Rhythmus oder auch craniosacraler Rhythmus genannt, diesen haben wir ja auch schon einleitend auf Seite 13 vorgestellt. Wie eine Welle breitet er sich im gesamten Organismus bis hin in jede Zelle des Körpers aus.

Der primäre Rhythmus kann durch Asymmetrien der Schläfenbeine, des Keilbeins und des Hinterkopfknochens gestört sein und damit die Verteilung der craniosacralen Flüssigkeit einschränken. Weil damit auch Spannungen und Verdrehungen der Hirnhaut verbunden sind, versucht der Körper, diese über eine Verdrehung des Rückenmarksschlauchs auszugleichen (siehe Abbildung). Die Folge sind strukturelle Haltungsänderungen in anderen Körperbereichen, insbesondere der Wirbelsäule und des Beckens. Das Ziel dieser Kompensation liegt in einer wieder verbesserten Verteilung der Hirn- und Rückenmarksflüssigkeit. Allerdings verursachen die Haltungsänderungen muskuläre Ungleichgewichte, fasziale Verklebungen, Bewegungseinschränkungen und folglich Verspannungen und Schmerzen.

Nachdem Sie nun wissen, warum das craniosacrale System so grundlegende Bedeutung für Ihre Gesundheit hat und welche Strukturen auf welche Weise an Beschwerden in diesem Bereich beteiligt sein können, kommen wir in die Umsetzung. Lassen Sie uns mit den Übungen starten. Sind Sie bereit?

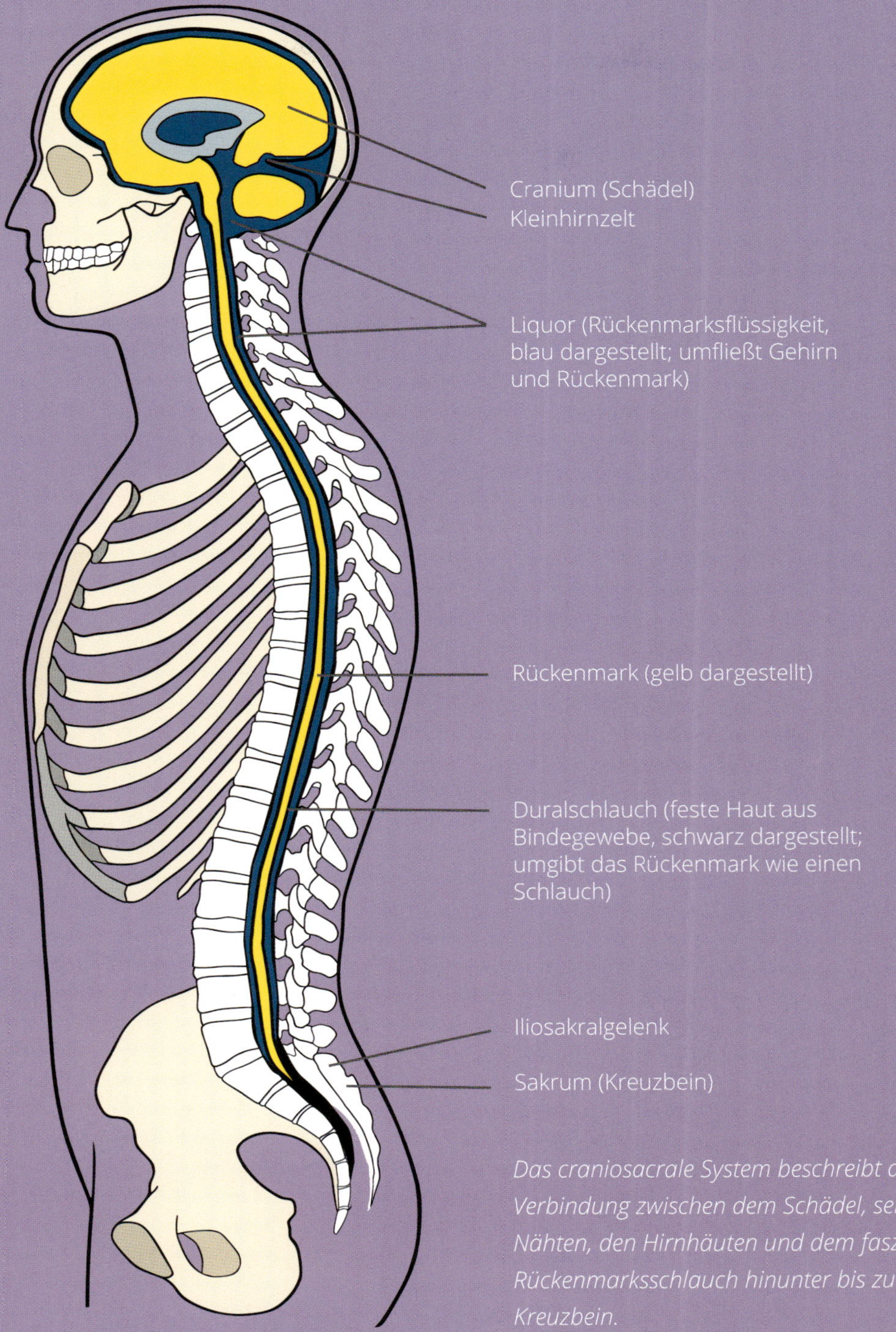

Das craniosacrale System beschreibt die Verbindung zwischen dem Schädel, seinen Nähten, den Hirnhäuten und dem faszialen Rückenmarksschlauch hinunter bis zum Kreuzbein.

Craniosacrale Basisbehandlung nach Dr. John E. Upledger

Dr. John E. Upledger, osteopathischer Arzt und Chirurg, entwickelte in den 1970er-Jahren die Craniosacraltherapie weiter. Die hierbei eingesetzten manuellen Techniken sind sanfte Heilmethoden am Schädel, an den Hirnfaszien und dem Rückenmark bis zum Kreuzbein. Sie zielen darauf ab, das Nervensystem zu stimulieren, die negativen Auswirkungen von Stress zu verringern und die allgemeine Gesundheit zu fördern. Das ursprüngliche Zehn-Schritte-Protokoll nach Upledger haben wir für Sie in einen einfachen Neun-Schritte-Übungsablauf zur Selbstbehandlung umgewandelt.

Empfehlungen zu den craniosacralen Übungen

Info

Wir empfehlen, die Basisbehandlung vor allen weiteren Übungen in Ihr persönliches Übungsprogramm aufzunehmen. Wenn Sie dafür nicht vor jeder Übungseinheit Zeit haben, wählen Sie zwei Ihrer Lieblingsübungen aus. Einmal in der Woche sollten Sie sich aber die Zeit nehmen und die komplette Sequenz durchführen. Es lohnt sich!

Kreuzbeinbehandlung

Ziel: Spannungen im Duralschlauch und in den Iliosakralgelenken lösen.

Nehmen Sie sich ein Handtuch und falten Sie dieses zu einem Dreieck (Kasten Seite 46). Platzieren Sie die Spitze des Handtuchkeils 5 Zentimeter unter dem Kreuzbein und kommen Sie in die Rückenlage, Ihre Beine sind ausgestreckt. Das Handtuch sollte kaum zu spüren sein. Lassen Sie das gefaltete Handtuch während der gesamten Behandlungssequenz der Craniosacraltherapie dort liegen, wenn Sie das Gefühl haben, dass es Ihnen guttut. Ist es unbequem für Sie, nehmen Sie es nach 5 Minuten heraus.

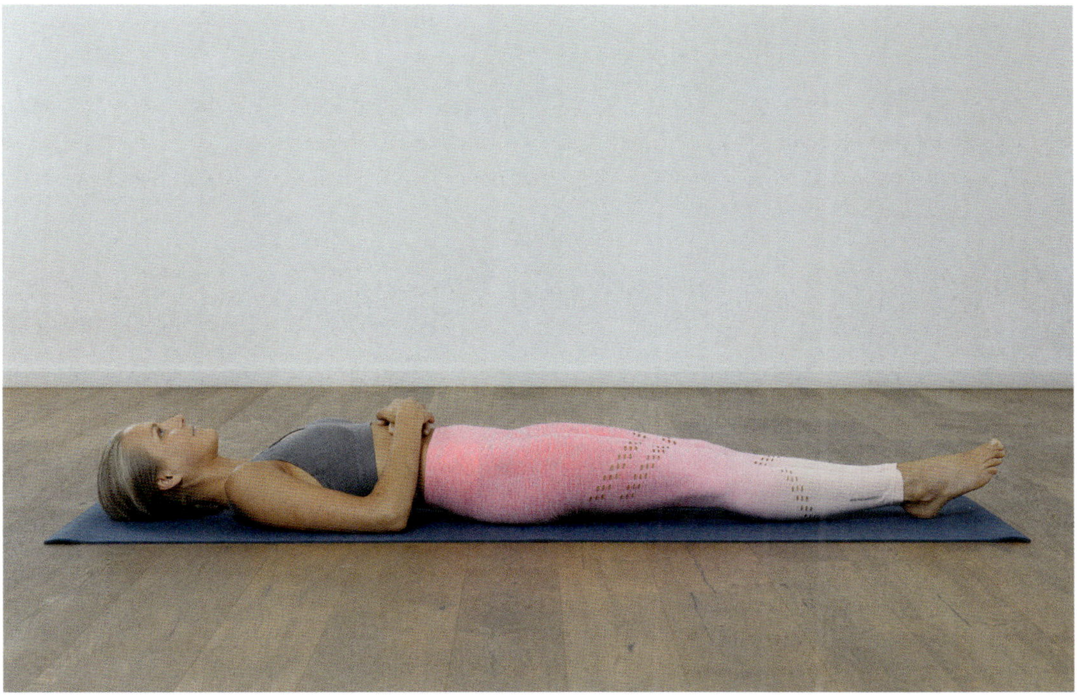

Handtuch falten und richtig positionieren

Info

Keilfaltung – Schritt für Schritt

1. Nehmen Sie ein kleines Gästehandtuch mit einer Größe von etwa 30 × 50 Zentimetern. Legen Sie eine Ecke so um, dass das kurze Ende des Handtuchs mit der langen Kante abschließt.
2. Legen Sie dann die gegenüberliegende Ecke über die erste Faltung, sodass ein Dreieck entsteht.
3. Halbieren Sie dann das Dreieck, indem Sie es einfach in der Mitte nochmals falten.
4. Dieses kleine Dreieck halbieren Sie nun ein letztes Mal und rollen den hinteren Teil so auf, dass Sie eine leichte Schräge erhalten.

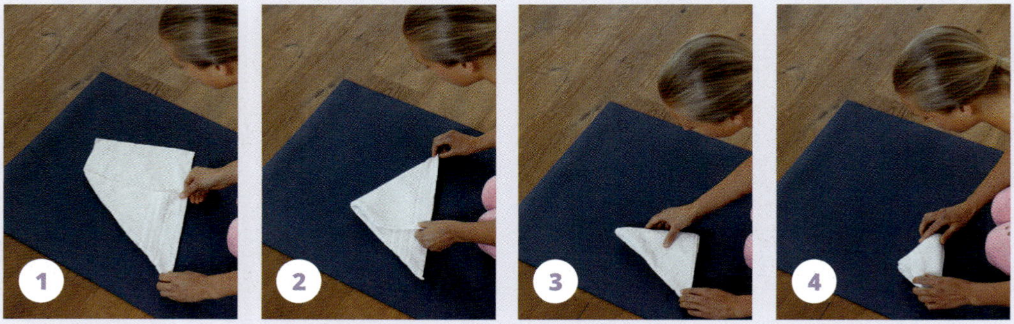

Richtig positionieren

In der Rückenlage platzieren Sie die Spitze des Handtuchkeils etwa 5 Zentimeter unter dem Kreuzbein, so wie in Abbildung a dargestellt. In Abbildung b sehen Sie, dass der Handtuchkeil nicht ganz unter dem Gesäß platziert ist, wenn Sie für die Kreuzbeinbehandlung dann die Beine gestreckt ablegen.

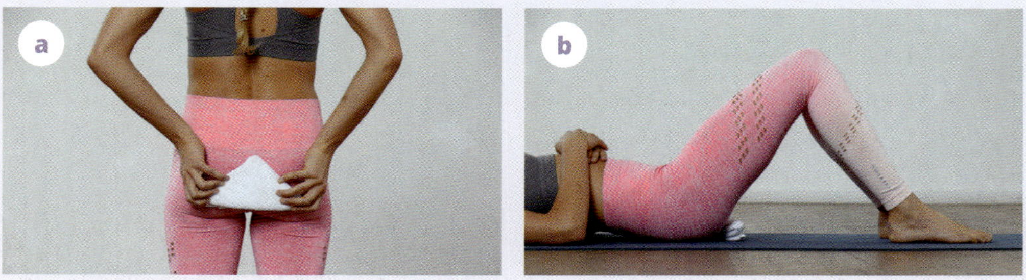

Stirnzug (Frontal Lift)

Ziel: Lösen von Spannungen an der Stirn und den dahinter befestigten Hirnhäuten.

1. Legen Sie sich mit einem Kissen unter dem Kopf entspannt auf den Rücken. Nehmen Sie Ihre Stirn oberhalb der Schläfen, direkt neben den Augenbrauen, zwischen die Daumenballen. Die anderen Finger liegen locker am Scheitel auf. Drücken Sie nun mit beiden Daumenballen sanft und gleichmäßig gegen Ihren Kopf. Der Druck ist minimal – üben Sie den Druck so aus, als ob Sie einen Luftballon hochheben wollten, ohne eine Delle zu erzeugen.
2. Ziehen Sie nun mit den Daumenballen die Stirn sanft Richtung Decke, also nach oben weg vom Kopf. Halten Sie den Zug für 1,5 bis 2 Minuten. Falls Sie während der Übung ein befreiendes Gefühl im Schädel verspüren, erhöhen Sie den Zug leicht.

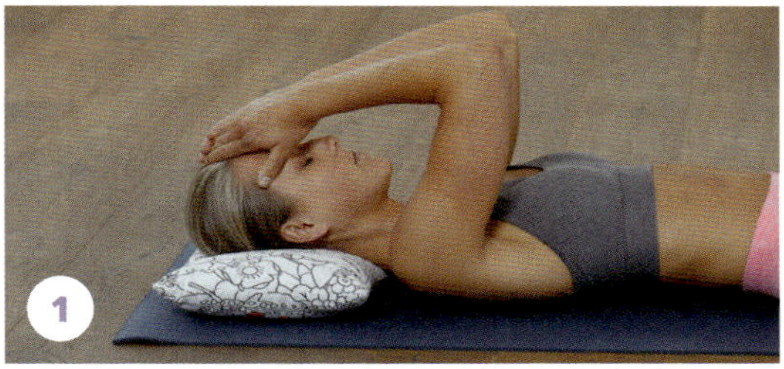
1

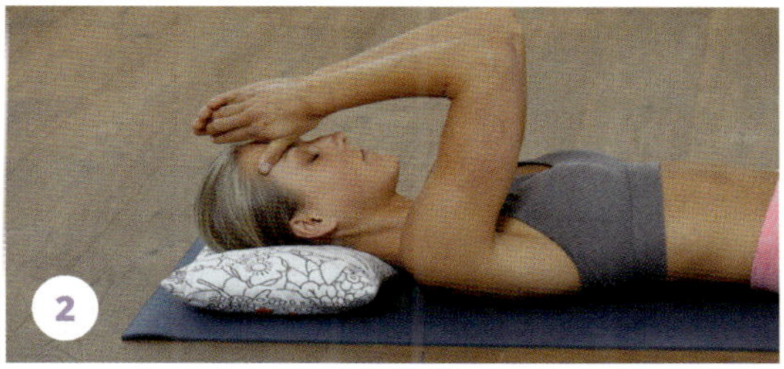
2

Scheitelzug (Parietal Lift)

Ziel: Lösen von Spannungen am Schädeldach und den dahinter befestigten Hirnhäuten.

1. Legen Sie sich mit einem Kissen unter dem Kopf entspannt auf den Rücken oder setzen Sie sich aufrecht hin. Nehmen Sie Ihr Schädeldach drei Daumen breit über dem Ohr zwischen die Daumenballen. Die anderen Finger liegen oberhalb des Scheitels auf.
2. Ziehen Sie nun den Scheitel wieder mit minimalem Druck Ihrer Daumenballen gegen den Kopf sanft vom Körper weg nach hinten. Halten Sie den Zug 1,5 bis 2 Minuten. Falls Sie während der Übung ein befreiendes Gefühl im Schädel bekommen, erhöhen Sie den Zug leicht.

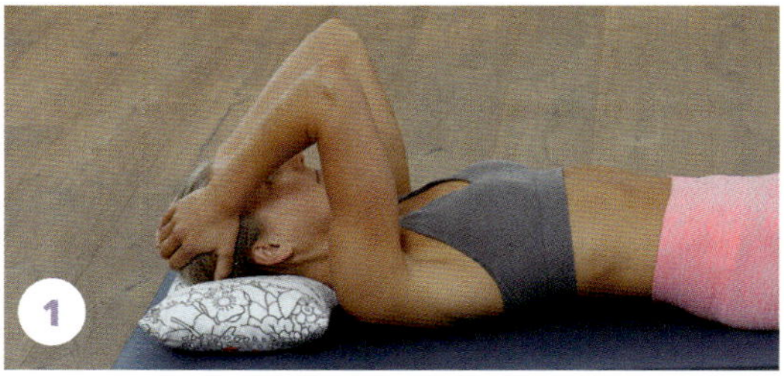
1

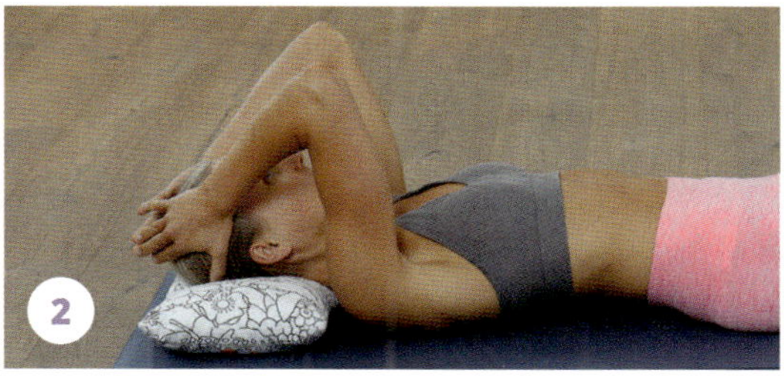
2

Hinterhauptzug

Ziel: Verbesserung der Knochenbeweglichkeit um das Ohr und Öffnung des venösen Abflusses.

1. a+b Legen Sie sich mit einem Kissen unter dem Kopf entspannt auf den Rücken. Führen Sie die rechte Hand flach an das untere Ende des Hinterkopfs, sodass der Mittelfinger einen Daumen breit hinter dem linken Ohrläppchen liegt. Der Daumen der anderen Hand liegt auf dem harten, knöchernen Fortsatz unter dem linken Ohrläppchen, während die anderen Finger locker seitlich am Kopf anliegen. (Damit Sie den Ablauf der Übung besser sehen können, wurden die Fotos 1b und 2 im Stehen aufgenommen. Führen Sie die Übung aber bitte komplett im Liegen durch.)

2. Nun ziehen Sie mit dem rechten Mittelfinger sanft nach rechts. Gleichzeitig üben Sie mit dem linken Daumen einen sanften Druck auf den Knochenfortsatz Richtung Kopfmitte aus. Halten Sie die Position für 1,5 bis 2 Minuten. Falls sie während der Übung ein befreiendes Gefühl zwischen den Fingern bekommen, erhöhen Sie den Zug und Druck leicht. Wechseln Sie anschließend auf die andere Seite und wiederholen Sie die Übung dort.

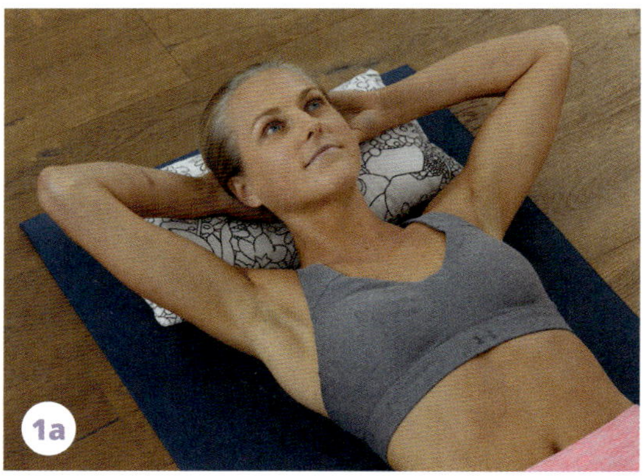
1a

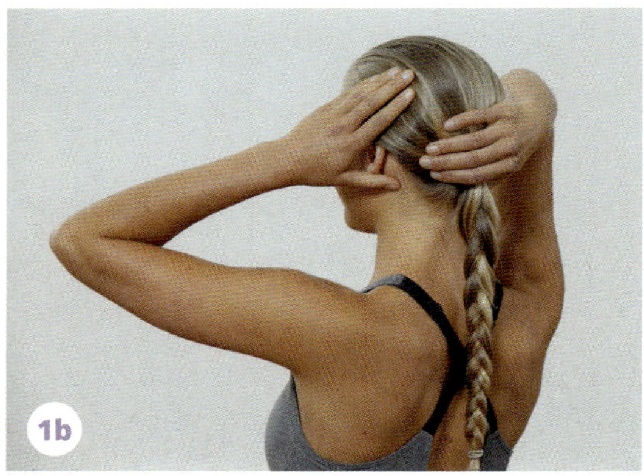
1b

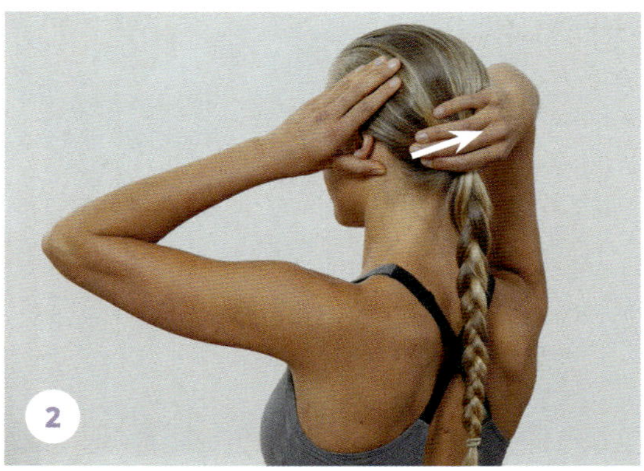
2

Wobble-Technik

Ziel: Befreien von Spannungen um das Ohr und um das Gleichgewichtsorgan.

1. Legen Sie sich mit einem Kissen unter dem Kopf entspannt auf den Rücken. Führen Sie die Daumen beidseitig etwa einen Daumen breit unter das Ohrläppchen auf die beiden harten Knochenfortsätze. Fällt es Ihnen schwer, die Knochenfortsätze zu finden, fahren Sie am Schädelknochen hinter der Ohrmuschel entlang, bis Sie am unteren Ende dieses Schläfenbeinknochens ankommen. Davor befindet sich die Mulde zum Kieferknochen. Die anderen Finger liegen unter dem Hinterkopf.
2. Falls Sie spüren, dass diese beiden Knochenfortsätze nicht symmetrisch sind, also einer weiter nach außen absteht als der andere, dann starten Sie bei dem, der mehr anliegt. Spüren Sie keinen Unterschied, beginnen Sie mit der rechten Seite. Üben Sie nun einen sanften Druck Richtung Kopfmitte aus und halten Sie den Druck für circa 15 bis 20 Sekunden, während der Daumen der anderen Seite dabei locker bleibt. (Damit Sie den Ablauf der Übung besser sehen können, wurden die Fotos im Stehen aufgenommen – führen Sie die Übung aber bitte komplett im Liegen durch.)
3. Dann drücken Sie auf der anderen Seite sanft zur Mitte und lösen den Druck des bisher aktiv gewesenen Daumens. Führen Sie im Seitenwechsel die Mobilisation für jeweils 15 bis 20 Sekunden aus und insgesamt über eine Dauer von 2 bis 3 Minuten.

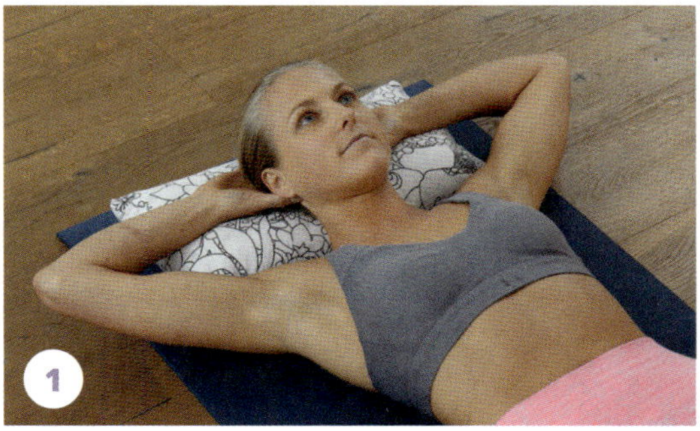

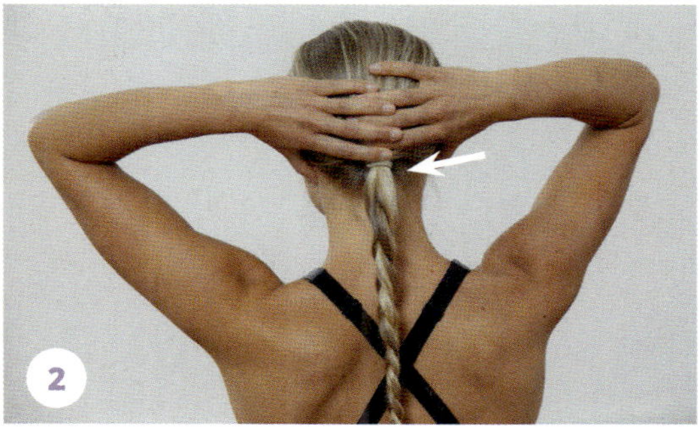

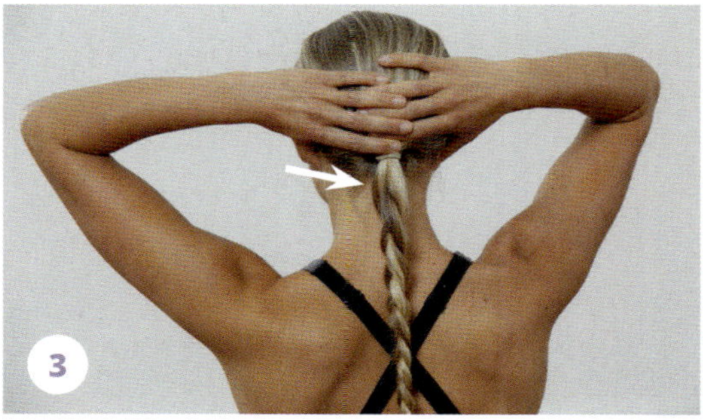

Ear-pull-Technik

Ziel: Befreien von Spannungen am Kleinhirnzelt (Abbildung Seite 43) und Verbesserung der Durchblutung.

1. Legen Sie sich mit einem Kissen unter dem Kopf entspannt auf den Rücken. Greifen Sie die Ohrläppchen beidseits am knorpeligen Teil vom Außenohr zwischen Zeigefinger und Daumen, sodass der Zeigefinger in der Ohrmuschel unten am Knorpel und der Daumen hinten außen aufliegt.
2. Bauen Sie einen leichten Zug an beiden Ohren nach außen und unten Richtung Füße auf. Falls Sie spüren, dass eine Seite mehr Spannung als die andere hat, erhöhen Sie den Zug dort. Halten Sie die aufgebaute, sanfte Spannung so lange, bis Sie ein Nachgeben des Gewebes spüren oder für eine Dauer von 1,5 bis 2 Minuten.

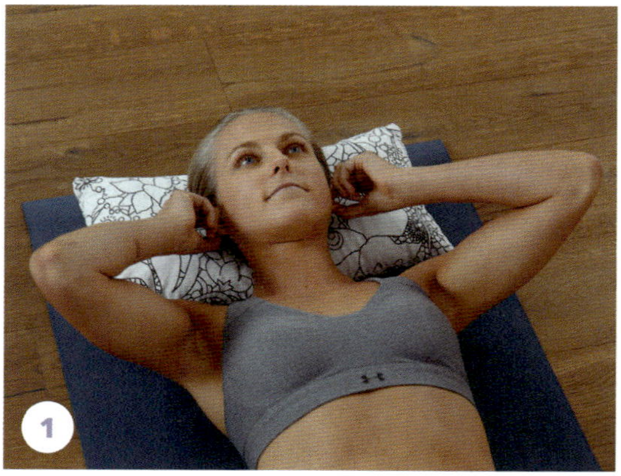

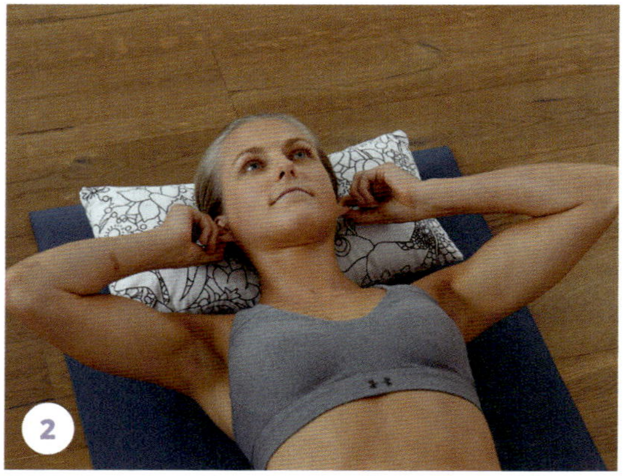

Hinterhaupt-Atlas-Technik

Ziel: Lösen von Spannungen in den kleinen Nackenmuskeln und Verbesserung der Kopfposition.

1. Legen Sie sich mit einem Kissen unter dem Kopf entspannt auf den Rücken. Suchen Sie mit den beiden Mittelfingern den harten Knochenrand des Hinterhaupts. Streichen Sie am Rande des Knochens auf den Muskeln 5-mal von innen nach außen zu den Ohren.

2. a+b Bleiben Sie dann mit aufgestellten Fingern an der Muskulatur am Übergang des Hinterhaupts zum ersten Halswirbel (Atlas) liegen. Die Zeigefinger treffen sich in der Mitte, die anderen stehen entlang der Muskulatur daneben. Machen Sie eine Nickbewegung mit dem Kopf nach vorn – das Kinn bewegt sich also Richtung Brustbein –, während Sie mit den Fingern vom Rande des Hinterhaupts bis zum ersten und zweiten Halswirbel abwärts streichen. Wiederholen Sie dies 10-mal oder bis Sie eine Lockerung in der Muskulatur spüren. (Damit Sie den Ablauf der Übung besser sehen können, wurden die Fotos hier im Stehen aufgenommen – führen Sie die Übung aber bitte komplett im Liegen durch.)

3. Abschließend bleiben Sie mit den Fingern, wie bei Punkt 2 beschrieben, zwischen Hinterkopfknochen und erstem Halswirbel liegen, die Finger sind jedoch noch etwas steiler, also gerade Richtung Kopf, aufgestellt. Dadurch kommt der Übergang vom Kopf zum ersten Halswirbel noch mehr auf den Fingern zum Ruhen. Über das Gewicht des Kopfes spüren Sie, wie die Finger in die Muskulatur einsinken. Halten Sie diese Position für 1 Minute.

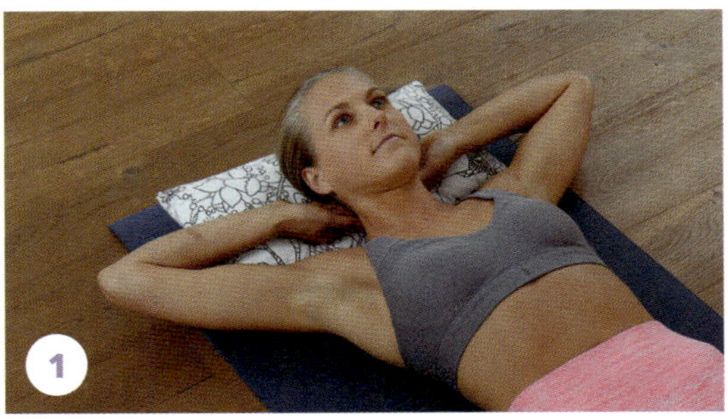
1

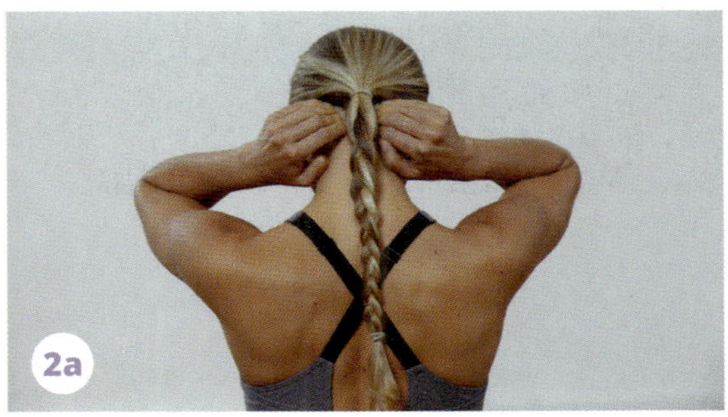
2a

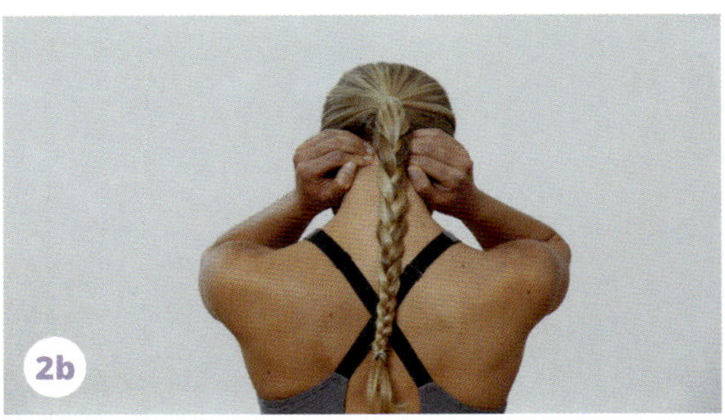
2b

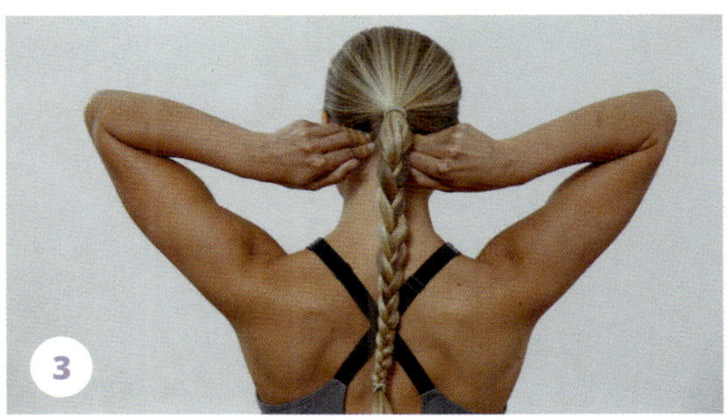
3

Drainagetechnik

Ziel: Weiterbefördern der gestauten Hirnflüssigkeit (Liquor) aus dem Schädel, der Wirbelsäule und dem Kreuzbein.

1. a+b Legen Sie sich mit einem Kissen unter dem Kopf entspannt auf den Rücken. Eine Hand liegt flach unter dem Hinterhaupt, die andere Hand flach auf der Stirn. Der Druck ist sanft, aber etwas stärker als in den anderen Übungen. Atmen Sie tief ein, während Sie mit der Hand an der Stirn einen leichten Zug Richtung Scheitel, mit der unteren Hand am Hinterhaupt Richtung Füße durchführen. Die Bewegungen sind nicht auf einer Linie gedacht, sondern kreisförmig – wie um eine Kugel herum.

2. In der tiefen Ausatmung geht es mit beiden Händen in die jeweils entgegengesetzte Richtung. Führen Sie den Bewegungsablauf synchron mit der Atmung 5-mal durch.

3. a+b Ziehen Sie während der Einatemphase zusätzlich zur beschriebenen Handbewegung die Zehenspitzen maximal in Richtung Körper heran. Strecken Sie sie in der Ausatemphase wieder vom Körper weg. Führen Sie diesen kombinierten Bewegungsablauf ebenfalls synchron mit der Atmung weitere 15-mal durch.

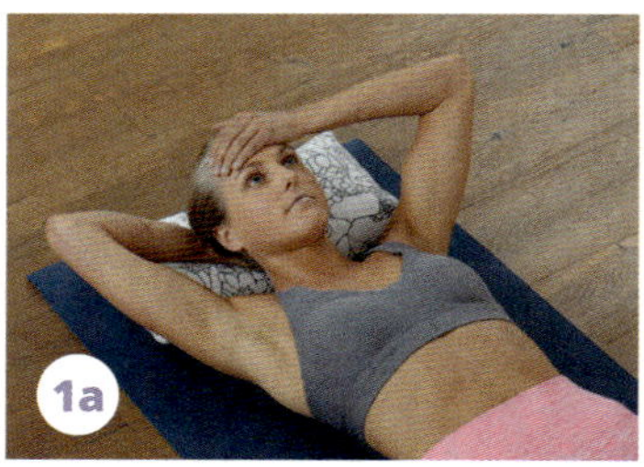

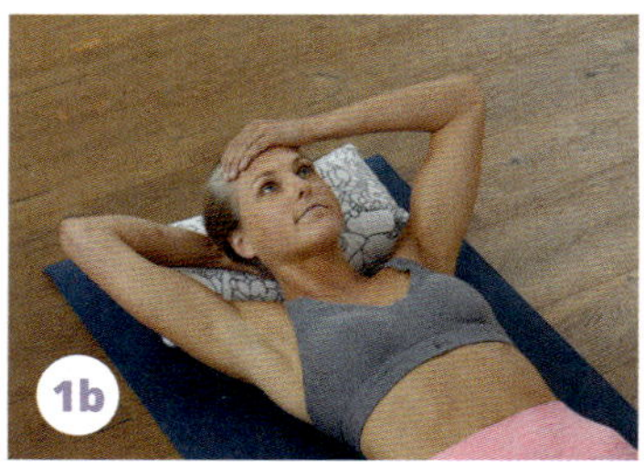

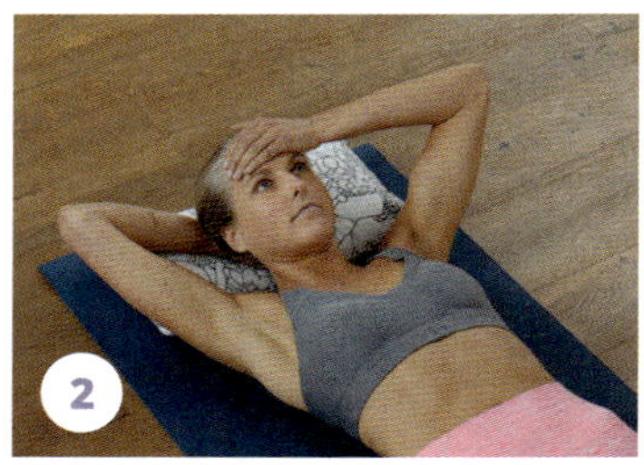

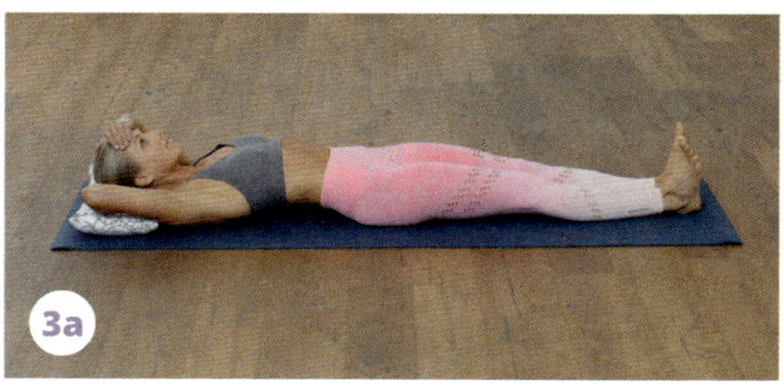

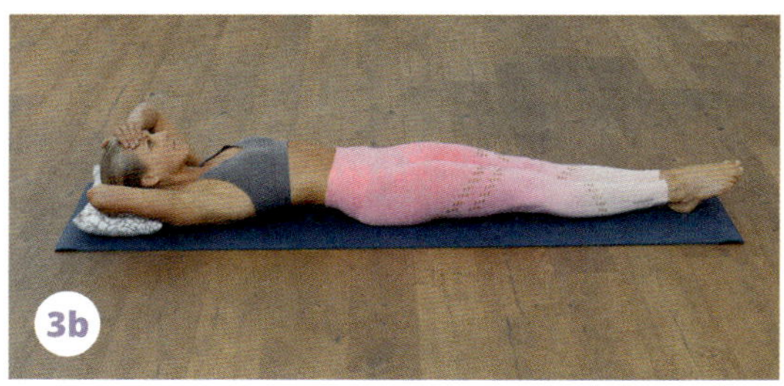

Abschlusstechnik CV4

Ziel: Anregung des Liquorsystems (Auswringen des vierten Ventrikels/CV4).

1. Nehmen Sie den kleinen Duoball von BLACKROLL® und platzieren Sie diesen an der Mitte des Hinterkopfes. Alternativ können Sie zwei Tennisbälle parallel in einer Socke zusammenbinden.
2. Legen Sie sich mit dem Duoball unter der Mitte des Hinterhaupts entspannt in die Rückenlage auf eine Matte. Lassen Sie das Eigengewicht des Kopfes wirken und bleiben Sie so 2 Minuten auf dem Duoball liegen.

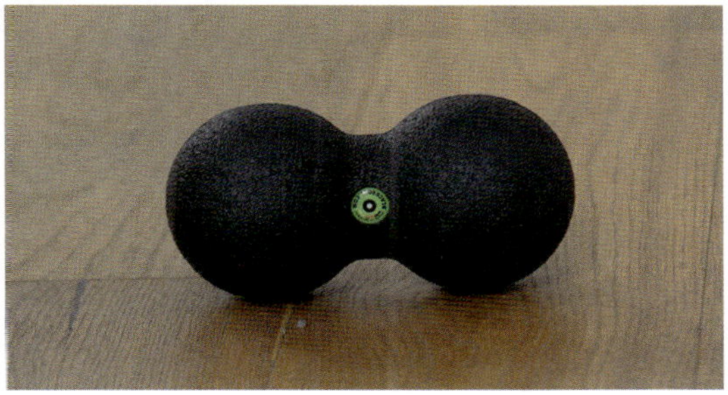

Der Duoball kann nicht nur bei der craniosacralen Abschlusstechnik CV4, sondern auch bei vielen anderen Muskel-Faszien-Übungen eingesetzt werden.

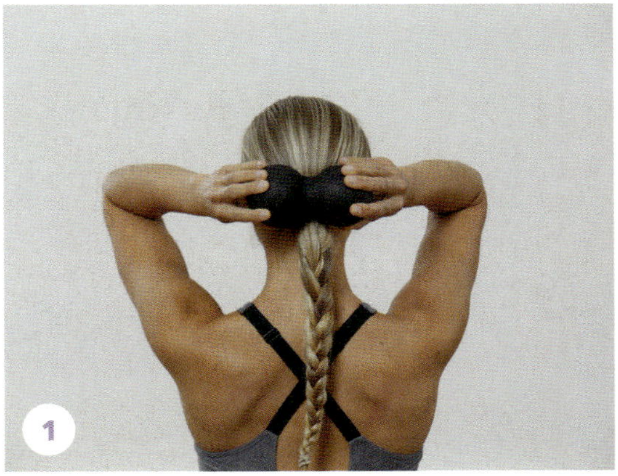

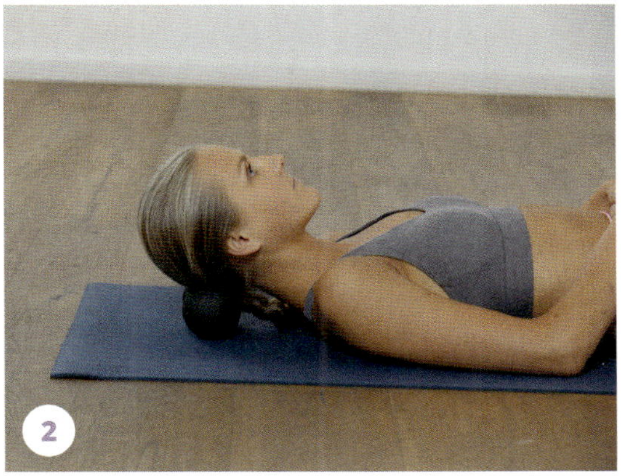

Körperbereich Kopf, Kiefer und Nacken

Beschwerdebilder: Kopfschmerzen, Migräne, Tinnitus, Schwindel, Kieferprobleme, Nackenverspannungen

Viele Menschen leiden an Kopfschmerzen, Nackenverspannungen, Migräne, Tinnitus, Schwindel oder Kieferproblemen. Ein häufiges Problem sind auch Bewegungseinschränkungen im Halsbereich, die meist durch eine zu hohe Spannung der Muskulatur oder durch verschobene Wirbel zustande kommen. Der Bandscheibenvorfall im unteren Rücken ist den meisten geläufig. Weniger bekannt ist, dass dieser auch in der Halswirbelsäule auftreten kann. Dort führt er zu Schmerzen und eingeengten Nerven mit Sensibilitätsstörungen bis hinunter in die Finger.

Wenn auch Sie sich in den eben aufgezählten Beschwerden wiederfinden, sind die nächsten Seiten genau richtig für Sie. Natürlich sind nicht immer und ausschließlich die Halswirbelsäule und ihre Muskeln für die eben genannten Probleme verantwortlich. Aber sie sind sehr häufig daran beteiligt. Schauen wir uns erst einmal die wichtigen Strukturen im Hals-Nacken-Bereich an, damit Sie die folgenden Tests und Übungen leichter ausführen können.

Die Halswirbelsäule hat sieben Wirbel, wobei auf dem ersten Wirbel – dem Atlas – der Kopf sitzt. Zwischen den Wirbelkörpern befinden sich die Bandscheiben, die unter anderem als Stoßdämpfer einwirkende Kräfte puffern. Jeder Wirbel besitzt auf jeder Seite einen Querfortsatz, den *Processus transversus*, an dem viele wichtige Muskeln ansetzen, die für die Bewegung der Halswirbelsäule und des Kopfes zuständig sind.

Alle Halswirbel oder, besser gesagt, alle Wirbel im Körper können unterschiedliche Bewegungen ausführen, wobei die Halswirbelsäule der mobilste Teil der gesamten Wirbelsäule ist. Jede Bewegung ist ein Zusammenspiel, das sich aus der Beweglichkeit der einzelnen Wirbel und der Dehnbarkeit und Stärke der ansetzenden Muskulatur, der Faszien und Bänder ergibt.

- Die sogenannte Flexion am Wirbel entsteht durch das Nach-vorn-Beugen des Kopfes.
- Die sogenannte Extension ist Folge des Nach-hinten-Neigens des Kopfes.
- Die Seitneigung der Wirbel erreicht man, indem man das Ohr auf einer Seite zur Schulter bringt.
- Die Rotation bezeichnet das Drehen des Kopfes, wie beim Schulterblick. Die ausgeprägteste Rotation findet im zweiten Halswirbel, dem Axis, statt.

Die Bewegungen, die am häufigsten eingeschränkt beziehungsweise in der Bewegung mit Schmerz verbunden sind, sind die Seitneigung und die Rotation, auf die wir daher in den Übungen genauer eingehen werden.

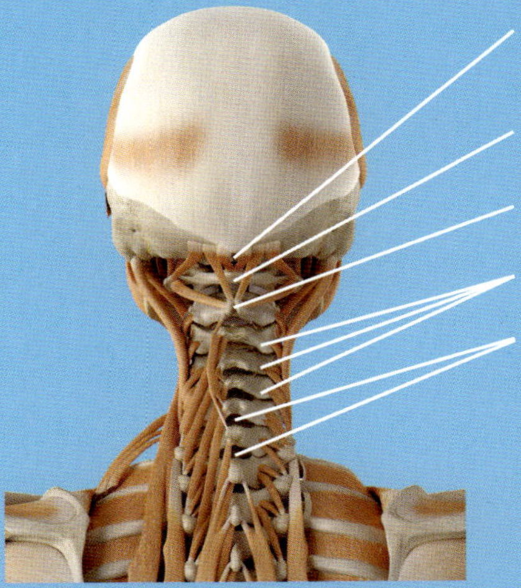

In der Tiefe sind die kurzen Nackenmuskeln und die Wirbel mit ihren seitlichen Querfortsätzen zu sehen. Diese Strukturen sind wesentlich an den Bewegungen der Halswirbelsäule beteiligt.

Überblick zu den wichtigsten Nackenmuskeln

Die wichtigsten Muskeln sind die kurzen Nackenmuskeln (suboccipitale Muskulatur). Deren Hauptaufgabe ist es, den Kopf und den oberen Nacken nach hinten zu neigen. Oft sind diese Muskeln durch Fehlhaltungen verkürzt – Fehlhaltungen werden durch die typische Computerhaltung mit nach vorn geschobenem, in den Nacken gezogenem Kopf hervorgerufen. Die kurzen Nackenmuskeln sind eine wichtige Schlüsselstelle für die Nerven der Kaumuskulatur – und damit der Stellung des Kiefers – sowie für die Spannung auf den Hirnhäuten. Diese Spannung beeinflusst auch die Sehkraft der Augen, da die versorgenden Nerven durch diese Hirnhäute laufen. Sehr oft ist diese kurze Muskulatur an aufsteigenden Kopfschmerzen beteiligt.

Der Kopfwendemuskel (*Musculus sternocleidomastoideus*) und die Treppenmuskeln (*Musculi scaleni*) sind die Hauptmuskeln, die die Halswirbelsäule drehen und auch neigen. Hervorzuheben ist hier, dass zwischen diesen Muskeln die versorgenden Nerven für die Muskulatur des gesamten Schulter-Arm-Bereichs aus der Halswirbelsäule austreten. Wie Sie hier beispielhaft gut sehen können, ist es schwierig, das Wissen zu einem Körperbereich in Abschnitte aufzuteilen, da alle Bereiche funktionell miteinander in Verbindung stehen.

Der Schulterheber (*Musculus levator scapulae*) und der Trapezmuskel (*Musculus trapezius*) sind ebenfalls an der Seitneigung der Halswirbelsäule beteiligt, aber genauso ziehen sie die Schulter nach oben. Da diese Muskeln an der oberen Halswirbelsäule und am Hinterkopf ansetzen, muss man bei Spannungen und Schmerzen in diesem Bereich auch an diese beiden Muskeln denken. Außerdem bewirkt eine erhöhte Spannung auf einer Seite, dass auch die Wirbel stärker auf diese Seite gezogen und gedreht werden.

Überblick zu den wichtigsten Kaumuskeln

Um das Öffnen, Schließen und alle anderen Bewegungen im Kiefergelenk zu ermöglichen, bedarf es gewisser Kräfte, die über die Kaumuskulatur erbracht werden. Man unterscheidet zwischen den oberflächlichen und den tiefen Kaumuskeln. Dabei sind zwei der oberflächlichen Kaumuskeln vor allen Dingen damit beschäftigt, den Mund zu schließen: Der Masseter, der stärkste Kaumuskel (*Musculus masseter*), ist der mächtigste Kaumuskel und arbeitet zusammen mit dem Schläfenmuskel (*Musculus temporalis*).

Die tiefen Kaumuskeln sind weniger kräftig als die oberflächlichen Kaumuskeln. Sie sind unter anderem auch am Mundschluss beteiligt, ermöglichen jedoch insbesondere die Öffnung und Seitenverschiebung des Unterkiefers. Damit haben die tiefen Kaumuskeln einen wesentlichen Einfluss auf die Unterkieferstellung und damit auf die Kiefergelenke.

Nachdem Sie nun wissen, welche Strukturen auf welche Weise an Beschwerden im Kopf-Kiefer-Nacken-Bereich beteiligt sein können, kommen wir in die Umsetzung. Lassen Sie uns mit den Tests und Übungen starten. Sind Sie bereit?

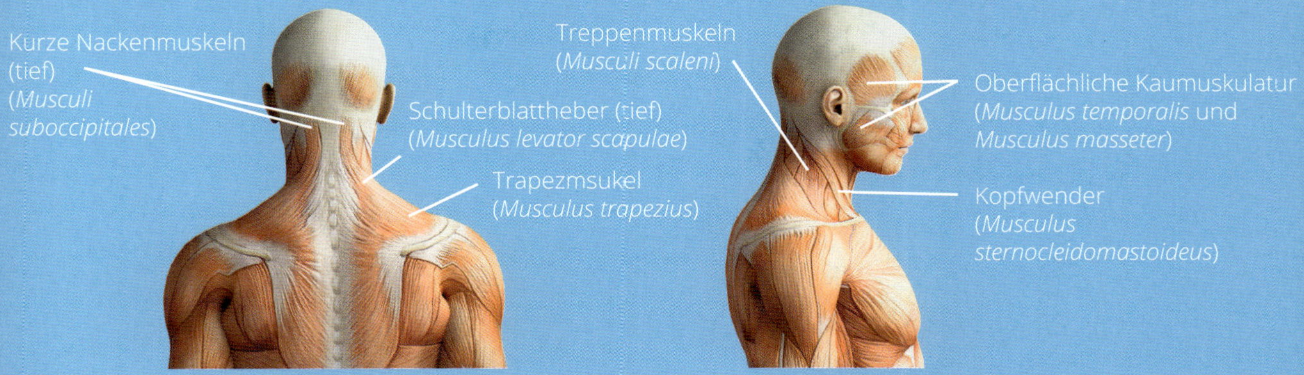

Die Abbildung zeigt die wichtigsten Nacken-, Hals- und Kaumuskeln von hinten und von der Seite.

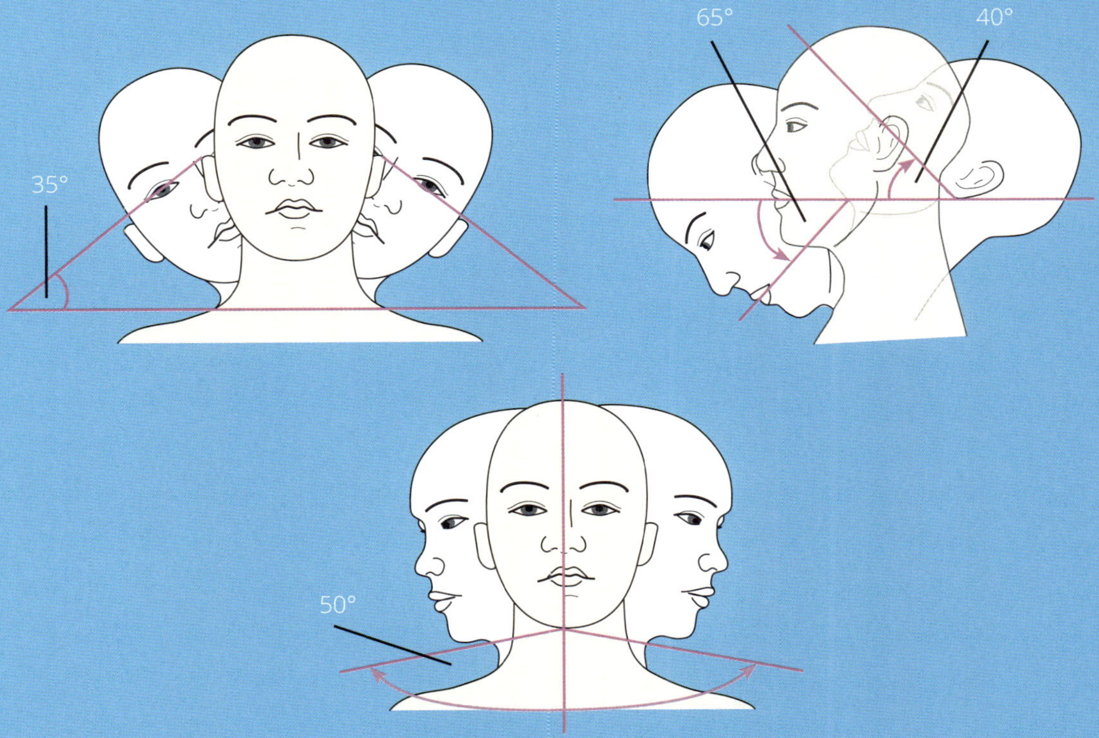

Die dargestellten Bewegungsausmaße der Halswirbelsäule in Seitneigung, Vor- und Rückneigung und Drehung sind in ausgeglichenen Spannungsverhältnissen üblich.

Schritt 1 – Seitneigung in der Halswirbelsäule ausgleichen

Test: Bewegungsumfang in der Seitneigung

1. Stellen Sie sich vor einen Spiegel, in dem Sie Ihren ganzen Kopf bis zur Schulter sehen können. Neigen Sie Ihren Kopf zur rechten Seite, bringen Sie also Ihr Ohr so weit wie möglich zur rechten Schulter.
2. Neigen Sie danach Ihren Kopf zur linken Seite und beurteilen Sie, auf welcher Seite Sie weiter kommen. Notieren Sie sich das Ergebnis und ebenfalls, ob Sie bei einer der Bewegungen Schmerzen haben oder ein Ziehen in der Muskulatur verspüren.

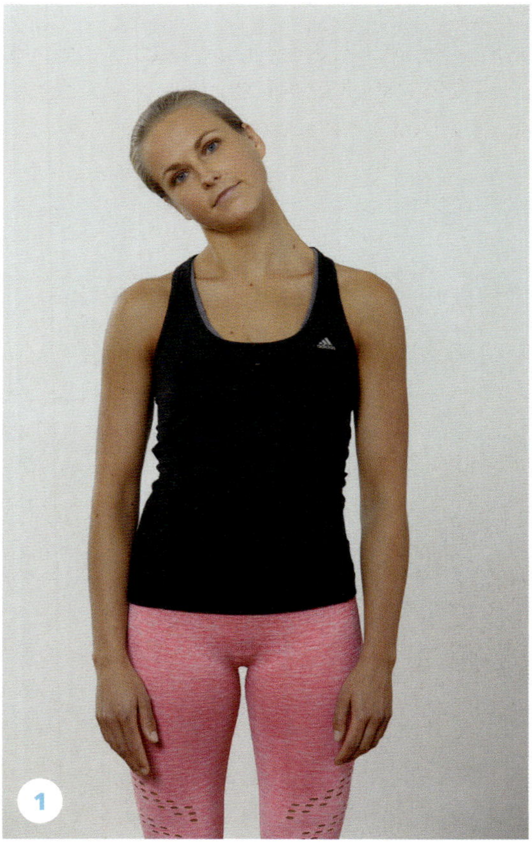

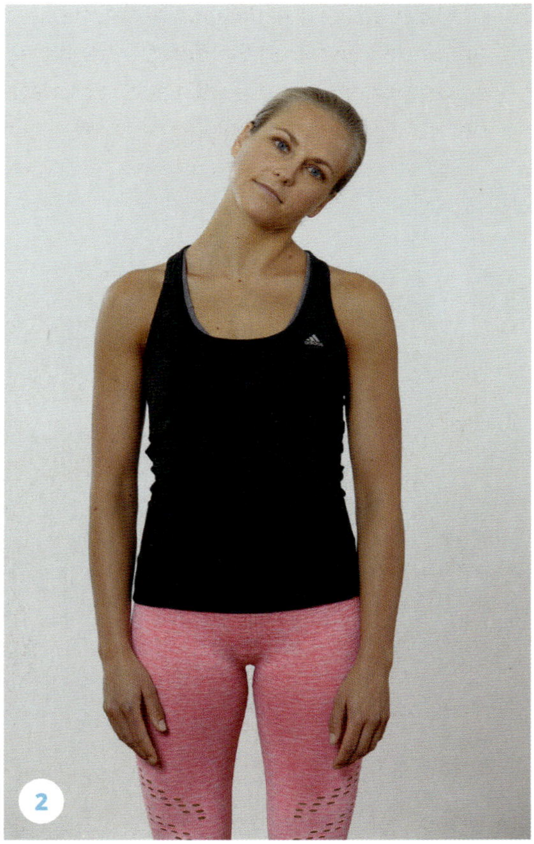

Übung: Kopf neigen

Technik: Muskelenergietechnik (MET)

1. Neigen Sie Ihren Kopf auf der Seite so weit wie möglich zur Schulter, die sich im Test als eingeschränkt gezeigt hat. Gehen Sie bis an die Bewegungsgrenze, aber ohne dass ein größerer Schmerz entsteht. Legen Sie die Hand, zu der Sie den Kopf neigen, an die obere Seite des Kopfes. Atmen Sie ein und bauen Sie langsam einen sanften Druck mit dem Kopf gegen die Hand auf, also weg von der Schulter. Geben Sie dem Druck an der Hand nicht nach, sondern halten Sie die gleiche Position für 7 bis 10 Sekunden. Lassen Sie die Muskeln in der Halswirbelsäule arbeiten, aber ohne eine Bewegung zuzulassen.
2. Atmen Sie aus und beenden Sie den Druck in die Hand. Gehen Sie ein Stückchen weiter mit dem Ohr Richtung Schulter, so weit, wie es der Bewegungsumfang jetzt ohne Schmerz erlaubt. Meist ist es nur eine sehr kleine Bewegung an die neue Bewegungsgrenze. Starten Sie nun von der neuen Position aus den Übungsablauf erneut.
3. Am Ende massieren Sie den Nackenbereich, während Sie den Kopf in die neutrale Position zurückbewegen. Hatten Sie auch Schmerzen oder ein Ziehen in der Muskulatur auf der anderen Seite, behandeln Sie nun diese wie in den Punkten 1 bis 3 beschrieben.

Wiederholungen: 3

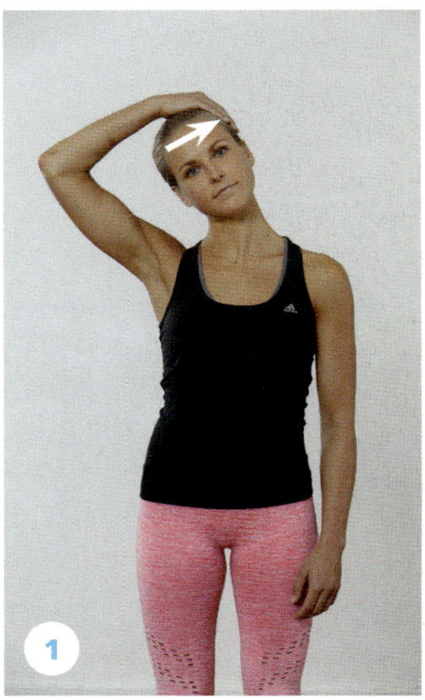

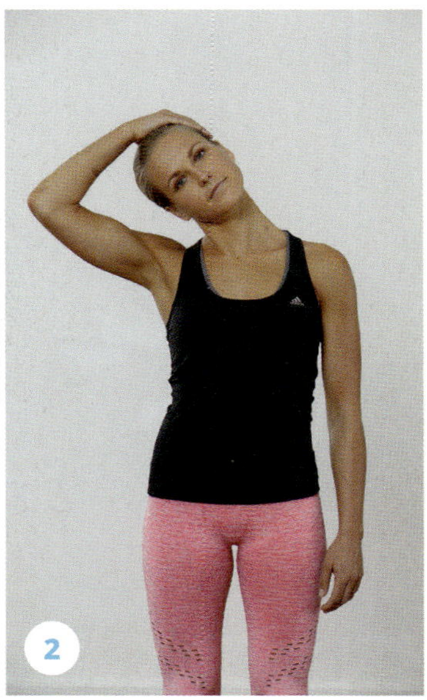

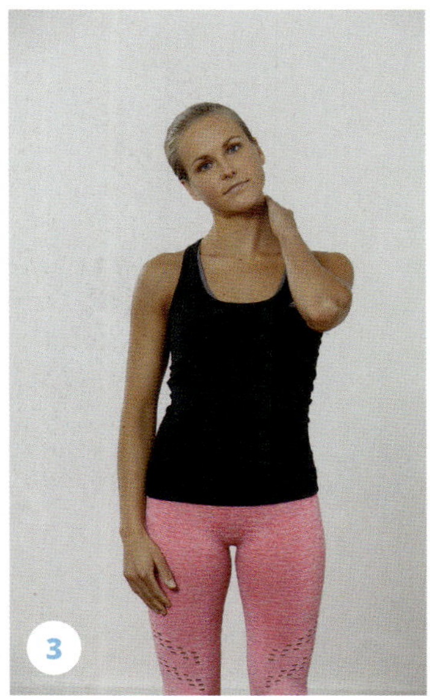

Übungsvariante

Technik: Fasziendehnung

1. Neigen Sie Ihren Kopf so weit wie möglich zu der Schulter, die sich im Test als eingeschränkt herausgestellt hat. Gehen Sie bis an die Bewegungsgrenze, aber ohne dass ein größerer Schmerz entsteht.
2. Ziehen Sie die andere Schulter über den Arm bis zu den Fingerspitzen Richtung Boden. Führen Sie die Bewegung so weit, dass Sie einen Zug, aber keinen Schmerz in der Muskulatur der Halswirbelsäule und des Nackens spüren. Nun heben Sie die Fingerspitzen Richtung Decke, bis die Hand parallel zum Boden steht.
3. Entsteht so noch keine Dehnung an der seitlichen Halsmuskulatur, können Sie zur Verstärkung Ihre andere Hand an die obere Seite des Kopfes legen. Durch sanften Zug am Kopf verstärken Sie die Dehnung. Halten Sie die Dehnung für 1,5 Minuten. Hatten Sie auch Schmerzen oder ein Ziehen in der Muskulatur der anderen Seite, behandeln Sie nun diese wie in den Punkten 1 bis 3 beschrieben.

Wiederholungen: 1

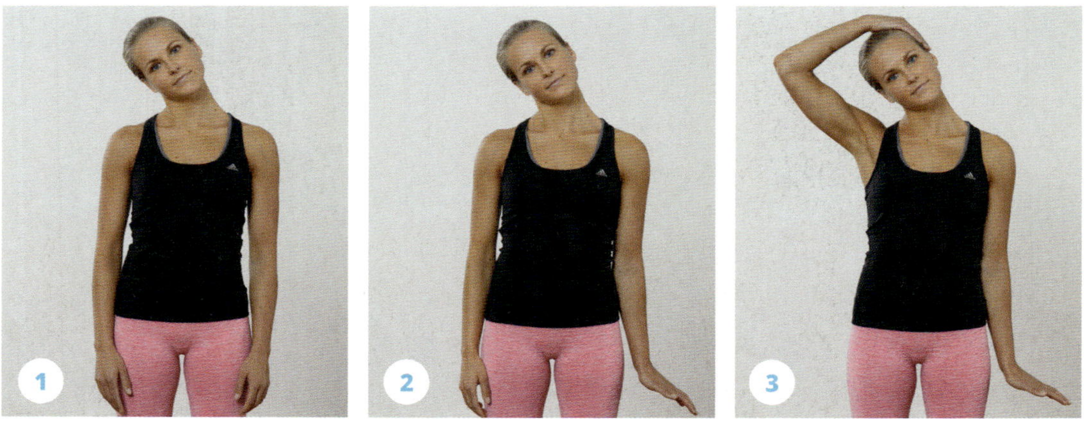

Nachtest

Testen Sie nun erneut den Bewegungsumfang zu beiden Seiten. Hat sich nichts oder kaum etwas verändert, nehmen Sie die Übung in Ihren persönlichen Übungsplan auf. Auch bei einer positiven Veränderung können Sie die Übung für einen nachhaltigen Erfolg trotzdem in Ihren Übungsplan aufnehmen, wenn Ihnen die Übung guttut.

Schritt 2 – Rotation in der Halswirbelsäule ausgleichen

Test: Bewegungsumfang in der Rotation

1. Setzen Sie sich bequem auf einen Stuhl und drehen Sie Ihren Kopf nach rechts. Beurteilen Sie, wie weit Ihr Kinn Richtung Schulter dreht, ohne die Schultern mitzubewegen.
2. Machen Sie danach das Gleiche auf der linken Seite und beurteilen Sie dann, zu welcher Seite Sie Ihren Kopf weiter drehen können. Notieren Sie sich sowohl das Ergebnis als auch, ob Sie bei einer der Bewegungen Schmerzen haben oder ein Ziehen in der Muskulatur verspüren.

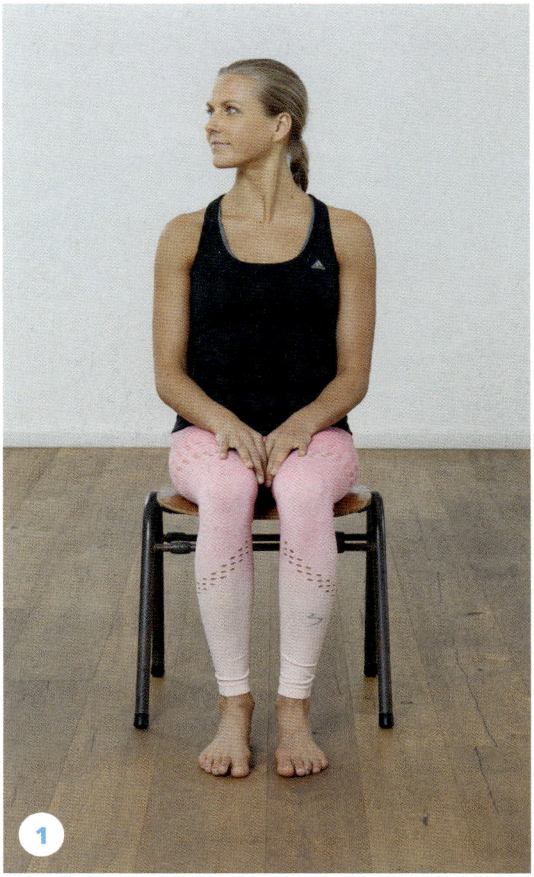

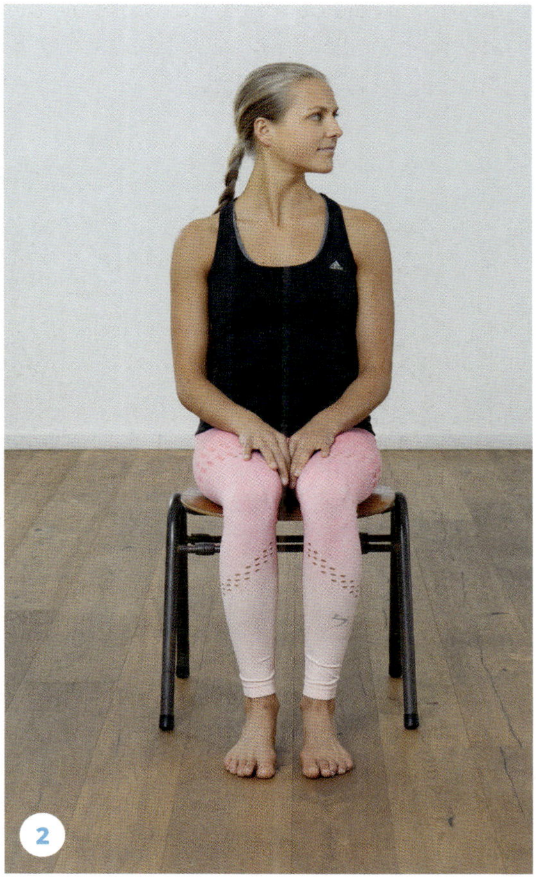

Übung: Kopf drehen

Methode: Muskelenergietechnik (MET)

1. Drehen Sie Ihren Kopf zu der Seite, die sich im Test als eingeschränkt gezeigt hat. Gehen Sie bis an die Bewegungsgrenze, aber ohne dass ein größerer Schmerz entsteht. Legen Sie die Hand, zu der Sie den Kopf drehen, an die Stirn. Atmen Sie ein und bauen Sie langsam einen sanften Druck mit dem Kopf gegen die Hand auf, so, als ob Sie den Kopf zurückdrehen wollten. Geben Sie dem Druck an der Hand nicht nach, sondern halten Sie die gleiche Position für 7 bis 10 Sekunden. Lassen Sie die Muskeln in der Halswirbelsäule arbeiten, aber ohne eine Bewegung zuzulassen.
2. Atmen Sie aus und beenden Sie den Druck in die Hand. Gehen Sie weiter in die Rotation, so weit, wie es der Bewegungsumfang ohne Schmerz erlaubt. Meist ist es nur eine sehr kleine Bewegung bis zur neuen Bewegungsgrenze. Starten Sie nun von dieser Position den Übungsablauf abermals.
3. Am Ende massieren Sie den Nackenbereich, während Sie den Kopf in die neutrale Position zurückbewegen. Hatten Sie auch Schmerzen oder ein Ziehen in der Muskulatur der anderen Seite, behandeln Sie nun diese wie in den Punkten 1 bis 3 beschrieben.

Wiederholungen: 3

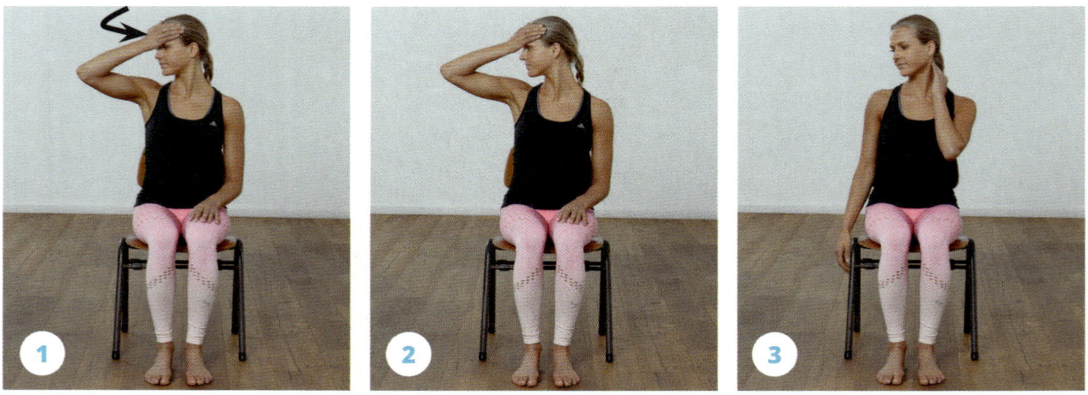

Nachtest

Testen Sie nun erneut den Bewegungsumfang zu beiden Seiten. Hat sich nichts oder kaum etwas verändert, nehmen Sie die Übung in Ihren persönlichen Übungsplan auf. Auch bei einer positiven Veränderung können Sie die Übung für einen nachhaltigen Erfolg trotzdem in Ihren Übungsplan aufnehmen, wenn Ihnen die Übung guttut.

Schritt 3 – Rotation einzelner Halswirbel ausgleichen

Test: Schmerz und Härte der Muskulatur und der darunter liegenden Querfortsätze bewerten

Setzen Sie sich bequem auf einen Stuhl und fühlen Sie hinten am gesamten Nacken in der Tiefe der Muskulatur nach Härte und Spannung. Vielleicht fühlen Sie sogar die knöchernen Querfortsätze der Wirbelkörper (Abbildung Seite 55) auf der Seite der erhöhten Spannung stärker hervortreten. Beurteilen Sie, welche Seite auffällig ist, und notieren Sie sich das Ergebnis.

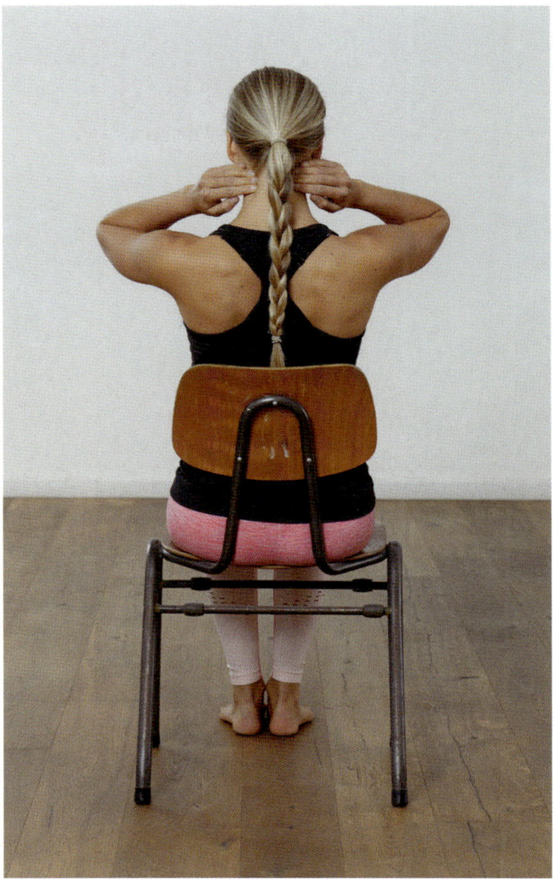

Übung 1: Nacken massieren

Technik: Muskel ausstreichen

1. Machen Sie eine Faust auf der Seite, auf der Sie im Test die erhöhte Spannung gespürt haben. Setzen Sie die Fingerknöchel der Faust direkt unterhalb des Hinterhauptknochens leicht seitlich an den Nacken an.
2. Sinken Sie mit wenig Kraft in die Tiefe der Muskeln und fahren Sie langsam den Nacken hinunter bis zur Schulter. Hatten Sie auch Schmerzen oder Spannung in der Muskulatur der anderen Seite, behandeln Sie nun diese wie in den Punkten 1 und 2 beschrieben.

Wiederholungen: 5

Hinweis: Haben Sie Spannungen auf beiden Seiten, können Sie die Übung gleichzeitig oder hintereinander auf beiden Seiten durchführen.

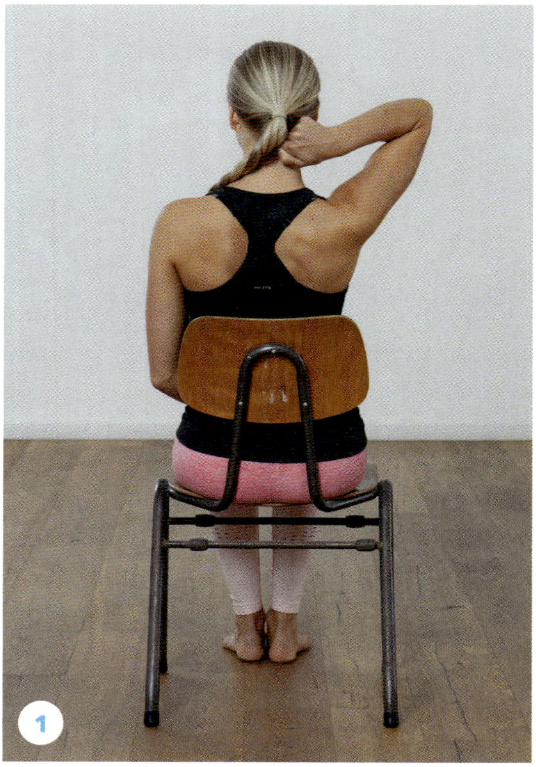

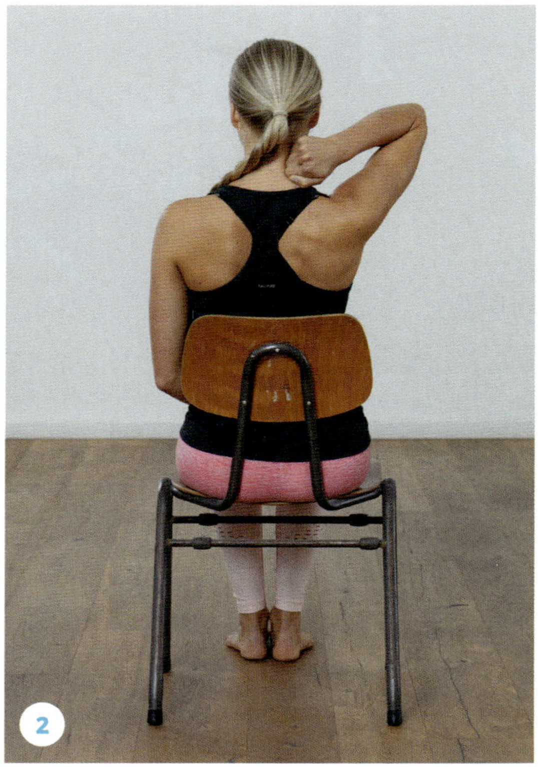

Übung 2: Halswirbel regulieren

Technik: Mobilisation der Wirbelkörper

1. Suchen Sie den untersten Querfortsatz der Halswirbelsäule (Abbildung Seite 55) auf der Seite, auf der Sie die erhöhte Spannung in der Tiefe gefühlt haben. Nehmen Sie dafür die Hand der gleichen Seite. Am einfachsten zu finden sind die Querfortsätze an der dominant fühlbaren Beule vom mittleren Nacken. Von dort gehen Sie drei Finger breit Richtung Schulter.
2. Üben Sie mit dem Mittelfinger einen sanften Druck nach vorn aus, während Sie den Kopf in die Richtung, die der Druck auslöst, mitdrehen. Anschließend gehen Sie einen Daumen breit weiter hinauf Richtung Kopf, zur nächsten Stelle, an dem Sie eine Härte im Gewebe spüren. Dort wiederholen Sie das soeben Beschriebene. Führen Sie den Ablauf die ganze Halswirbelsäule nach oben durch, bis zum Hinterkopf ergeben sich so sieben Positionen, entsprechend der sieben Halswirbel. Hatten Sie auch Schmerzen oder Spannung in der Muskulatur der anderen Seite, behandeln Sie nun diese wie in den Punkten 1 und 2 beschrieben.

Wiederholungen: 3 (der gesamten Abfolge von unten nach oben)

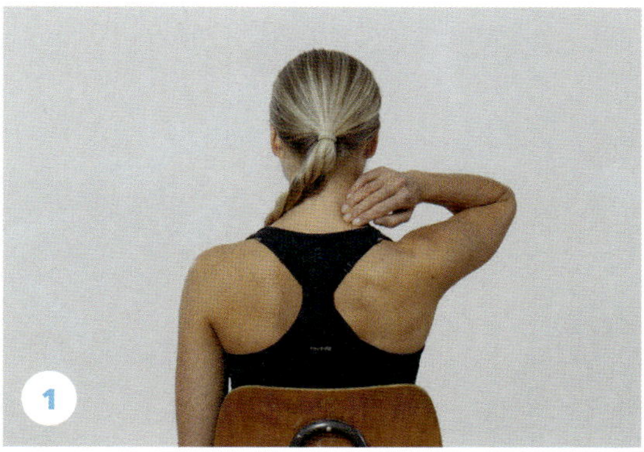

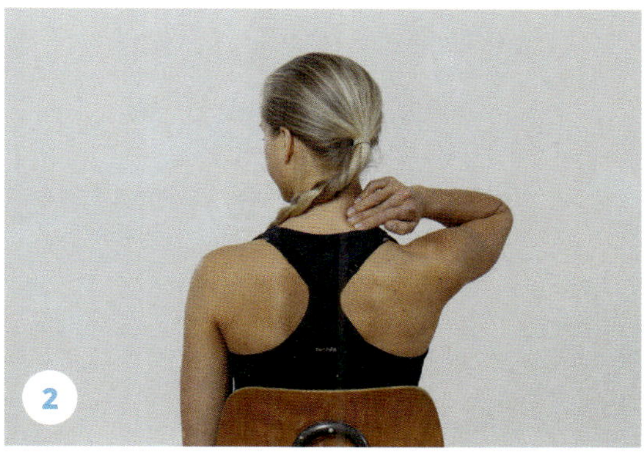

Nachtest

Fühlen Sie erneut wie im Test zu diesem Schritt eingangs beschrieben, ob sich die Spannung der beiden Seiten angeglichen hat. Hat sich nichts oder kaum etwas verändert, nehmen Sie die Übungen in Ihren persönlichen Übungsplan auf. Auch bei einer positiven Veränderung können Sie die Übungen für einen nachhaltigen Erfolg trotzdem in Ihren Übungsplan aufnehmen, wenn Ihnen die Übungen guttun.

Schritt 4 – Halsmuskeln ausgleichen

Test: Blickdiagnostik des Nackens mit dem Partner

Stellen Sie sich seitlich vor Ihren Partner. Er soll bewerten, ob sich die Ohren und die Schultermitte auf einer Linie befinden (Abbildung rechts). Wenn die Halsmuskulatur zu viel Spannung hat, wird die Halswirbelsäule nach vorn gezogen und die Ohrlinie wandert mit nach vorn. Notieren Sie sich die Beurteilung der Nacken-Kopf-Position in der Vorlage.

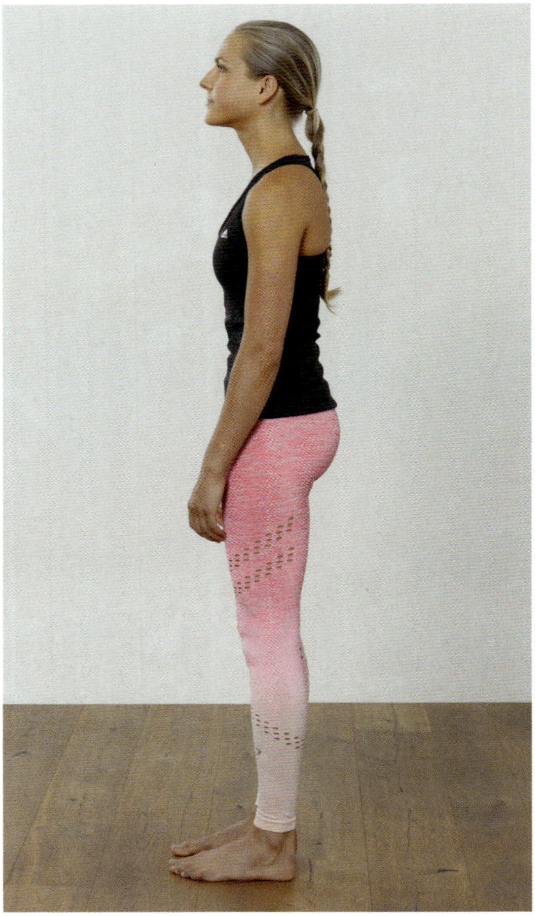

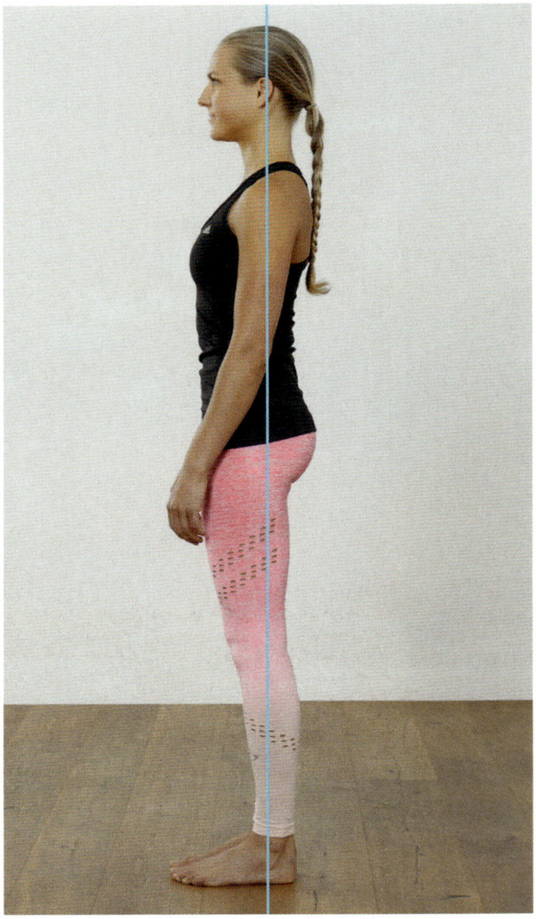

Von der Seite betrachtet, sollte vom obersten Scheitelpunkt über die Ohren, die Schultergelenke, die Hüften und die Knie bis zu den Fußknöcheln eine senkrechte Linie möglich sein.

Übung 1: Kurze Nackenmuskeln ausgleichen

Technik: Cross-Fibre-Friction-Massage

1. Setzen Sie sich bequem auf einen Stuhl oder legen Sie sich bequem auf den Boden. Suchen Sie mit beiden Mittelfingern den harten Knochenrand des Hinterhaupts.
2. Streichen Sie die Muskeln direkt an ihren Ursprüngen unterhalb des Hinterkopfknochens langsam horizontal hin und her und so in ihrer Tiefe aus. Die allgemeine Richtung ist von der Nackenmitte nach außen zu den Ohren.

Wiederholungen: 1, rhythmisch für 1 Minute, Frequenz 2-mal pro Sekunde

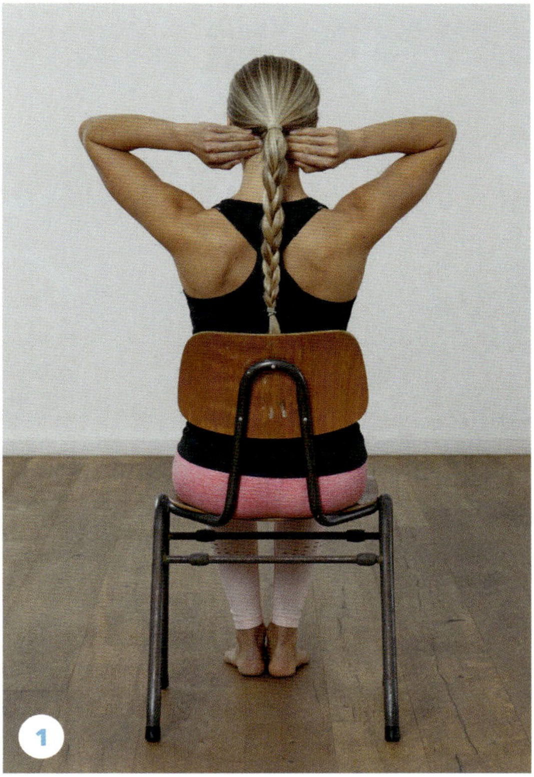

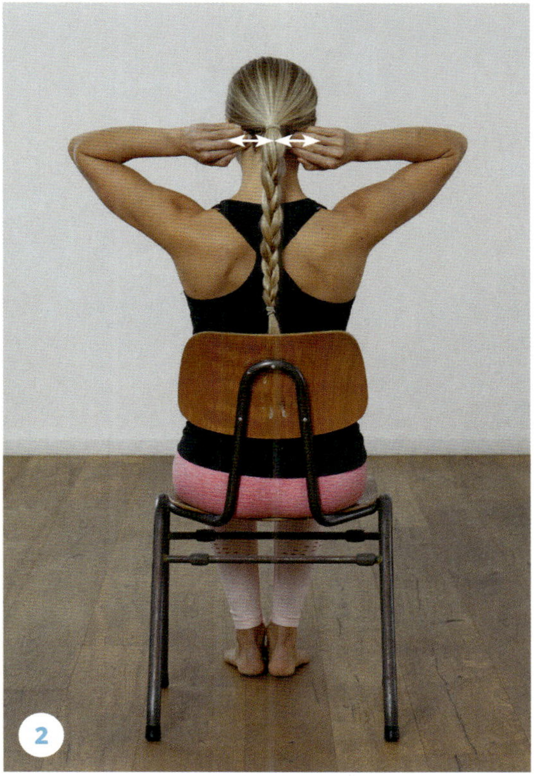

Übung 2: Nackenmuskulatur und Halswirbelsäule ausgleichen

Technik: Muskelenergietechnik (MET)

1. Setzen Sie sich auf einen Stuhl oder legen Sie sich bequem auf den Boden. Nehmen Sie das Kinn wie bei einer Nickbewegung so weit Richtung Brustbein, dass noch vier Finger Platz zwischen Kinn und Brustbein bleiben.
2. Legen Sie Ihre gefalteten Hände an den Hinterkopf und drücken Sie bei tiefer Einatmung mit dem Hinterkopf in Ihre Hände, ohne die Position des Kopfes zu verändern. Achten Sie darauf, dass das Kinn zum Brustbein gezogen bleibt und die Halswirbelsäule sich nach hinten öffnet. Halten Sie die Position für 7 bis 10 Sekunden.
3. Atmen Sie aus und kommen Sie zurück in die Ausgangsposition. Entspannen Sie Kopf und Nacken für 6 Sekunden, bevor Sie die Übung wiederholen.

Wiederholungen: 3

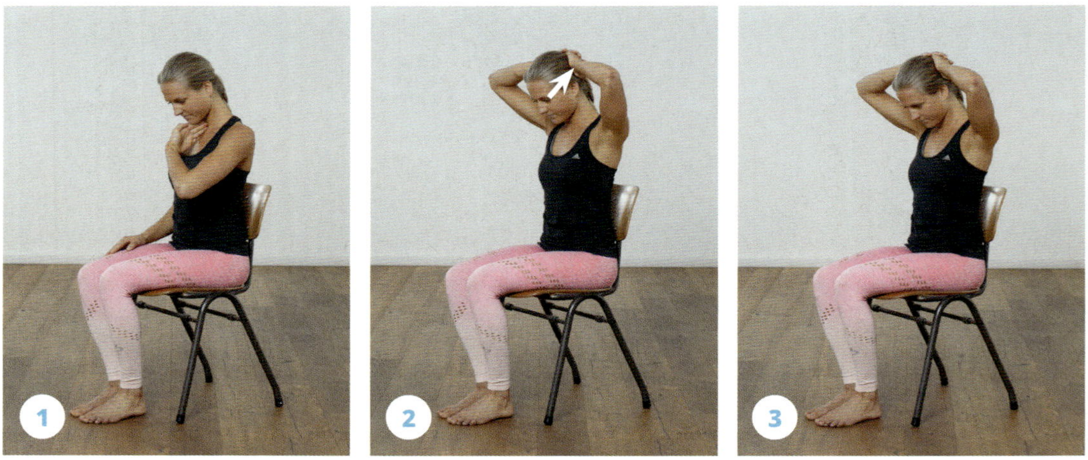

Übung 3: Vordere Halsmuskulatur ausgleichen

Technik: Muskel ausstreichen

1. Stehen oder sitzen Sie entspannt. Greifen Sie mit der linken Hand den gleichseitigen Halswendemuskel (Abbildung Seite 57) direkt hinter dem Ohrläppchen. Er setzt dort am Knochenvorsprung an und verläuft bis nach vorn zum Schlüsselbein. Finden Sie den Muskel, indem Sie den Kopf zur Gegenseite drehen und erfühlen, welcher Muskel in Spannung geht.
2. Die Finger umfassen den Muskel so, dass Sie den Muskel im Zangengriff greifen, wobei der Zeigefinger am vorderen Rand des Muskels anliegt und der Daumen am hinteren Rand. Sollte Ihnen die umgekehrte Fingerposition leichter fallen, so können Sie auch wechseln.
3. Für die Technik bleibt der Kopf gerade. Streichen Sie den Muskel langsam von oben bis unten mit mäßigem Druck aus. Wechseln Sie anschließend auf die rechte Seite.

Wiederholungen: 5

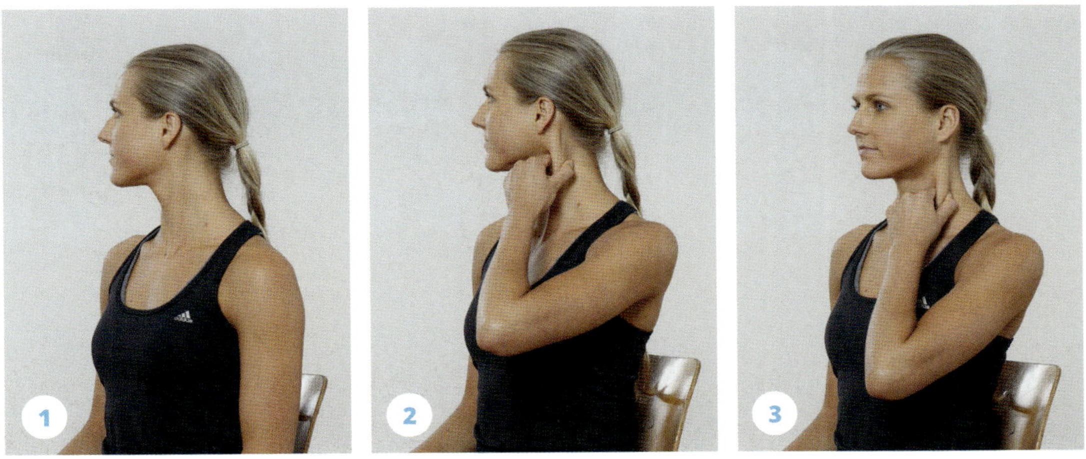

Nachtest

Bei diesen Übungen wird sich ein sichtbarer Erfolg erst nach circa einem Monat regelmäßigen Übens einstellen. Es hat üblicherweise Jahre gedauert, bis sich die Halswirbel nach vorn verschoben haben. Ebenso dauert es in der Therapie etwas länger. Nehmen Sie die Übungen in Ihre persönliche Vorlage des Übungsplans auf.

Die richtige Haltung des Kopfes

Info

Wie bei vielen Problemen im Leben reicht es oft nicht, nur dann und wann Übungen durchzuführen. Ganz wichtig ist, aus der Fehlhaltung im Alltag zu kommen, die man sich angewöhnt hat – diese trägt einen großen Teil zu den Beschwerden bei. Problematisch ist das vor allem bei jeder sitzenden Tätigkeit oder bei zu langer Computerarbeit. Viele sinken im Oberkörper ein, die Schultern kommen nach vorn. Dem Nacken und Kopf bleiben so keine andere Möglichkeit, als auch nach vorn zu wandern. Dabei wird das Kinn vom Körper weggestreckt. Beobachten Sie sich einmal selbst im Spiegel oder Ihre Arbeitskollegen am Schreibtisch. Diese Fehlhaltung bewirkt eine Dauerspannung auf die Nackenmuskulatur. Dies führt zu vielfältigen Problemen wie Kopfschmerzen, Müdigkeit, Schmerzen im Nacken und vielem mehr.

Also, wie sollte die Position des Oberkörpers und des Kopfes sein, um langfristig die Beschwerden in den Griff zu bekommen oder sie erst gar nicht entstehen zu lassen? Beispiel Schreibtischarbeit: Stellen Sie sich den Stuhl, Tisch und Bildschirm so ein, dass Sie ganz gerade sitzen können, ziehen Sie das Kinn nach hinten, sodass der Nacken lang wird und der Blick gerade auf den Bildschirm gerichtet ist. Um in eine optimale aufrechte Haltung zu kommen, aktivieren Sie die Schultern nach hinten und Richtung Gesäß. Entwickeln Sie eine gute Aufmerksamkeit für Ihre Haltung, damit Sie sofort nachkorrigieren können, wenn Sie nach längerem Sitzen einsinken. Sie werden sehen, dass es mit der Zeit immer leichter wird und es Ihnen auch immer schneller auffällt, sollten Sie nicht mehr gerade sein.

Wichtig: Führen Sie für Ihre Haltung auch die Übungen für die Brustmuskeln auf den Seiten 95 und 96 durch.

Schritt 5 – ersten Halswirbel (Atlas) ausgleichen

Test: Position des Atlas ermitteln

Setzen Sie sich bequem auf einen Stuhl und legen Sie die Mittelfinger beider Hände in den Raum zwischen dem absteigenden Unterkieferknochen und dem Knochenvorsprung des Schläfenbeins direkt hinter dem Ohrläppchen auf. Fällt es Ihnen schwer, die Knochenfortsätze zu finden, fahren Sie den Schädelknochen hinter der Ohrmuschel entlang, bis Sie am unteren Ende dieses Schläfenbeinknochens ankommen. Das ist der besagte Knochenvorsprung. Gehen Sie von hier aus nach vorn, dann kommen Sie genau in die Mulde zum Kieferknochen. Mit einem leichten Druck an der Stelle fühlen Sie nach dem harten knöchernen Querfortsatz des Atlas in der Tiefe (Abbildung Seite 55). Spüren Sie, ob er dominanter zu einer Seite verschoben steht, was meist mit erhöhter Spannung und Druckschmerz an diesem Punkt in Verbindung steht. Fällt es Ihnen schwer, den Querfortsatz zu spüren, schieben sie den Kiefer nach vorn, um etwas mehr Platz zu schaffen.

Beurteilen Sie die Atlasposition und notieren Sie sich das Ergebnis. War es Ihnen nicht möglich, die Querfortsätze des Atlas zu spüren, was vorkommen kann, wenn er stark nach vorn verschoben oder die muskuläre Spannung zu hoch ist, dann schreiben Sie auf, welche Seite mehr Spannung oder Schmerzen hat.

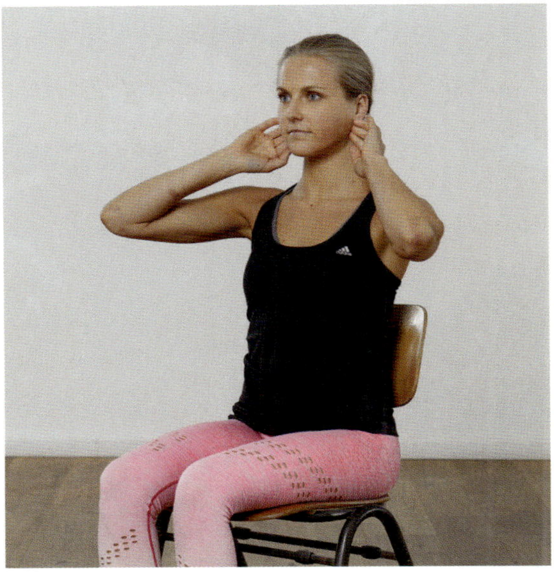

Übung: Atlas positionieren

Technik: Mobilisation

1. Legen Sie die Finger in der im Test beschriebenen Position an den Atlas, atmen Sie tief ein und geben Sie einen leichten Zug am Querfortsatz des Atlas Richtung Füße, während Sie mit dem Kopf eine Nickbewegung machen, also das Kinn Richtung Brustbein ziehen. Haben Sie im Test herausgefunden, dass der Atlas zu einer Seite hin verschoben ist, geben Sie dort während des leichten Zugs nach unten zusätzlich einen leichten Schub zur Gegenseite. Konnten Sie im Test den Atlas nicht spüren, führen Sie den Zug am bereits beschriebenen Punkt einfach am Gewebe aus. Der Atlas profitiert trotzdem reflektorisch, auch wenn Sie nicht direkt darauf sein sollten. Bezüglich des Schubs drücken Sie an der schmerzhafteren Seite.
2. In der Ausatmung lösen Sie den Druck auf den Querfortsatz und kommen mit dem Kopf zurück in die Ausgangsposition.

Wiederholungen: 8

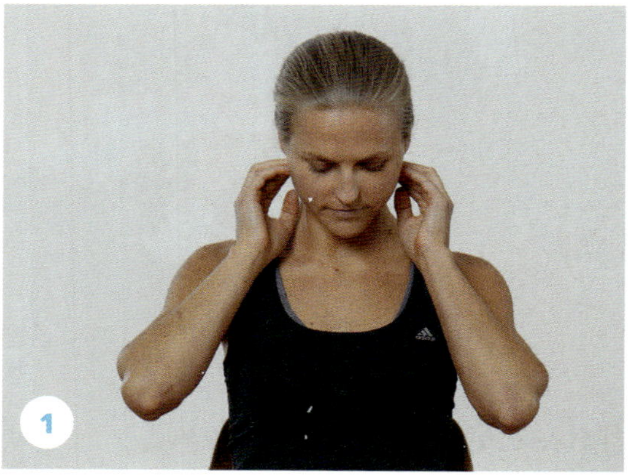

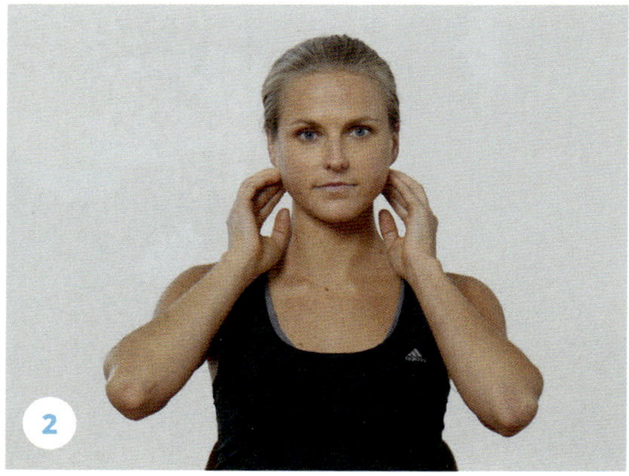

Nachtest

Fühlen Sie, wie auf Seite 71 im durchgeführten Test beschrieben, ob sich die Spannung der beiden Seiten angeglichen hat und ob der Querfortsatz des Atlas stärker auf einer Seite zu spüren ist. Hat sich nichts oder kaum etwas verändert, nehmen Sie die Übung in Ihren persönlichen Übungsplan auf. Auch bei einer positiven Veränderung können Sie die Übung für einen nachhaltigen Erfolg trotzdem in Ihren Übungsplan aufnehmen, wenn Ihnen die Übung guttut.

Schritt 6 – Kaumuskeln entspannen

Test: Starken Kaumuskel auf Länge testen

Stehen Sie aufrecht oder setzen Sie sich gerade auf einen Stuhl. Öffnen Sie den Mund so weit wie möglich, ohne den Kopf zum Ausgleich nach vorn zu bringen oder in den Nacken zu ziehen. Legen Sie die drei mittleren Finger Ihrer dominanten Hand zusammen und testen Sie, ob dieser Drei-Finger-Block hochkant zwischen Ihre Zähne passt. Notieren Sie sich das Ergebnis in der Vorlage.

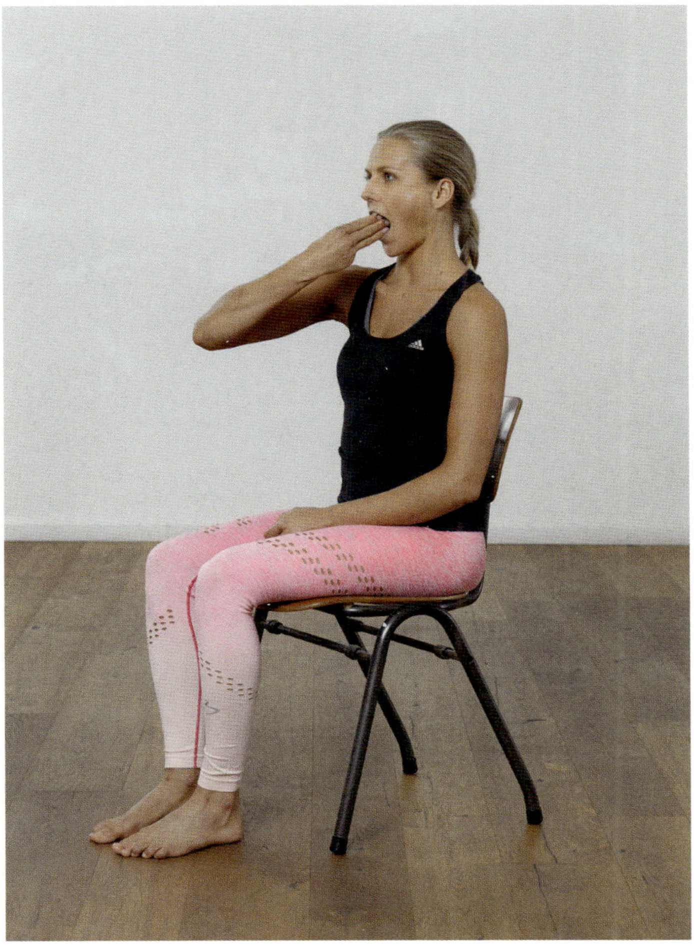

Übung: Mund öffnen

Technik: Muskelenergietechnik (MET)

1. Stehen oder sitzen Sie entspannt und aufrecht, insbesondere in der Halswirbelsäule. Legen Sie Ihre rechte Hand mit der Kuhle zwischen Daumen und Zeigefinger über Ihr Kinn, sodass der Zeigefinger an der linken Unterkieferseite und der Daumen an der rechten Unterkieferseite anliegen.
2. Legen Sie Ihre linke Hand in gleicher Weise darüber.
3. Öffnen Sie nun Ihren Mund so weit wie möglich. In dieser Position üben Sie mit Ihren Händen leichten Druck nach unten aus, sodass Ihr Mund sich eventuell noch ein klein wenig weiter öffnet und die Kaumuskeln gedehnt werden. Nun drücken Sie das Kinn gegen Ihren Händedruck nach oben, als ob Sie Ihren Mund schließen möchten – dafür setzen Sie circa zehn Prozent Ihrer möglichen Kraft ein. Der Mund bleibt dabei jedoch komplett geöffnet, das heißt, es findet keine Bewegung statt. Halten Sie diesen Druck für 7 bis 10 Sekunden.
4. Danach lassen Sie ganz locker, während Sie immer noch in dieser Position bleiben und das Gewicht der Hände weiter am Kinn nach unten wirken lassen. Spüren Sie, ob der Mund sich vielleicht schon ein klein wenig weiter öffnen lässt.

Wiederholungen: 3

Hinweis: Weitere Informationen und Übungen speziell für Erkrankungen, die mit dem Kieferbereich zu tun haben, finden Sie in den Literaturempfehlungen auf Seite 207.

Nachtest

Testen Sie erneut, ob die drei Finger nun leichter zwischen die Zähne passen. Hat sich nichts oder kaum etwas verändert, nehmen Sie die Übung in Ihren persönlichen Übungsplan auf. Auch bei einer positiven Veränderung können Sie die Übung für einen nachhaltigen Erfolg trotzdem in Ihren Übungsplan aufnehmen, wenn Ihnen die Übung guttut.

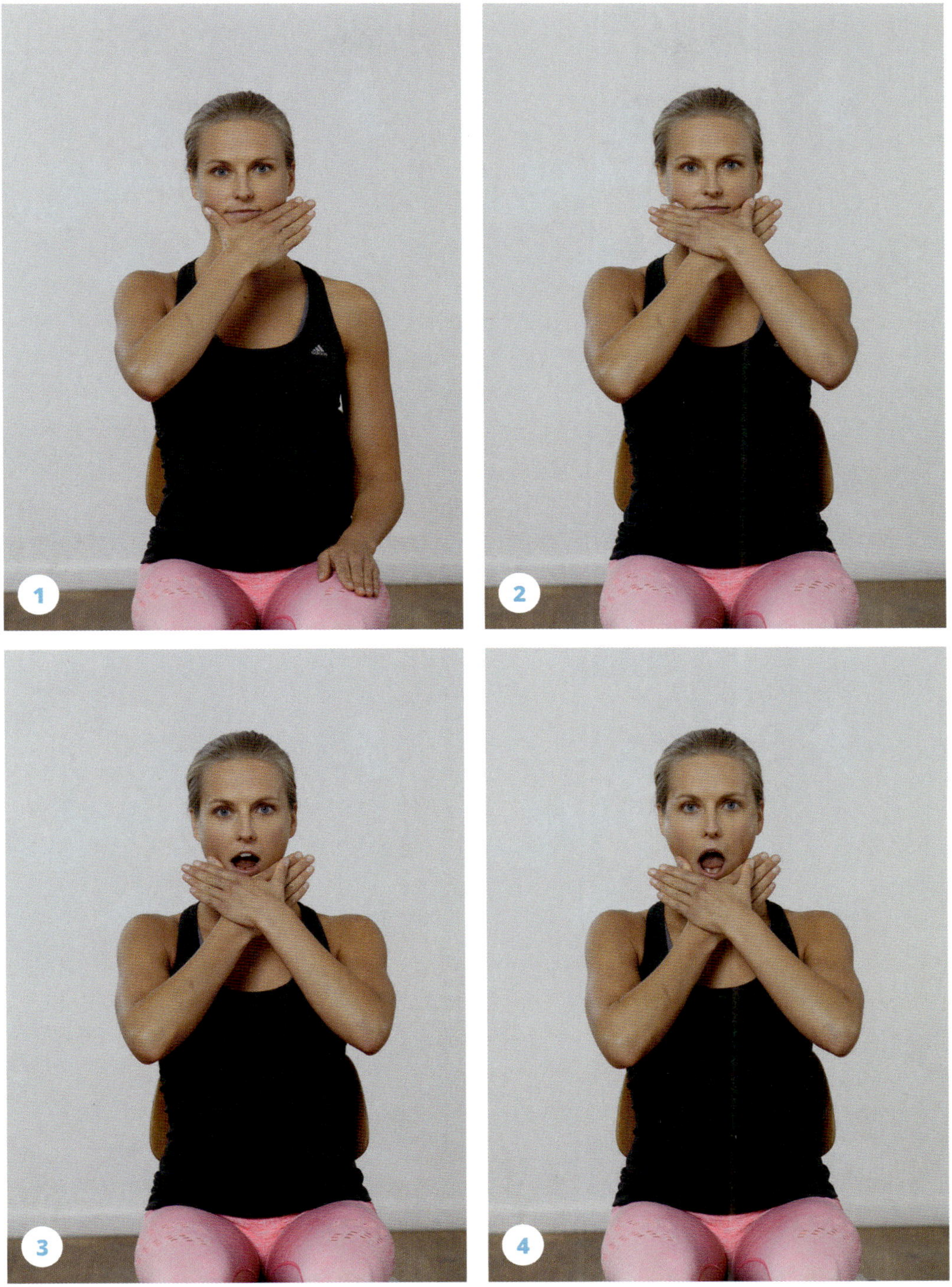
1
2
3
4

Körperbereich Schulter, Schlüsselbein, Schulterblatt und Oberarm

Beschwerdebilder: Schulterschmerzen, Kalkschulter, Impingement-Syndrom, Frozen Shoulder, Brustschmerzen, myofasziales Schmerzsyndrom, Durchblutungs- und Nervenstörungen

Das Schultergelenk ist ein Kugelgelenk, das eine Gelenkkapsel besitzt und über mehrere Bänder gesichert ist. Es zeichnet sich durch seine große Bewegungsmöglichkeit in alle Richtungen aus. Gerade deshalb ist es aber auch recht anfällig für Verletzungen und Verschleiß wie Arthrose und Fehlspannungen in der Muskulatur – diese Fehlspannungen haben oft mit Fehlhaltung und Fehlbelastung zu tun, die durch einseitiges Arbeiten oder einseitigen Sport entstehen.

Das Schultergelenk besteht aus dem Schulterblatt und dem Oberarmknochen. Der gesamte Schultergürtel ist über viele Muskeln am Körperskelett befestigt und fixiert, sodass die Muskeln in diesem Bereich von übergeordneter Bedeutung sind. Eine gelenkige Verbindung zum Körper besteht allein über das Schlüsselbein, weshalb dieses in eine Behandlung integriert werden sollte. Das Schlüsselbein setzt vorn am Brustbein an und sein hinteres Ende ist mit dem Ende der Gräte des Schulterblatts verbunden.

- Unterhalb der Verbindung zur Gräte des Schulterblatts ist die Sehne des Obergrätenmuskels (*Musculus supraspinatus*) zu finden, die später im Text noch genauer beschrieben wird.
- Unter dem Schlüsselbein laufen alle Nerven des Nervengeflechts *Plexus brachialis* durch. Dieses werden wir beim »Körperbereich Handgelenk und Hand« auf Seite 106 besprechen.
- Zudem sind die Gefäße, die das Blut zum Schädel und zurück zum Herzen leiten, unter dem Schlüsselbein zu verorten. Hier liegen sowohl die versorgenden Gefäße (Arterien) als auch die ableitenden Gefäße (Venen).
- Des Weiteren befindet sich der Sammelpunkt des Lymphsystems unter dem Schlüsselbein, von dort aus entleert es sich in das venöse System und die Lymphe fließt zum Herzen.

Da so viele wichtige Strukturen unter dem Schlüsselbein durchziehen, ist es sehr wichtig, hier auszugleichen, auch wenn man an diesem Knochen selbst keine Probleme wahrnehmen kann. Ist das Schlüsselbein durch zu viel Spannung an den Körper herangezogen, erkennen Sie das besonders an folgenden Symptomen: Nervenausfälle oder Kribbeln in den Fingern, Blutrückstau in den Arm mit dicken, gestauten, rot-bläulichen Fingern, einen Blutrückstau in den Schädel mit einem roten Dekolleté.

Für Menschen mit Lymphproblemen, die sich durch vermehrte Wassereinlagerung in den Beinen, unter den Augen sowie an vielen anderen Stellen äußern, sind die Spannungen rund um das Schlüsselbein die Stelle, die am Schultergürtel zentral behandelt werden sollte. Lösen Sie hierfür zuerst die Spannungen am Schlüsselbein, bevor Sie zur Übung für das Zwerchfell auf Seite 148 gehen. Nachdem Sie nun einen Eindruck zur Wichtigkeit des Schlüsselbeines erhalten haben, sollen Ihnen die wichtigsten Muskeln des Schultergürtels mit ihren Aufgaben vorgestellt werden.

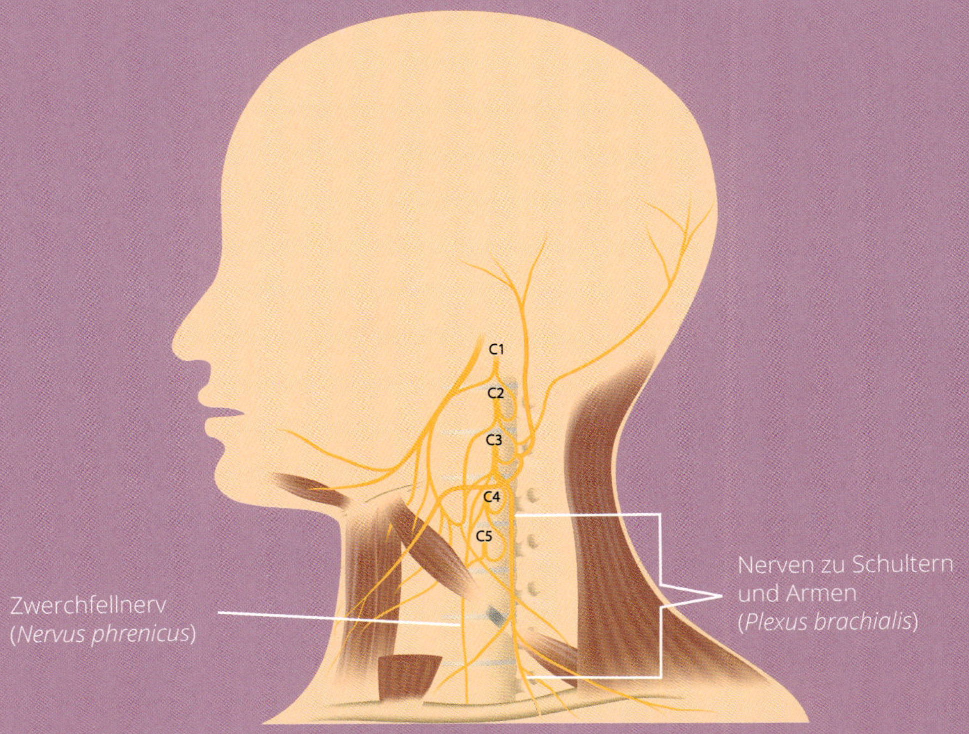

Das Nervengeflecht Plexus brachialis *ist von großer Bedeutung, da alle Nerven des Schulter-Arm-Bereichs daraus entspringen.*

Überblick zu den wichtigsten Muskeln

Der Trapezmuskel (*Musculus trapezius*) ist ein sehr großer Muskel, der vom Hinterhaupt bis hinunter zur unteren Brustwirbelsäule und seitlich bis über das Schulterblatt verläuft. Er ist in drei Teile mit jeweils unterschiedlichen Aufgaben gegliedert. Zwei Teile des Trapezmuskels führen die Schulterblätter zusammen und senken die Schulter. Als dritter Teil ist der obere Bereich des Trapezmuskels zu nennen, er hebt die Schultern zusammen mit dem Schulterheber (*Musculus levator scapulae*) an. Durch Fehlhaltung sind der Trapezmuskel und der Schulterheber auch am häufigsten verkürzt und schmerzhaft. Ursächlich dafür ist beispielsweise das unbewusste Hochziehen der Schultern, an dem so viele Büroangestellte leiden. Die beiden Muskeln haben mehrere typische Triggerpunkte. Der auffälligste liegt direkt über der Schulterblattspitze und ist oft an Kopf- und Nackenschmerzen beteiligt.

Unter dem Trapezmuskel, in der Tiefe des Schulterdachs, liegt der Obergrätenmuskel (*Musculus supraspinatus*). Er hebt den Arm seitlich an und dreht ihn nach außen, außerdem ist er sehr wichtig für die Stabilisation des Schultergelenks selbst. Der größte Angriffspunkt dieses Muskels ist, dass seine Sehne unter einer Engstelle des Schulterdachs verläuft. In ungünstigen Fällen ist sie erhöhter Reibung ausgesetzt. Sitzt wegen eines Ungleichgewichts der Muskelkräfte – beispielsweise durch Verkürzung, Verhärtung oder Schwäche einzelner Muskeln – das Schultergelenk nicht mehr in seiner richtigen Position, der sogenannten Ruheposition, entsteht diese Problematik. Diese kann dazu führen, dass die Sehne sich entzündet, verdickt, verkalkt und im schlimmsten Fall sogar reißt, was eine durchaus häufige Diagnose ist. Das Einklemmen dieser Sehne wird in der Medizin als Impingement-Syndrom bezeichnet. Dieses geht mit Schmerzen an der Schulter und einer eingeschränkten Bewegung des Arms beim seitlichen Abheben zwischen 60 und 120 Grad einher. Der Obergrätenmuskel gehört mit drei anderen Muskeln zur sogenannten Rotatorenmanschette, die durch Anspannung der Muskulatur den Oberarm entweder nach innen oder nach außen drehen – alle sind jeweils mit Schulterblatt und Oberarm verbunden.

Der Brustmuskel (*Musculus pectoralis)* gliedert sich ebenfalls in drei Teile. Er setzt am Schlüsselbein, an dem Brustbein und den Rippen an und zieht zum Oberarm. Seine wichtigsten Funktionen bestehen darin, den Arm anzuheben, nach innen zu drehen und zum Körper heranzuziehen (Adduktion). Für die osteopathische Behandlung ist dieser Muskel sehr wichtig, denn durch eine Verkürzung des Brustmuskels werden die Schultern nach vorn gezogen und es werden die schon beschriebenen so wichtigen Durchtrittstellen unter dem Schlüsselbein verengt. Schauen Sie sich mit diesem Fokus die Menschen in Ihrer Umgebung einmal an. Sie werden merken, dass sehr viele von einer solchen Verkürzung betroffen sind. Auch zieht diese Verkürzung den Oberarmkopf im Schultergelenk zu weit nach vorn, was zu Abrieb oder einer Entzündung im Gelenk oder am Knorpel führen kann.

Nachdem Sie nun wissen, welche Strukturen auf welche Weise an Beschwerden im Schulterbereich beteiligt sein können, kommen wir in die Umsetzung. Lassen Sie uns mit den Tests und Übungen starten. Sind Sie bereit?

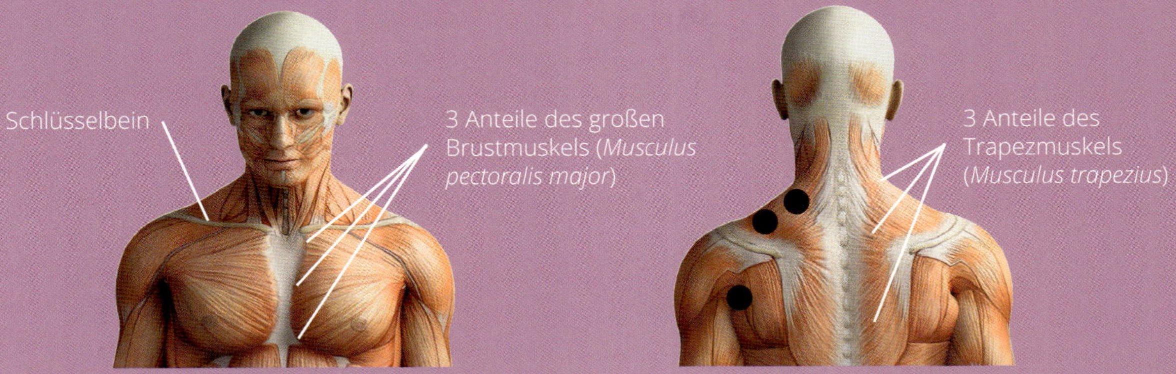

Der Schultergürtel wird in Vorder- und Rückansicht gezeigt – mit den oberflächlichen Brust- und Trapezmuskeln sowie häufigen Triggerpunkten am Trapezmuskel.

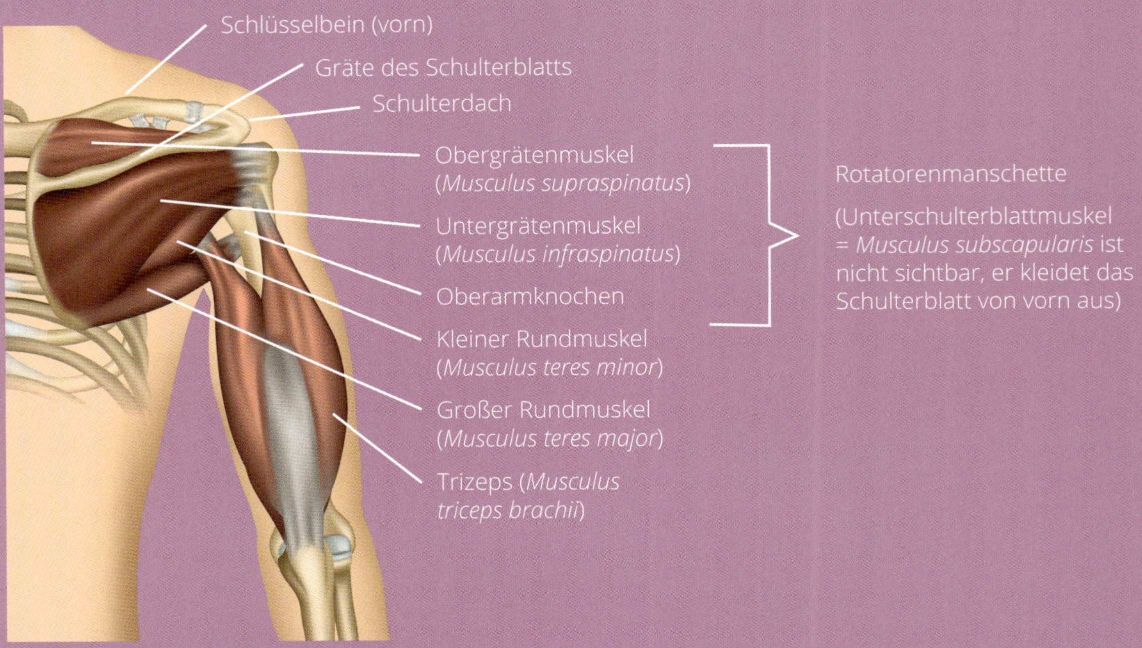

Das Bild zeigt die Rückansicht des Schultergelenks mit den wichtigsten tiefen Muskeln wie dem Obergrätenmuskel, der für das Impingement-Syndrom verantwortlich ist.

Schritt 1 – Muskeln des Schulterdachs entspannen (Trapezmuskel, Schulterheber, Obergrätenmuskel)

Test 1: Blickdiagnostik Schulterhöhe

Stellen Sie sich gerade vor einen Spiegel, in dem Sie Ihren Kopf bis zum Dekolleté sehen können. Bewerten Sie, ob und, wenn ja, welche Schulter höher steht, und notieren Sie den Befund.

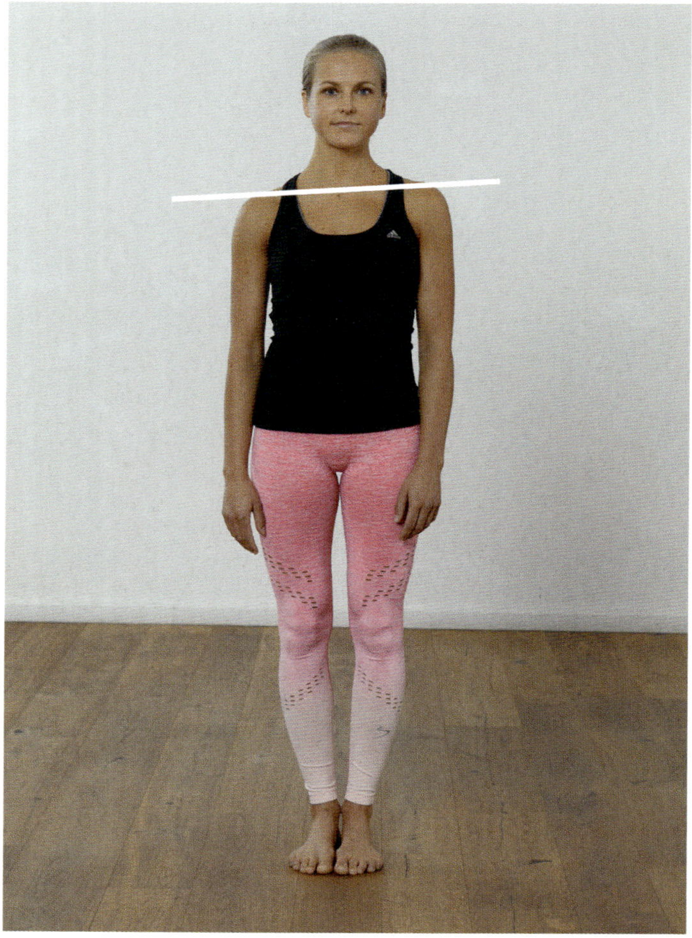

Ursachen und Folgen eines Beckenschiefstands

Info

In den meisten Fällen entsteht eine höhere Schulter durch einen Ausgleichsversuch des Körpers. Lassen Sie uns die unterschiedlichen Faktoren anschauen: Wenn zum Beispiel das Becken einseitig in der Vorwärtskippung blockiert ist, macht dies das Bein dieser Seite länger. Dann muss die Wirbelsäule diesen Beckenschiefstand ausgleichen. Es entsteht eine Skoliose, also von hinten betrachtet eine S-Form der Wirbelsäule, in der sich die Wirbel in unterschiedlichen Abschnitten in die entgegengesetzte Richtung neigen. So schiebt die Biegung der Brustwirbelsäule die Schulter auf einer Seite hoch, zusammen mit der Muskulatur der Halswirbelsäule, die durch Verkürzung versucht, die Biegung der Brustwirbelsäule auszugleichen. Denn als Priorität des Körpers gilt, dass am Ende der Kopf wieder gerade sitzt und damit das Gleichgewichtsorgan im Innenohr und die Sehhorizontale funktionieren. In seltenen Fällen gibt es auch Menschen mit einer echten Beinlängendifferenz, was bedeutet, dass ein Bein länger gewachsen ist als das andere. Auch hier entsteht dann das eben beschriebene Muster.

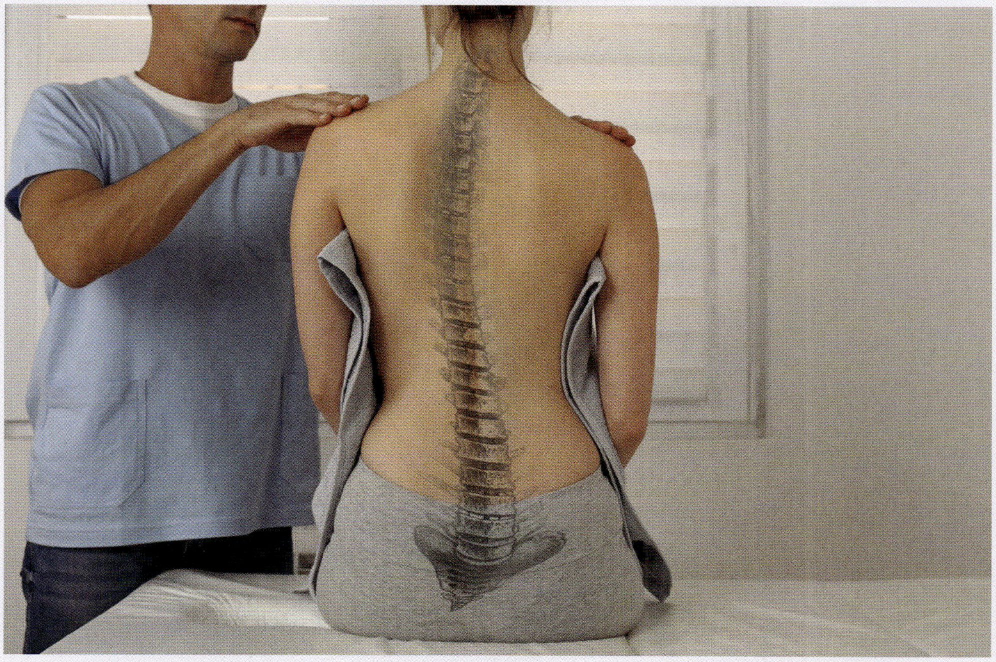

Ein schiefes Becken wird über die Wirbelsäule ausgeglichen. Es entsteht eine Skoliose, also eine S-Form der Wirbelsäule.

Test 2: Ertasten von Schmerz und Spannungen

1. Setzen Sie sich bequem auf einen Stuhl und setzen Sie die Finger einer Hand auf dem gegenüberliegenden Schulterdach außen auf.
2. Fahren Sie mit einem tiefen Druck ins Gewebe die Muskulatur bis zur Halswirbelsäule entlang. Finden Sie den Punkt in der Muskulatur, der am meisten Schmerz oder sogar eine Ausstrahlung, das heißt, eine Schmerzweiterleitung ins umliegende Gewebe, auslöst. Das Gleiche machen Sie auf der anderen Seite. Notieren Sie, welche Seite mehr Spannung, Schmerz oder Verhärtungen hat. Sind beide Seiten verspannt, halten Sie das ebenfalls fest.

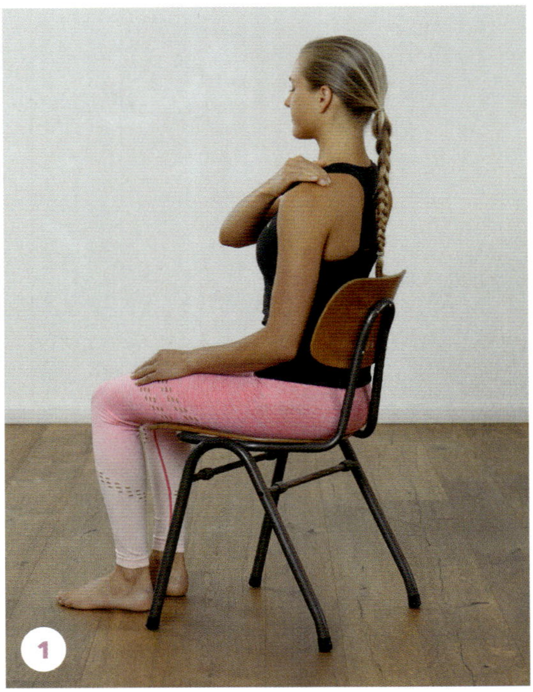

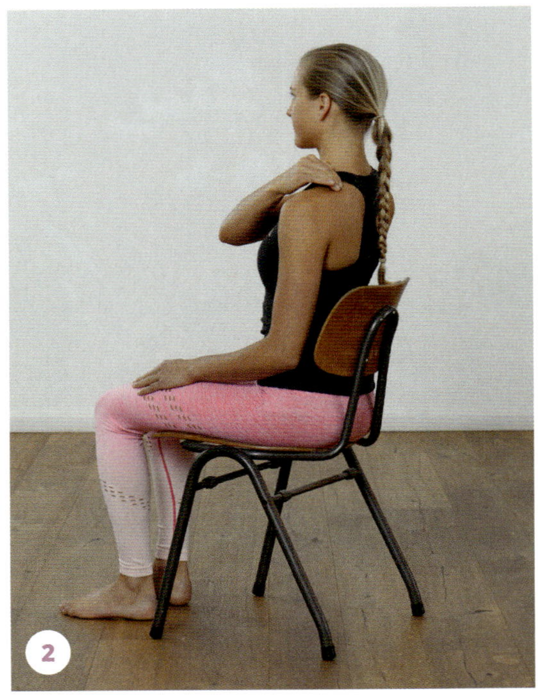

Übung 1: Schmerzpunkte lösen

Technik: Triggerpunktbehandlung

1. Starten Sie mit der Seite, auf der Sie mehr Schmerz und Verhärtungen in der Muskulatur wahrgenommen haben. Halten Sie den schmerzhaftesten Punkt gedrückt und nähern Sie Ihren Kopf dieser Seite an, bringen Sie also das Ohr zur Schulter. Dies sollte eine Schmerzreduktion von 80 Prozent bewirken. Ist das nicht der Fall, probieren Sie andere Positionen mit dem Kopf aus, während Sie den Schmerzpunkt gedrückt halten. Bleiben Sie in der Position, die den Schmerz am meisten reduziert, und halten Sie diese Position für 20 Sekunden.
2. Lösen Sie den Druck, kommen Sie mit dem Kopf in die Mitte zurück und massieren Sie die Stelle für weitere 30 Sekunden. Hatten Sie auch Schmerzen oder Verhärtungen in der Muskulatur der anderen Seite, behandeln Sie nun diese wie in den Punkten 1 und 2 beschrieben.

Wiederholungen: 1

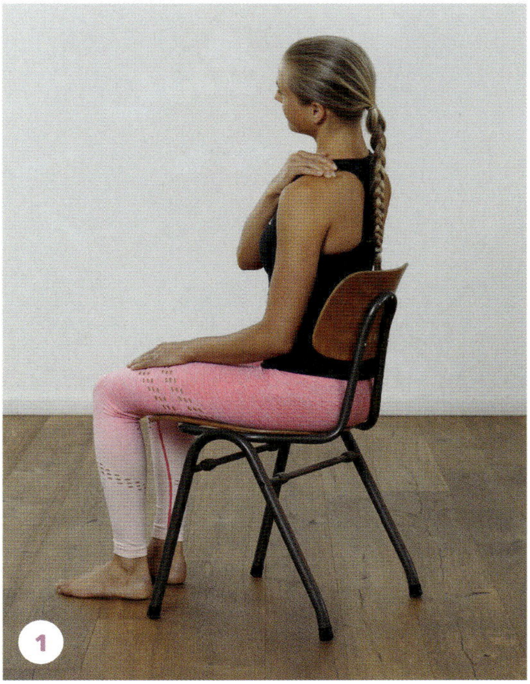

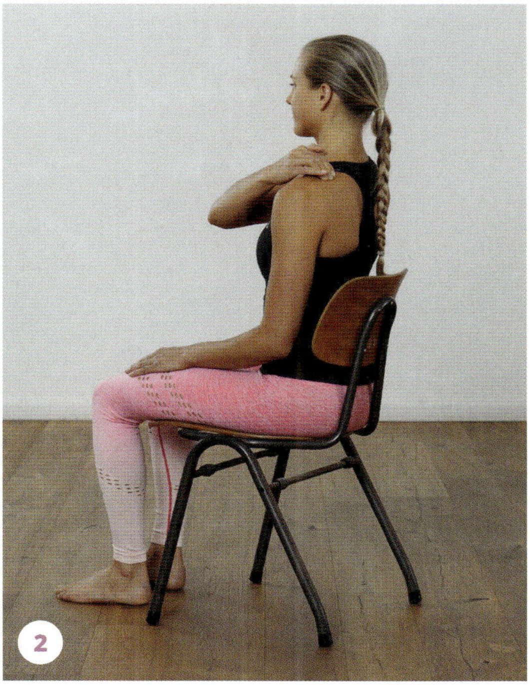

Übung 2: Schulter mobilisieren

Technik: Muskel ausstreichen mit Gelenksmobilisation

1. Legen Sie die Finger der gegenüberliegenden Hand dort auf die Muskeln des Schulterdachs, wo Sie im Test die meiste Spannung wahrgenommen haben. Der Handballen ruht auf dem Schlüsselbein.
2. Ziehen Sie dann mit den Fingern den Muskelbauch nach vorn, während Sie gleichzeitig die Schulter nach hinten ziehen, sodass am Muskel ein erhöhter Zug entsteht. Lösen Sie anschließend den Zug auf den Muskel und kommen Sie mit der Schulter in die Ausgangsposition zurück. Hatten Sie auch Schmerzen oder Spannungen in der Muskulatur der anderen Seite, behandeln Sie nun diese wie in den Punkten 1 und 2 beschrieben.

Wiederholungen: 20

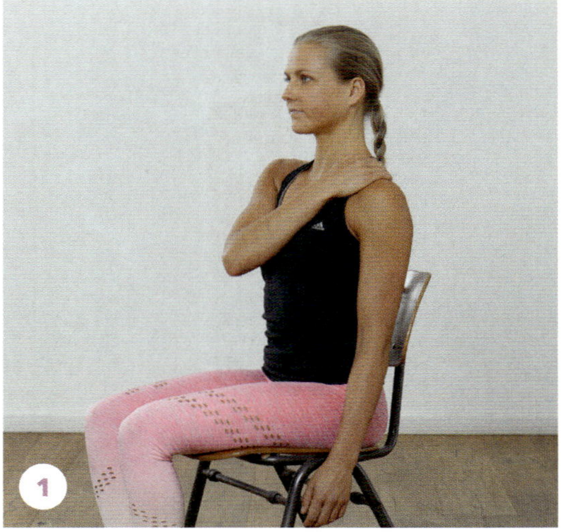

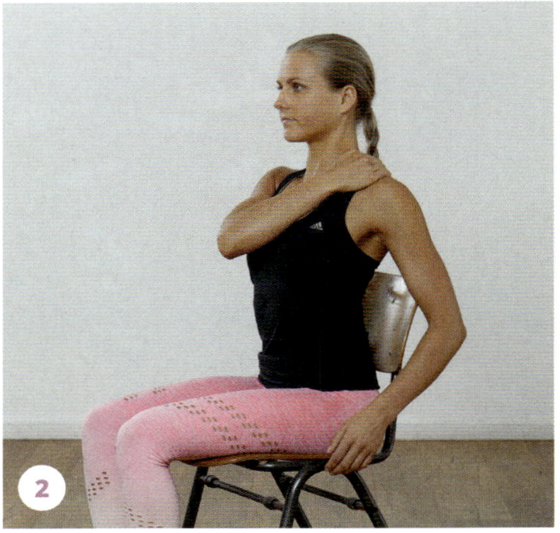

Nachtest

Fahren Sie mit den Fingern die Muskulatur der Schultern entlang, wie dies eingangs in Test 2 beschrieben ist. Hat sich nichts oder kaum etwas verändert, nehmen Sie die Übungen in Ihren persönlichen Übungsplan auf. Auch bei einer positiven Veränderung können Sie die Übungen für einen nachhaltigen Erfolg trotzdem in Ihren Übungsplan aufnehmen, wenn Ihnen die Übungen guttun.

Schritt 2 – Muskulatur für die Auswärtsdrehung der Schulter entspannen

Test: Bewegungsumfang der Schulter in Auswärtsdrehung

1. Stellen Sie sich aufrecht hin oder setzen Sie sich gerade auf die vordere Kante eines Stuhls, sodass die Lehne nicht im Weg ist. Strecken Sie den rechten Arm nach oben und winkeln Sie ihn im Ellenbogen so ab, dass er den Nacken berührt.
2. Dann führen Sie den Arm hinter dem Kopf weiter den Rücken hinunter bis an die Bewegungsgrenze. Machen Sie das Gleiche auf der linken Seite. Notieren Sie sich, welche Seite in der Bewegung eingeschränkt ist oder mehr Schmerz beziehungsweise Spannung in der Bewegung verursacht.

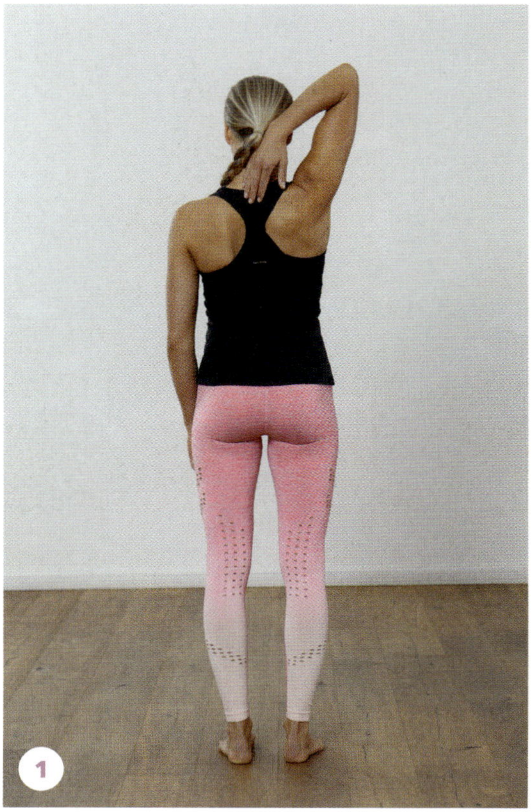
1

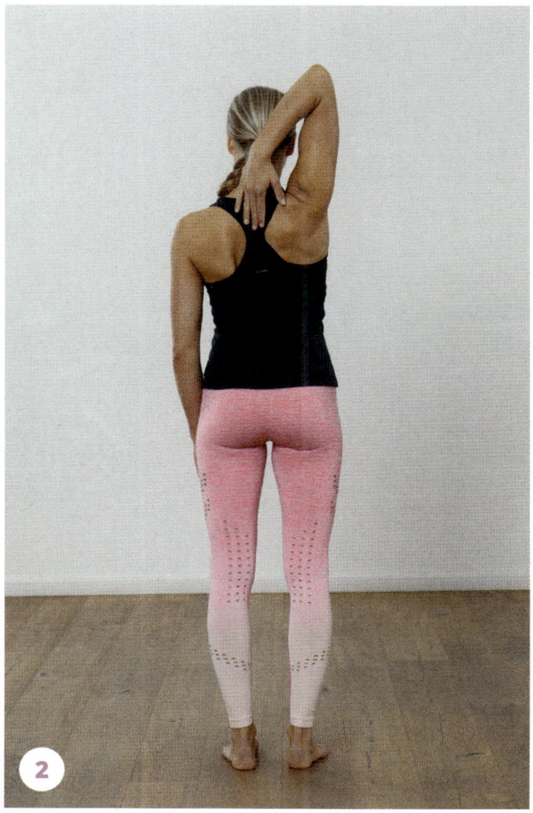
2

Übung 1: Auswärtsdrehen der Schulter

Technik: Fasziendehnung

1. a+b Gehen Sie mit dem Arm der schlechteren Seite in die Position, die Sie bereits im Test eingenommen haben. Greifen Sie mit der anderen Hand hinten an den Rücken und fahren Sie die Wirbelsäule hoch, bis Sie die obere Hand zu greifen bekommen. Gelingt Ihnen das nicht, nehmen Sie sich zur Verlängerung der Arme ein Handtuch zu Hilfe.

2. Ziehen Sie mit der unteren Hand die obere nach unten an Ihre Bewegungsgrenze. Sie sollten eine Dehnung spüren, aber keinen Schmerz empfinden. Halten Sie die Dehnung für 90 Sekunden. Wenn Sie spüren, dass die Muskulatur mit der Zeit nachgibt, erhöhen Sie die Dehnung leicht. Hatten Sie auch eine Bewegungseinschränkung auf der anderen Seite, behandeln Sie nun diese wie in den Punkten 1 und 2 beschrieben.

Wiederholungen: 1

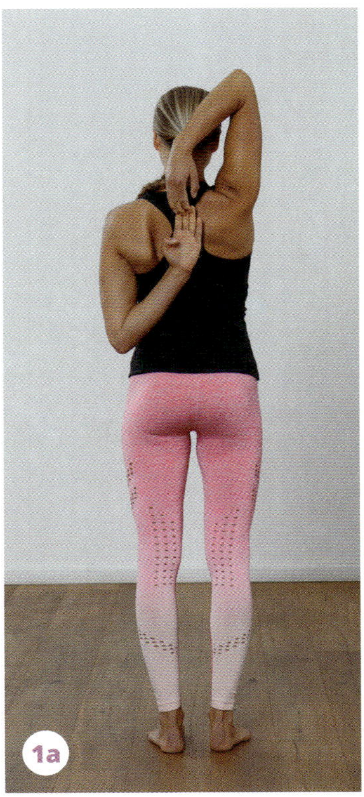

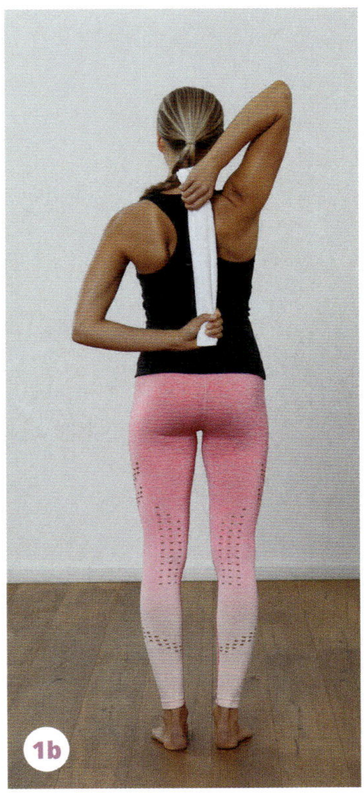

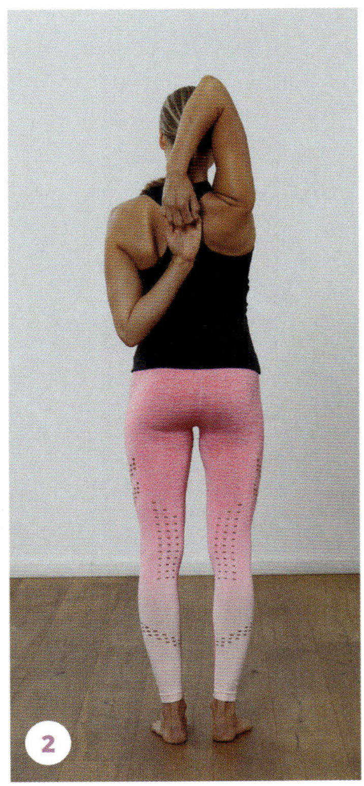

Übung 2: Schulterblatt ausgleichen

Technik: Mobilisation der Muskeln

1. Bleiben Sie wie bei Übung 1 beschrieben mit dem weniger beweglichen Arm hinter dem Kopf. Greifen Sie mit der anderen Hand diesmal von vorn über die Brust und legen Sie ihre Handfläche auf die Achsel der Seite des angehobenen Arms. Die Finger sollten direkt am äußeren Ende der Achsel dort zum Liegen kommen, wo die Muskeln am Schulterblatt ansetzen. Suchen Sie mit den Fingern in der Muskulatur nach Spannung oder Schmerz.
2. Üben Sie mit den Fingern am Muskel einen leichten Zug Richtung Boden aus, während Sie den Arm hinter dem Kopf in eine rechtwinklige Position anheben.
3. Atmen Sie 4 Sekunden lang tief ein, während Sie den Arm über dem Kopf zur gegenüberliegenden Seite ziehen. Die andere Hand verstärkt dabei den Zug an der Muskulatur hinter der Achsel Richtung Boden.
4. Atmen Sie aus und kommen Sie mit dem Arm in die rechtwinklige Position über den Kopf zurück und reduzieren den Zug auf die Muskulatur. Hatten Sie auch eine Bewegungseinschränkung auf der anderen Seite, behandeln Sie nun diese wie in den Punkten 1 bis 4 beschrieben.

Wiederholungen: 8

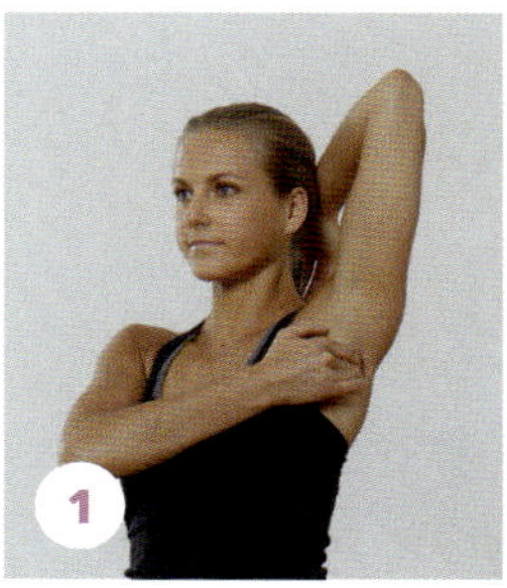

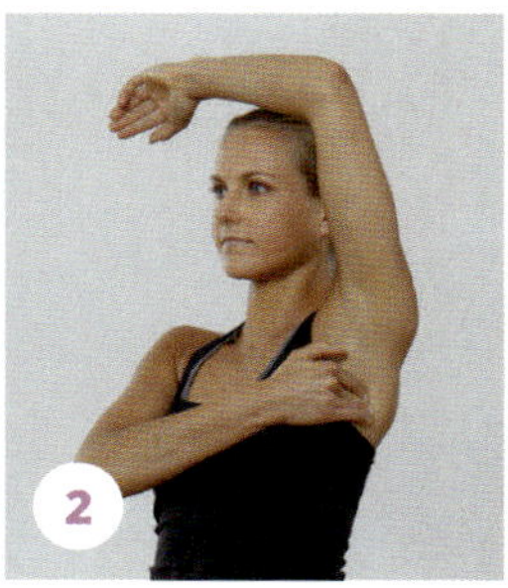

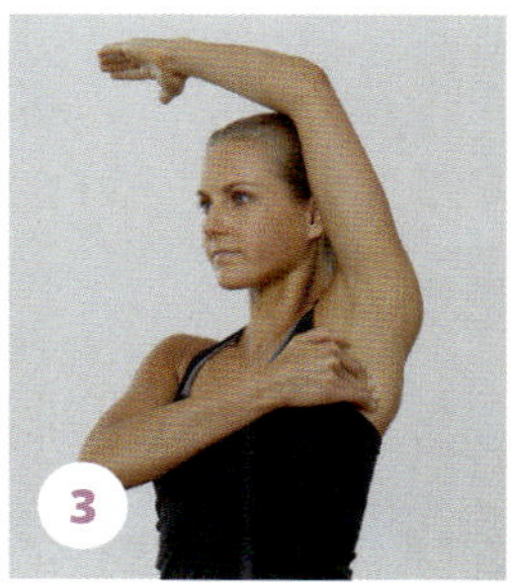

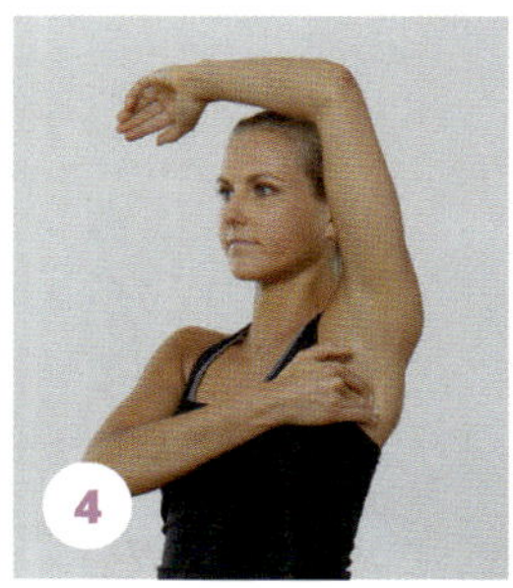

Nachtest

Testen Sie im Seitenvergleich die Arme in Außenrotation hinter dem Kopf, so wie im Test zu diesem Schritt eingangs beschrieben. Hat sich nichts oder kaum etwas verändert, nehmen Sie die Übung in Ihren persönlichen Übungsplan auf. Auch bei einer positiven Veränderung können Sie die Übungen für einen nachhaltigen Erfolg trotzdem in Ihren Übungsplan aufnehmen, wenn Ihnen die Übungen guttun.

Schritt 3 – Muskulatur für die Einwärtsdrehung der Schulter ausgleichen

Test: Bewegungsumfang der Schulter in Einwärtsdrehung

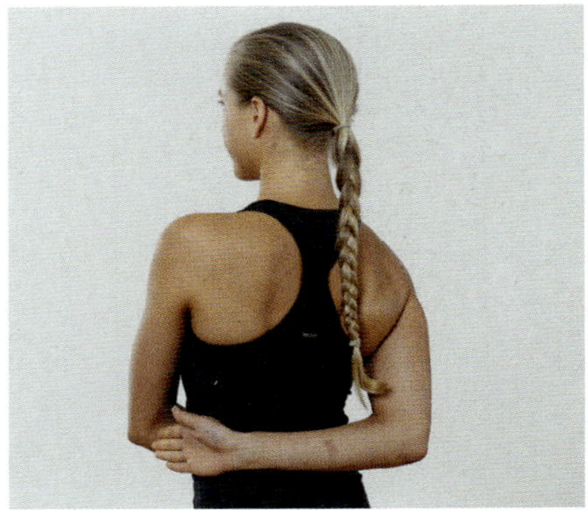

Führen Sie den rechten Arm hinter dem Rücken entlang der Taille zur linken Seite, bis die Fingerspitzen dort nach vorn zeigen. Führen Sie den Bewegungsumfang dann auf der linken Seite durch. Notieren Sie sich, welche Seite in der Bewegung eingeschränkt ist oder mehr Schmerz beziehungsweise Spannung in der Bewegung verursacht.

Übung: Schulter eindrehen

Technik: Fasziendehnung

1. Führen Sie den im Test weniger beweglich gewesenen Arm hinter dem Rücken die Wirbelsäule hinauf.

2. a+b Greifen Sie mit dem anderen Arm von oben hinter den Nacken, fahren Sie die Wirbelsäule hinunter und fassen Sie mit der Hand nun die untere Hand. Sie befinden sich in der gleichen Position wie in der Übung 1 aus Schritt 2 (Auswärtsdrehen der Schulter). Gelingt Ihnen das Fassen der unteren Hand nicht, nehmen Sie sich zur Verlängerung der Arme ein Handtuch zu Hilfe.

3. a+b Bringen Sie den unteren Arm und die Schulter durch den Zug der oberen Hand an die Bewegungsgrenze, an der Sie die Dehnung spüren, aber keinen Schmerz empfinden. Halten Sie die Dehnung für 90 Sekunden. Wenn Sie spüren, dass die Muskulatur mit der Zeit nachgibt, erhöhen Sie die Dehnung leicht. Hatten Sie beim Test bei der Bewegung auch Schmerzen auf der anderen Seite, behandeln Sie nun diese wie in den Punkten 1 bis 3 beschrieben.

Wiederholungen: 1

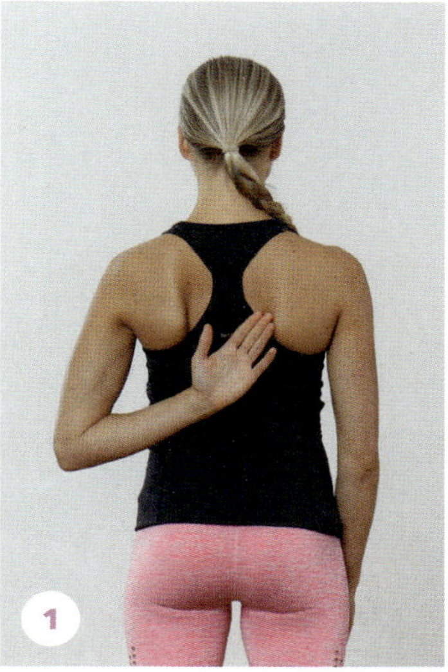

1

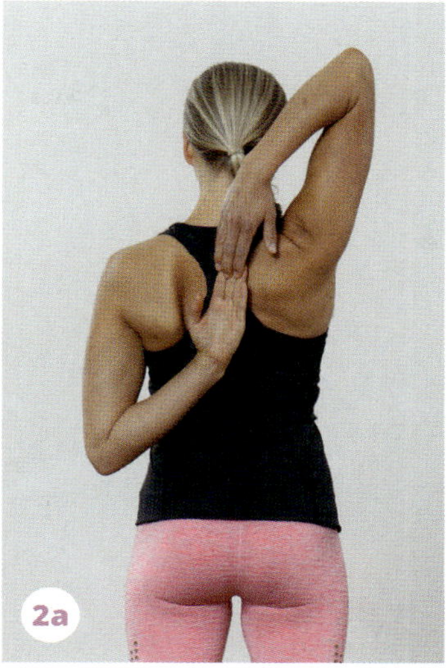

2a

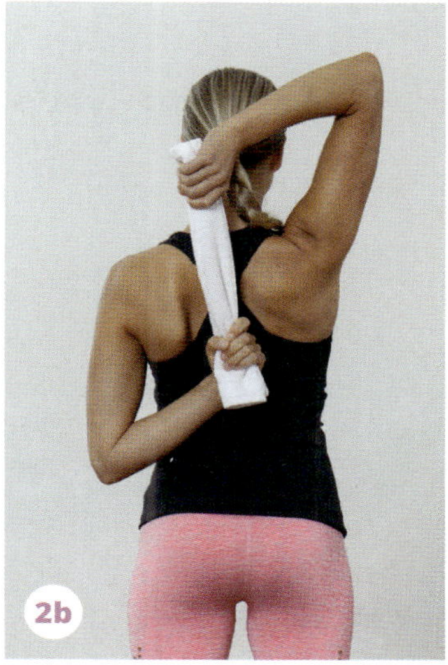

2b

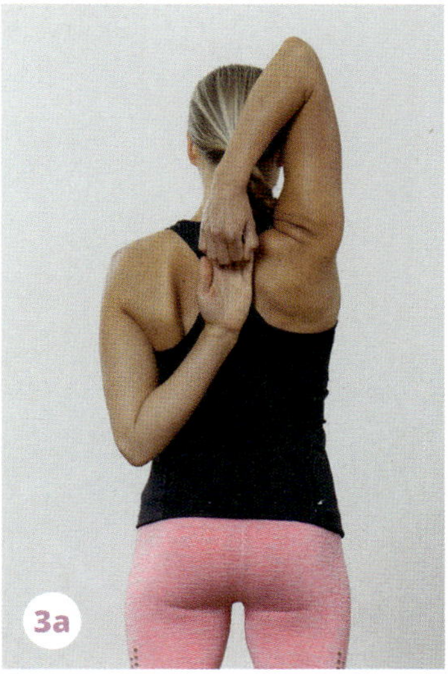

3a

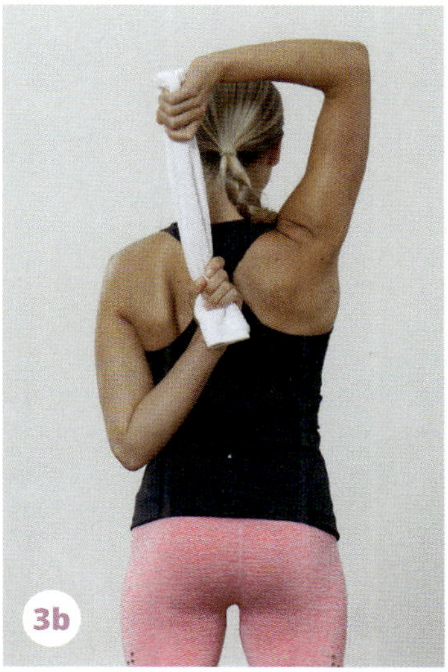

3b

Nachtest

Prüfen Sie noch einmal im Seitenvergleich die Arme in Einwärtsdrehung hinter dem Rücken, so wie im Test zu diesem Schritt eingangs beschrieben. Hat sich nichts oder kaum etwas verändert, nehmen Sie die Übung in Ihren persönlichen Übungsplan auf. Auch bei einer positiven Veränderung können Sie die Übung für einen nachhaltigen Erfolg trotzdem in Ihren Übungsplan aufnehmen, wenn Ihnen die Übung guttut.

Schritt 4 – Schlüsselbeine ausgleichen

Test: Ertasten von Spannungen oberhalb des Schlüsselbeins

1. Setzen Sie sich gerade auf einen Stuhl oder legen Sie sich bequem auf den Boden. Ziehen Sie mit den Fingern der rechten Hand mit mittelstarkem Druck oberhalb des linken Schlüsselbeins entlang in einer Linie vom Schultergelenk bis zu seinem inneren Ende, wo es eine gelenkige Verbindung zum Brustbein hat.
2. Der Druck ist nach unten ins Gewebe und gleichzeitig vom Körper nach vorn weg gerichtet, sodass die Fingerbeeren innen am Schlüsselbein entlangfahren und nicht die Gefäße zusammendrücken. Fühlen Sie nach Spannungen und Schmerz. Wechseln Sie dann zur anderen Seite. Bewerten Sie im Seitenvergleich und notieren Sie sich das Ergebnis.

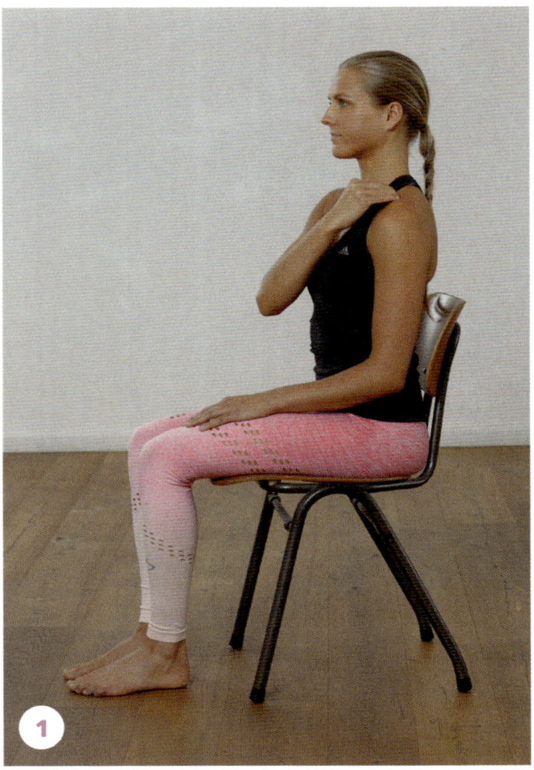

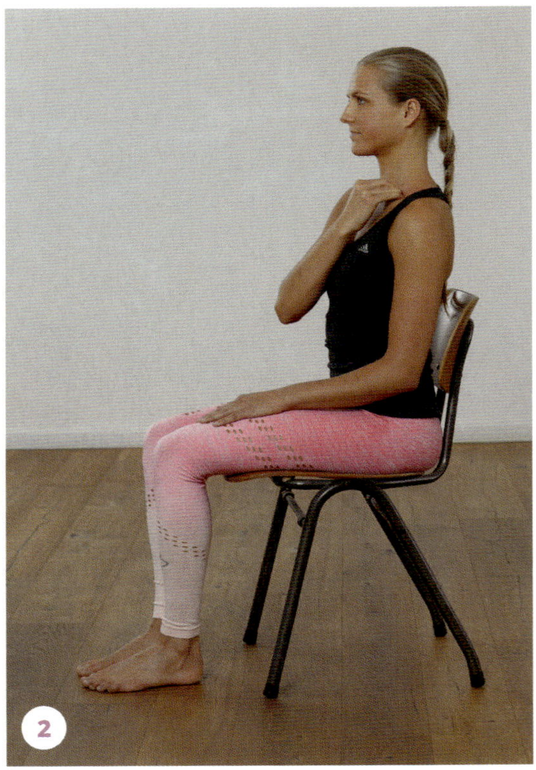

Übung 1: Fasziale Spannungen ausgleichen

Technik: Muskel ausstreichen

Streichen Sie wie im Test beschrieben auf der Seite mit erhöhter Spannung ganz langsam oberhalb des Schlüsselbeins entlang. Hatten Sie auch Schmerzen oder Spannung auf der anderen Seite, behandeln Sie diese ebenfalls auf die eben beschriebene Art und Weise.

Wiederholungen: 6

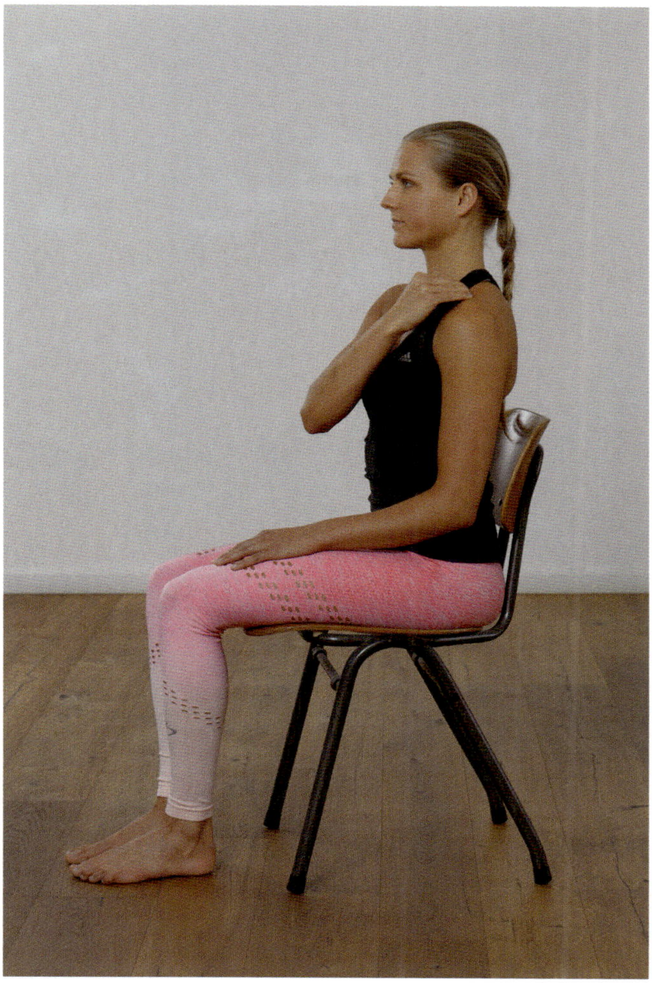

Übung 2: Schlüsselbein nach vorn wegziehen

Technik: Mobilisation

1. Legen Sie die Finger der gegenüberliegenden Hand von oben, innen an das Schlüsselbein, das im Test auffällig war. Die Finger sollten etwa drei daumenbreit entfernt vom inneren Ende des Schlüsselbeins, also der gelenkigen Verbindung zum Brustbein, aufliegen.
2. Bringen Sie die Schulter weiter nach vorn, sodass Ihre Finger hinter dem Schlüsselbein mehr Platz bekommen und Sie weiter in die Tiefe sinken können.
3. Halten Sie mit den Fingern sanft das Schlüsselbein nach vorn, während Sie die Schulter ganz langsam wieder nach hinten in die Ausgangsposition zurückführen. Der Druck der Finger nach vorn sollte so sanft sein, dass kein Schmerz entsteht. Hatten Sie auch Schmerzen oder Spannung auf der anderen Seite, behandeln Sie nun diese wie in den Punkten 1 bis 3 beschrieben.

Wiederholungen: 5

Hinweis: Arbeiten Sie ganz sanft und langsam, um die Bänder nicht zu stark zu belasten, mit denen das Schlüsselbein befestigt ist.

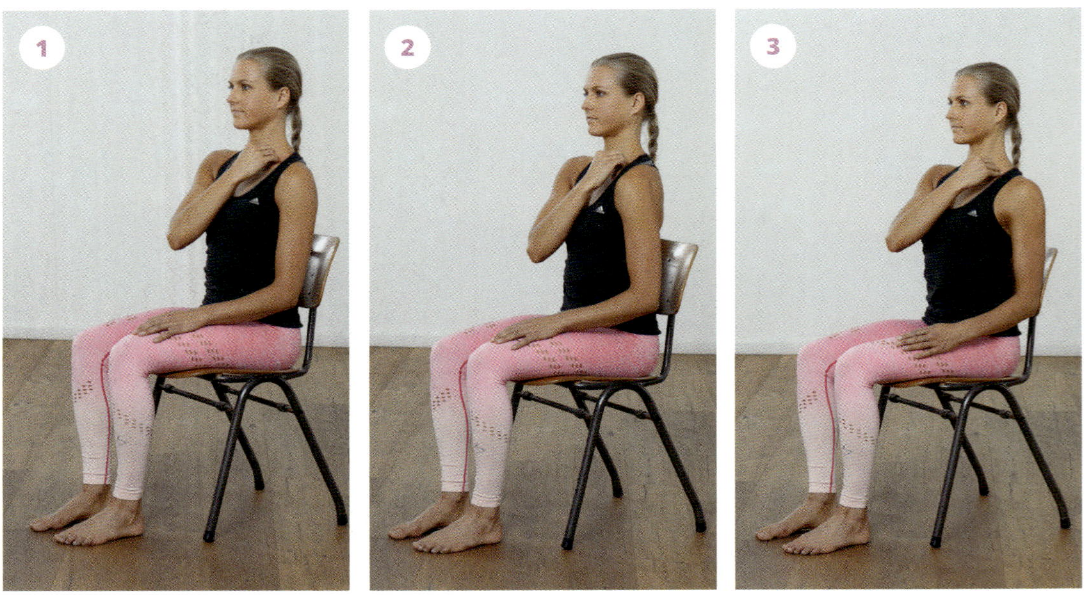

Nachtest

Ziehen Sie mit den Fingern mit mittelstarkem Druck oberhalb des Schlüsselbeins entlang, wie im Test zu diesem Schritt eingangs beschrieben, und erfühlen Sie die Spannung. Hat sich nichts oder kaum etwas verändert, nehmen Sie die Übungen in Ihren persönlichen Übungsplan auf. Auch bei einer positiven Veränderung können Sie die Übungen für einen nachhaltigen Erfolg trotzdem in Ihren Übungsplan aufnehmen, wenn Ihnen die Übungen guttun.

Schritt 5 – Brustmuskeln ausgleichen

Test 1: Blickdiagnostik der Brustmuskulatur

Stellen Sie sich vor einen Spiegel, in dem Sie sich vom Kopf bis zur Brust sehen können. Bei Verkürzungen in den Brustmuskeln werden eine oder beide Schultern nach vorn innen gezogen. Beurteilen Sie die Schulterpositionen und notieren Sie das Ergebnis.

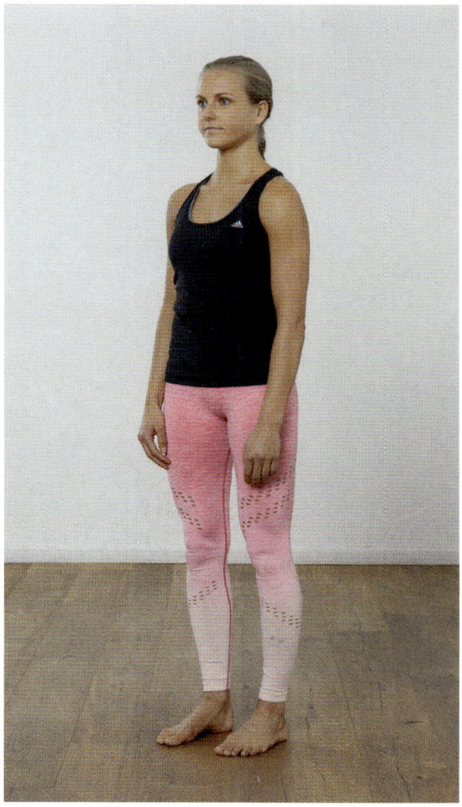

Test 2: Ertasten von Spannungen und Schmerzpunkten

1. Setzen Sie sich gerade auf einen Stuhl oder legen Sie sich bequem auf den Boden. Ziehen Sie mit den Fingern der linken Hand mit mittelstarkem Druck unterhalb des rechten Schlüsselbeins entlang in einer Linie vom Schultergelenk bis zum Brustbein. Fühlen Sie nach Spannungen und Schmerz.
2. Ziehen Sie eine zweite Linie, wieder vom Schultergelenk ausgehend, aber diesmal ein Stückchen weiter nach unten zur Mitte des Brustbeins hin. Bewerten Sie die Muskulatur ebenfalls. Wechseln Sie auf die andere Seite. Bewerten und notieren Sie sich, welche Seite mehr Spannungen und Schmerzen hat.

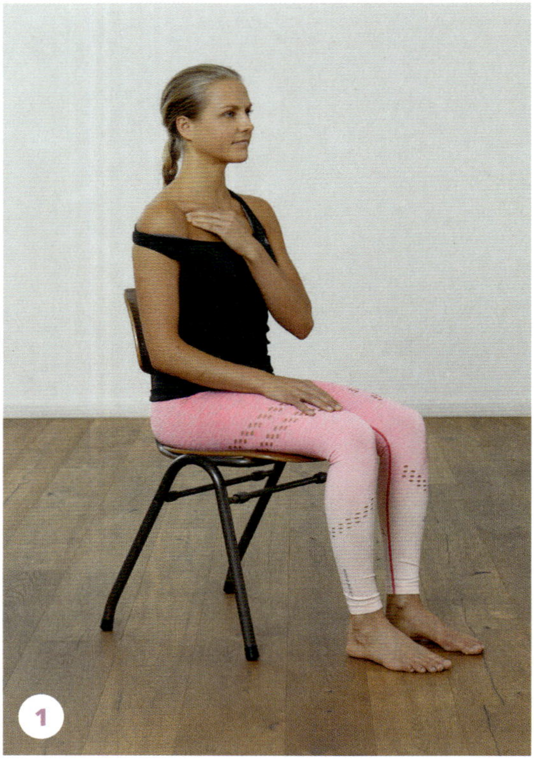
1

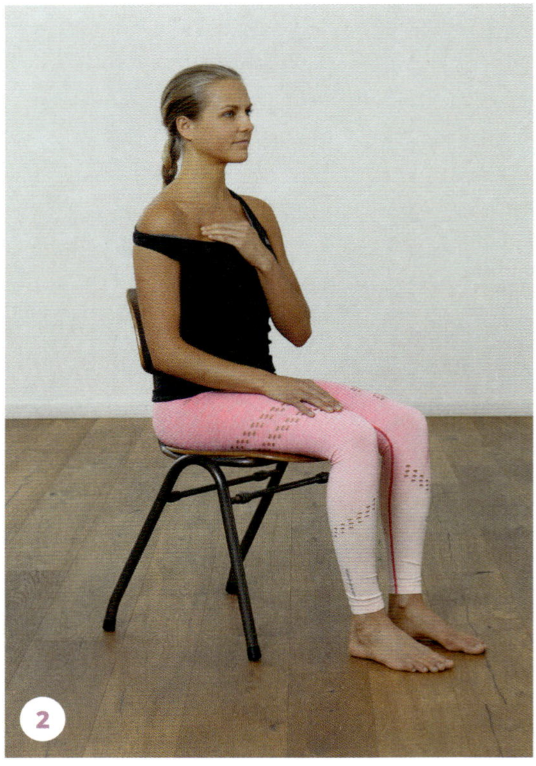
2

Übung 1: Brustmuskel ausrollen

Technik: Muskelmassage

1. Stehen Sie mit der Brust zur Wand und platzieren Sie einen BLACKROLL® Ball 08 auf die Muskeln im Dreieck zwischen Brustbein und Schlüsselbein (am Anfang tut es auch ein Tennisball, allerdings wird dieser jedoch auch schnell zu weich für einen wirklichen Effekt). Lehnen Sie sich mit Ihrer Brust auf dieser Seite so gegen den Ball, dass Sie den Druck gut in der Muskulatur spüren. Halten Sie den Nacken gerade und den Kopf aufrecht, damit Sie weder die Nackenmuskulatur verdrehen noch mit der Nase an die Wand stoßen.
2. Massieren Sie nun langsam und konzentriert unterhalb des Schlüsselbeins entlang horizontal nach außen bis zur Kuhle zwischen Brust und Arm. Dann wieder zurück.
3. Anschließend wiederholen Sie Punkt 2, starten diesmal jedoch ein Stück tiefer. Die Rollrichtung verläuft entlang der Muskelfasern wieder zum Armansatz, das heißt diesmal leicht schräg nach oben. So verfahren Sie, bis der komplette Brustmuskel abgerollt ist. Hatten Sie auch Schmerzen oder Spannungen auf der anderen Seite, behandeln Sie nun diese wie in den Punkten 1 bis 3 beschrieben.

Hinweis: Die Selbstmassage mit Muskel-Faszien-Tools können Sie bei Verspannungen und Verhärtungen eines jeden beliebigen Muskels anwenden. In diesem Buch ist dies nicht immer explizit bei jedem Körperbereich aufgeführt, da es einerseits den Rahmen sprengen würde, Techniken aufzuführen, die keine speziellen osteopathischen Techniken sind. Andererseits existieren Bücher, die sich ausschließlich mit dem Thema befassen. Sie finden bei den Literaturvorschlägen und im Portal entsprechende Empfehlungen.

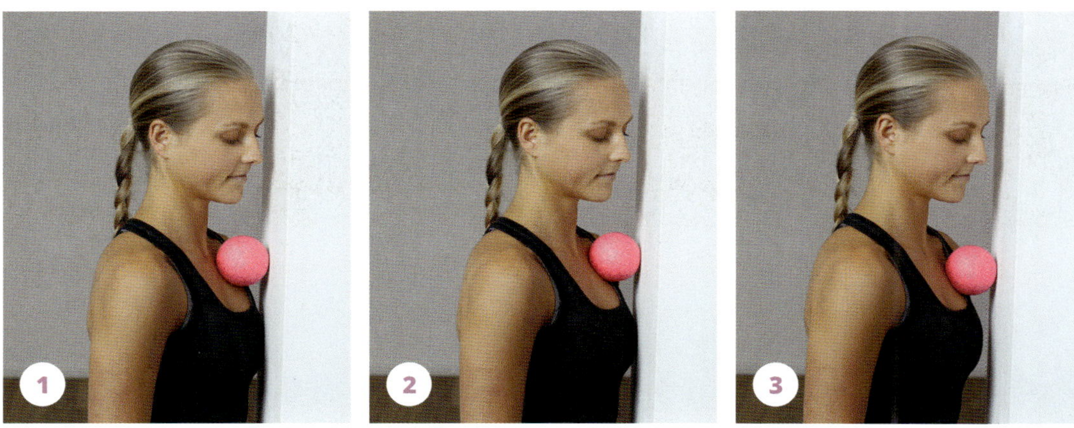

Übung 2: Brustmuskeln auf Länge umtrainieren

Technik: Muskelenergietechnik (MET)

1. Stellen Sie sich an einen Türrahmen und legen Sie den Unterarm der verkürzten Seite in den Rahmen, sodass der Ellenbogen um 90 Grad abgewinkelt ist und der Unterarm flach bis zur Hand im Türrahmen aufliegt. Der Oberarm befindet sich etwa auf Höhe der Schulter, heben Sie die Schulter dabei nicht an und ziehen Sie sie auch nicht zu den Ohren. Drehen Sie sich mit dem gesamten Körper vom aufgelegten Arm weg, bis Sie an der Bewegungsgrenze angekommen sind, an der Sie Spannung im Brustmuskel spüren, aber keinen Schmerz.
2. Atmen Sie tief ein und drücken Sie mit dem Unterarm mit 20 Prozent Ihrer maximalen Kraft gegen den Türrahmen. Halten Sie die Position für 7 bis 10 Sekunden.
3. Atmen Sie aus und lösen Sie den Druck des Unterarms gegen den Türrahmen. Drehen Sie sich mit dem gesamten Körper so viel weiter weg vom Unterarm, wie es Ihnen die Bewegung erlaubt, um die Spannung zu spüren, jedoch dabei ohne Schmerz zu empfinden. Hatten Sie auch Schmerzen oder Spannungen auf der anderen Seite, behandeln Sie nun diese wie in den Punkten 1 bis 3 beschrieben.

Wiederholungen: 4

Hinweis: Variieren Sie während der Wiederholungen die Höhe des Arms, sodass sich der Ellenbogen auch einmal oberhalb der Schulter befindet. So erreichen Sie alle Muskelanteile.

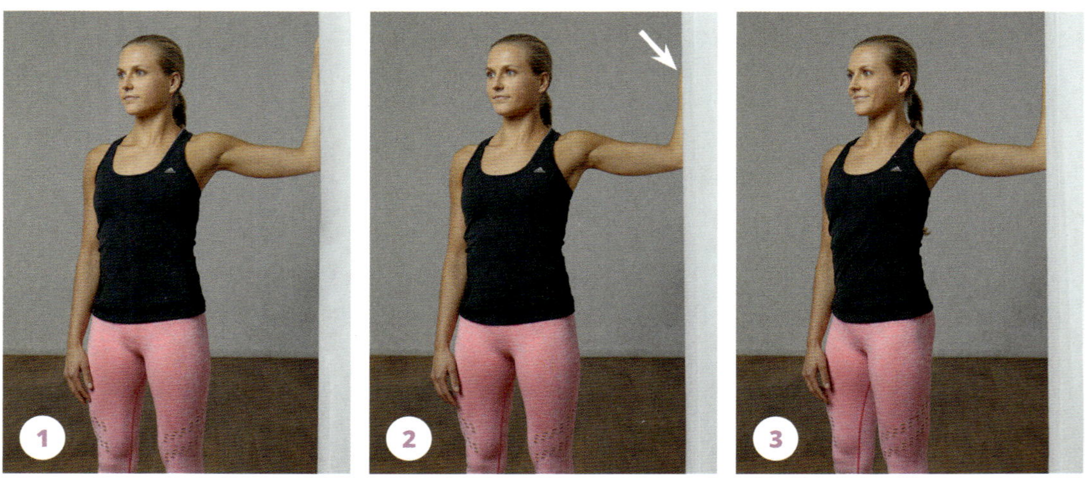

Nachtest

Tasten Sie erneut, wie in Test 2 auf Seite 94 beschrieben, beidseitig die Brustmuskulatur ab. Hat sich nichts oder kaum etwas verändert, nehmen Sie die Übungen in Ihren persönlichen Übungsplan auf. Auch bei einer positiven Veränderung können Sie die Übungen für einen nachhaltigen Erfolg trotzdem in Ihren Übungsplan aufnehmen, wenn Ihnen die Übungen guttun.

Wenn Schulterbeschwerden chronisch sind

Info

Bei chronischen Schulterbeschwerden auf der rechten Seite, die durch eine Behandlung am Schultergelenk selbst und der dazugehörigen Muskulatur nicht besser werden, sollte man immer auch an ein Leberproblem denken. Das Gleiche gilt bei Schulterbeschwerden auf der linken Seite, die ursächlich vom Magen kommen können. Dieses Phänomen lässt sich am einfachsten über die nervliche Versorgung der Leberkapsel, des Magens und des Zwerchfells durch den sogenannten *Nervus phrenicus* erklären, der aus der Halswirbelsäule zwischen den Wirbeln drei bis fünf austritt. Da der *Plexus brachialis*, also alle Nerven, die die Arme und auch die Muskulatur der Schultern innervieren, ebenfalls zwischen dem fünften Halswirbel und dem ersten Brustwirbel austreten, lässt sich nachvollziehen, dass sich eine Fehlspannung oder Zug auf den Phrenicus-Nerv auf die Schulternerven überträgt.

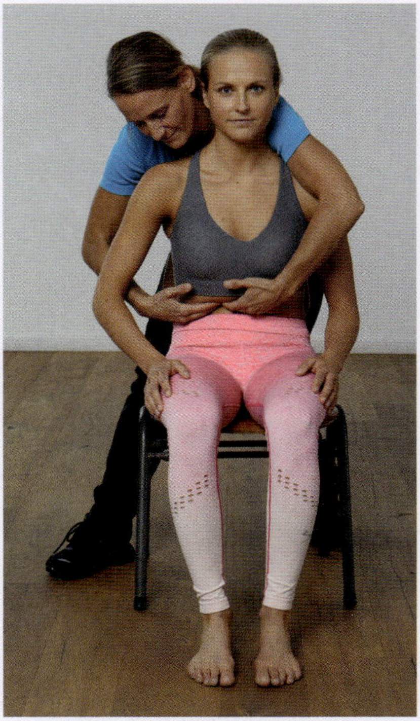

Zur Überprüfung, ob die Organe mit den Schulterbeschwerden zu tun haben oder ursächlich dafür sind, lässt man den Patienten die Schulterbewegung machen, die eingeschränkt ist oder Schmerzen verursacht. Zur gleichen Zeit hebt der Therapeut das Organ unter dem Rippenbogen an und beurteilt mit dem Patienten, ob sich die Problematik dadurch verbessert. Ist das der Fall, so sollte für maximalen Erfolg das Organ zuerst behandelt werden.

Der Therapeut testet, ob die Schulterbeschwerden rechts mit einer Leberproblematik in Verbindung stehen.

Körperbereich Ellenbogen und Unterarm

Beschwerdebilder: Tennisarm, Golferellenbogen, allgemeiner Muskelschmerz, Bewegungseinschränkungen im Arm

Der Abschnitt rund um das Ellenbogengelenk ist etwas komplexer, da hier eigentlich zwei Gelenke betrachtet werden müssen. Zuerst einmal das echte Ellenbogengelenk, das aus Ober- und Unterarm gebildet wird und ein Scharniergelenk ist. Das bedeutet, dass nur zwei Bewegungen möglich sind, nämlich das Strecken und Beugen des Unterarms. Da viele Muskeln an diesen Bewegungen beteiligt sind, gehen wir nicht im Einzelnen auf alle ein, da diese Informationen für unsere Übungen im Anschluss auch nicht weiter wichtig sind. Es ist aber dennoch gut zu wissen, dass alle Muskeln auf der Oberarminnenseite, insbesondere der zweiköpfige Oberarmmuskel (*Musculus biceps brachii*), die Beugung des Unterarms bewirken und der dreiköpfige Oberarmmuskel (*Musculus triceps brachii*) auf der Rückseite des Oberarms die Streckung im Ellenbogen verantwortet.

Die Drehung im Unterarm findet im zweiten Gelenk statt, dem Radioulnargelenk. In dieses laufen die Elle und die Speiche des Unterarms. Hier ist das Auswärtsdrehen möglich, wobei die Handfläche in der Bewegung Richtung Decke wandert (Supination). Bei dem ebenso hier verorteten Einwärtsdrehen wandert die Handfläche in der Bewegung Richtung Boden (Pronation).

Überblick zu den wichtigsten Muskeln

Alle Muskeln, die am Unterarm ansetzen, bewegen die Hand, wobei die Muskeln auf der Unterarminnenseite eine sogenannte Plantarflexion ermöglichen, also ein Heranziehen der Hand und der Finger Richtung Unterarminnenseite. Diese Muskeln setzen allesamt am inneren Ellenbogen an, was durch eine Überbeanspruchung der Muskulatur dort zur Reizung, Entzündung und zu Schmerz führen kann. In den Fachkreisen nennt man das den Golferellenbogen.

Die Muskeln der Unterarmaußenseite bewirken eine sogenannte Dorsalflexion, also ein Heraufziehen des Handrückens an die Unterarmaußenseite. Diese Muskeln setzen allesamt am äußeren Ellenbogen an. Auch hier können durch eine Überbeanspruchung der Muskulatur Reizung, Entzündung und Schmerz entstehen. In den Fachkreisen nennt man das den Tennisellenbogen oder Tennisarm. Es sind dabei ebenfalls viele einzelne Muskeln beteiligt, die hier zusammen eine Bewegung ausführen. Für unseren Zweck müssen wir sie allerdings nicht im Einzelnen beschreiben.

Nachdem Sie nun wissen, welche Strukturen auf welche Weise an Beschwerden im Armbereich beteiligt sein können, kommen wir in die Umsetzung. Lassen Sie uns mit den Tests und Übungen starten. Sind Sie bereit?

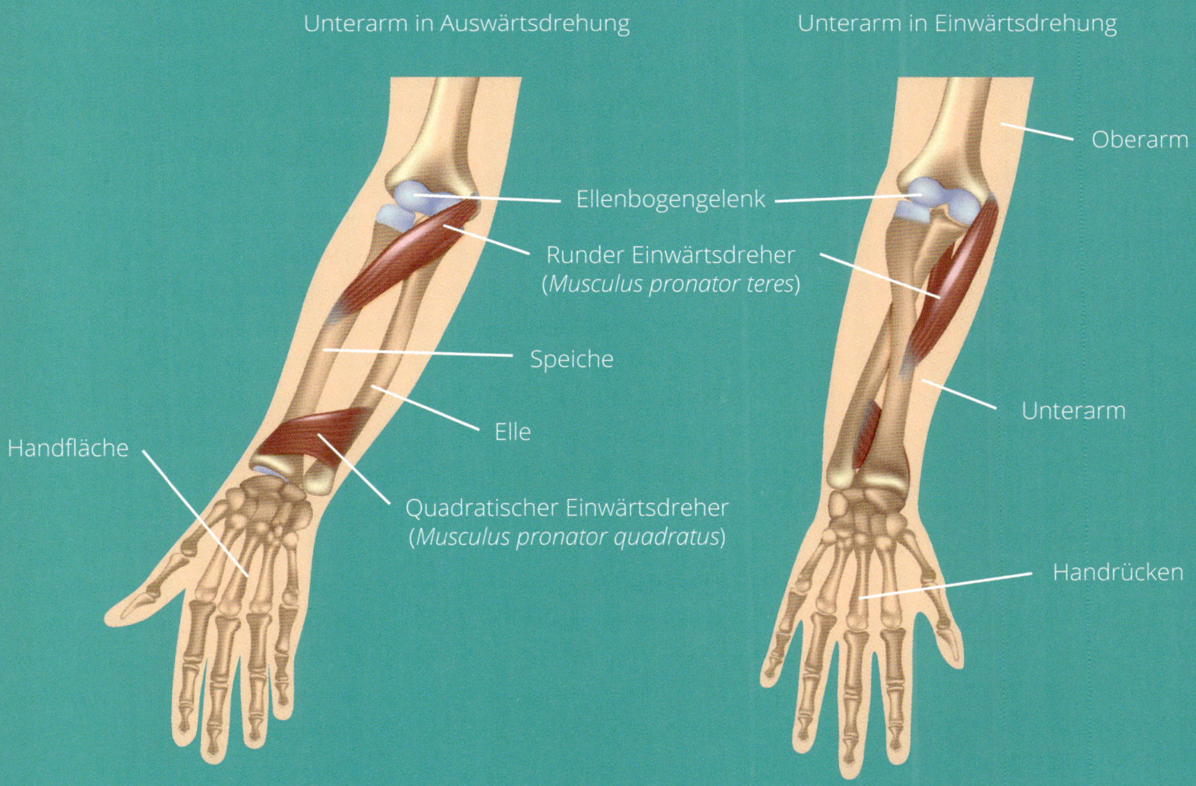

Das Ellenbogengelenk wird aus dem Oberarmknochen sowie Elle und Speiche als Unterarmknochen gebildet. Man sieht hier die Auswärtsdrehung (Supination) und die Einwärtsdrehung (Pronation).

Schritt 1 – Auswärts- und Einwärtsdrehung des Unterarms ausgleichen

Test: Muskellängentest der Auswärtsdreher (Supinatoren) und Einwärtsdreher (Pronatoren)

1. Setzen Sie sich an einen Tisch und stützen Sie die Arme mit den Ellenbogen so auf, dass die Handflächen zur Decke zeigen und der Unterarm im 45-Grad-Winkel zum Tisch steht.
2. Drehen Sie die Handflächen weiter nach außen, bis Sie am Bewegungsende angekommen sind. Hierfür dreht der Daumen nach außen und der kleine Finger zieht zur Decke. Das macht eine Auswärtsdrehung des Unterarms. Bewerten Sie, ob Sie mit einem Arm in der Bewegung eingeschränkt sind oder ein starkes Ziehen am Ende der Bewegung entsteht.
3. Anschließend drehen Sie die Handflächen in die Gegenrichtung nach innen. Verstärken Sie die Drehung, indem Sie den Daumen weiter Richtung Tisch ziehen, bis Sie am Bewegungsende angekommen sind. Das macht eine Einwärtsdrehung des Unterarms. Bewerten und notieren Sie, ob Sie mit einem Arm in der Bewegung eingeschränkt sind oder ein starkes Ziehen am Ende der Bewegung entsteht.

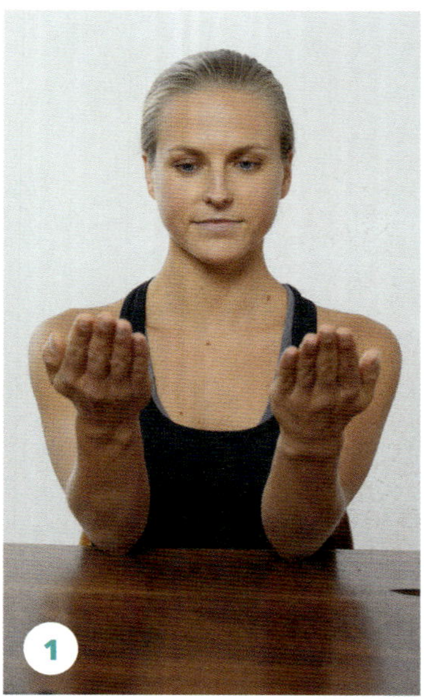

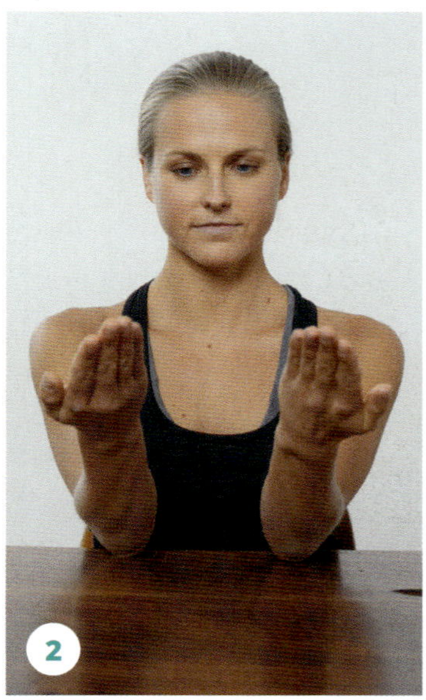

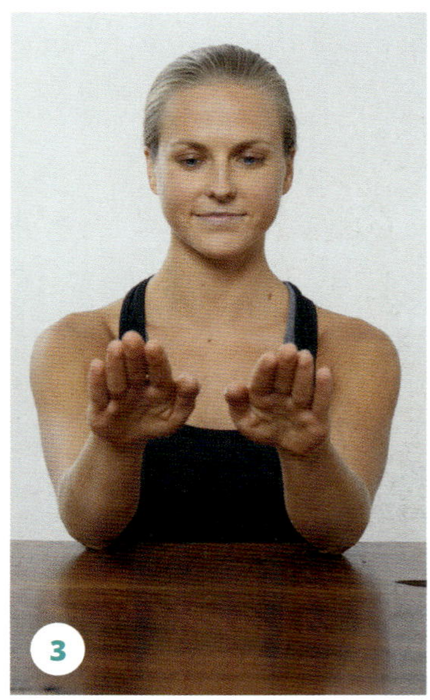

Übung 1: Einwärtsdreher verlängern

Technik: Muskelenergietechnik (MET)

1. War bei Ihnen im Test die Auswärtsdrehung eingeschränkt, nehmen Sie mit dem Unterarm die Position ein, bei der die Handfläche zur Decke zeigt. Greifen Sie mit der anderen Hand knapp hinter das Handgelenk und verstärken Sie so die Drehung bis zur Bewegungsgrenze, an der Sie die Dehnung spüren, aber keinen Schmerz empfinden.
2. Atmen Sie tief ein und erzeugen Sie mit dem gehaltenen Unterarm mit 20 Prozent Ihrer maximalen Kraft einen entgegengesetzten Drehdruck, als würden Sie den Daumen zurück Richtung Zimmerdecke drehen wollen. Der Halt der anderen Hand muss so stark sein, dass keine sichtbare Bewegung entsteht, sondern nur ein Gegendruck. Halten Sie die Position für 7 bis 10 Sekunden.
3. Atmen Sie aus und lösen Sie den Gegendruck. Drehen Sie dann mithilfe der anderen Hand den Arm noch ein Stückchen weiter nach außen, und zwar so weit, wie es Ihnen die Bewegung erlaubt, um die Spannung zu spüren, ohne Schmerz zu empfinden. Hatten Sie auch ein starkes Ziehen auf der anderen Seite, behandeln Sie nun diese wie in den Punkten 1 bis 3 beschrieben.

Wiederholungen: 4

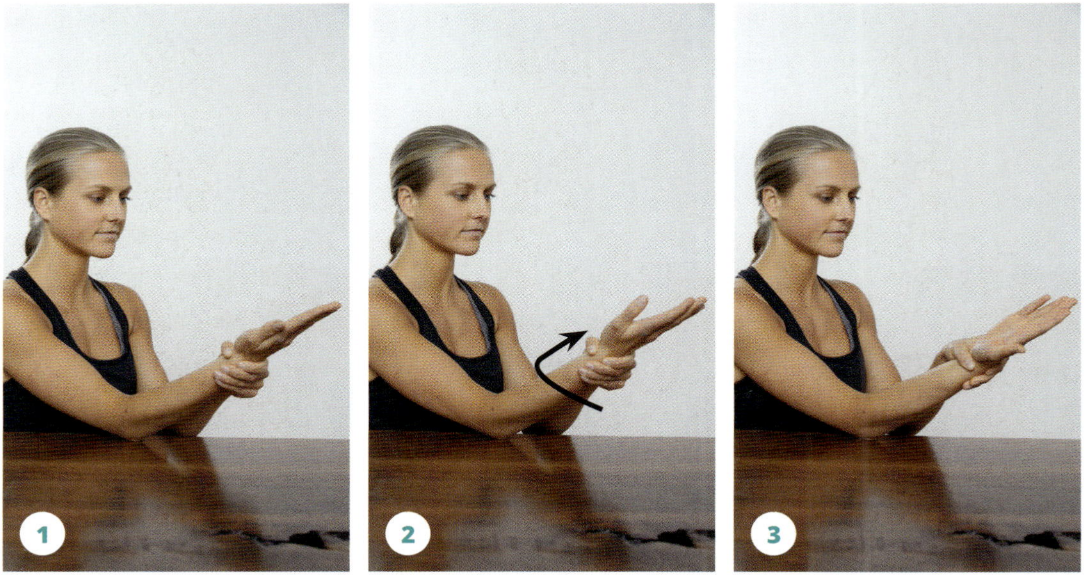

Übung 2: Auswärtsdreher verlängern

Technik: Muskelenergietechnik (MET)

1. War bei Ihnen im Test die Einwärtsdrehung eingeschränkt, nehmen Sie mit dem Unterarm die Position ein, bei der die Handfläche zum Tisch zeigt. Greifen Sie mit der anderen Hand knapp hinter das Handgelenk und verstärken Sie so die Drehung bis zur Bewegungsgrenze, an der Sie die Dehnung spüren, aber keinen Schmerz empfinden.
2. Atmen Sie tief ein und erzeugen Sie mit dem fixierten Unterarm mit 20 Prozent Ihrer maximalen Kraft einen entgegengesetzten Drehdruck, als würden Sie den Daumen zurück Richtung Zimmerdecke drehen wollen. Der Halt der anderen Hand muss so stark sein, dass keine sichtbare Bewegung entsteht, sondern nur ein Gegendruck. Halten Sie die Position für 7 bis 10 Sekunden.
3. Atmen Sie aus und lösen Sie den Drehdruck. Drehen Sie mithilfe der anderen Hand den Arm noch ein Stückchen weiter nach innen, und zwar so weit, wie es Ihnen die Bewegung erlaubt, um die Spannung zu spüren, ohne Schmerz zu empfinden. Hatten Sie auch ein starkes Ziehen auf der anderen Seite, behandeln Sie nun diese wie in den Punkten 1 bis 3 beschrieben.

Wiederholungen: 4

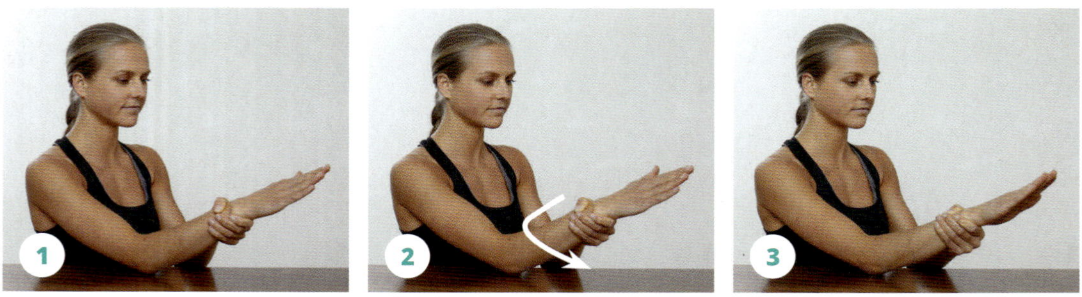

Nachtest

Legen Sie die Unterarme, wie im Test auf Seite 100 beschrieben, wieder nebeneinander auf den Tisch und heben Sie die Hände, während die Ellenbogen aufgestützt bleibt. Drehen Sie die Handflächen erneut in beide Endpositionen, wie in diesem Schritt eingangs im Test beschrieben. Hat sich nichts oder kaum etwas verändert, nehmen Sie die Übungen in Ihren persönlichen Übungsplan auf. Auch bei einer positiven Veränderung können Sie die Übungen für einen nachhaltigen Erfolg trotzdem in Ihren Übungsplan aufnehmen, wenn Ihnen die Übungen guttun.

Schritt 2 – Muskulatur der Innen- und Außenseite des Unterarms ausgleichen

Test: Ertasten der Muskulatur auf Spannung und Schmerz

1. Setzen Sie sich an einen Tisch und legen Sie den rechten Unterarm parallel vor den Körper, sodass die Fingerspitzen nach links schauen und die Innenseite des Unterarms sowie die Handfläche zur Decke zeigen. Streichen Sie mit dem Daumen der anderen Hand mit etwas kräftigerem Druck die Muskulatur vom Handgelenk bis zur Ellenbeuge mittig entlang.
2. Drehen Sie dann den rechten Unterarm, sodass nun die Außenseite des Unterarms und der Handrücken zur Decke zeigen. Streichen Sie auch hier mit dem Daumen der anderen Hand mit etwas kräftigerem Druck vom Handgelenk bis zum Ellenbogen mittig entlang. Machen Sie das Gleiche auf der linken Seite. Bewerten und notieren Sie, ob die Unterarmmuskulatur eines Arms oder beider Arme innen oder außen verspannt ist oder ob Sie Härte oder Schmerz verspüren.

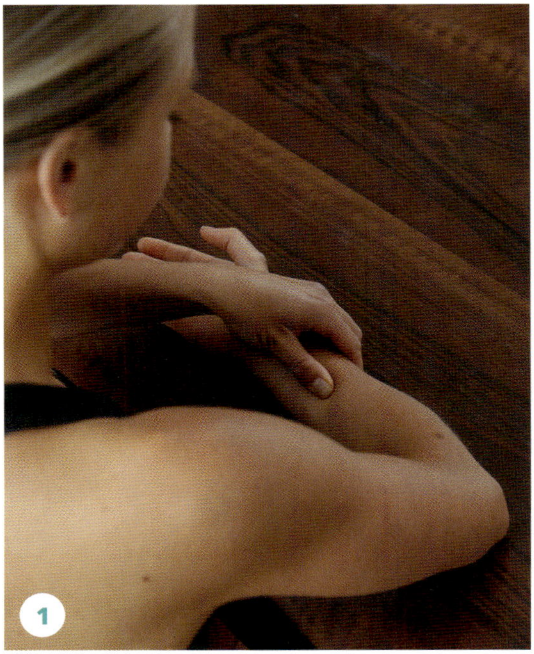
1

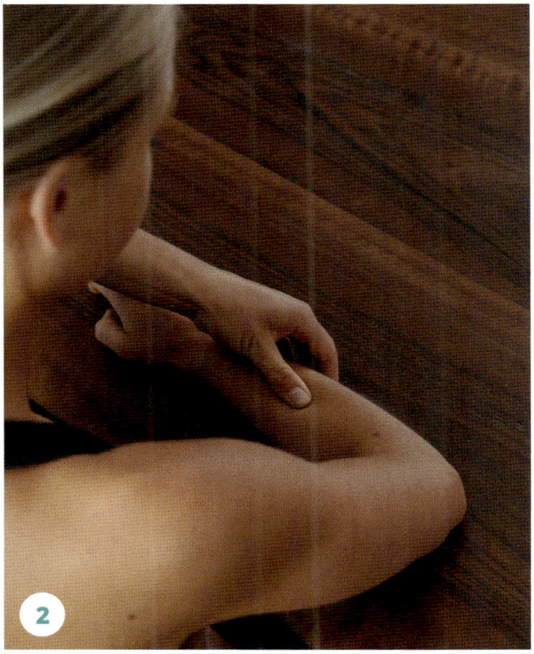
2

Übung 1: Unterarminnenseite lösen

Technik: Den Muskel ausstreichen

1. Legen Sie den Unterarm, der die größere Spannung auf der Innenseite hatte, wieder mit der Handfläche nach oben auf den Tisch. Nehmen Sie sich etwas Öl und reiben Sie die Innenseite des Unterarmes damit ein.
2. Streichen Sie sehr langsam mit dem Daumen der anderen Hand mit einem kräftigen Druck die Muskulatur vom Handgelenk bis zur Ellenbeuge entlang aus. Streichen Sie in zwei Linien nebeneinander, um die gesamte Muskulatur zu lösen. Hatten Sie auch Schmerzen oder Spannungen auf der anderen Seite, behandeln Sie nun diese wie in den Punkten 1 und 2 beschrieben.

Wiederholungen: 8

Hinweis: Alternativ können Sie die Fingerknöchel der Faust oder den Handballen verwenden.

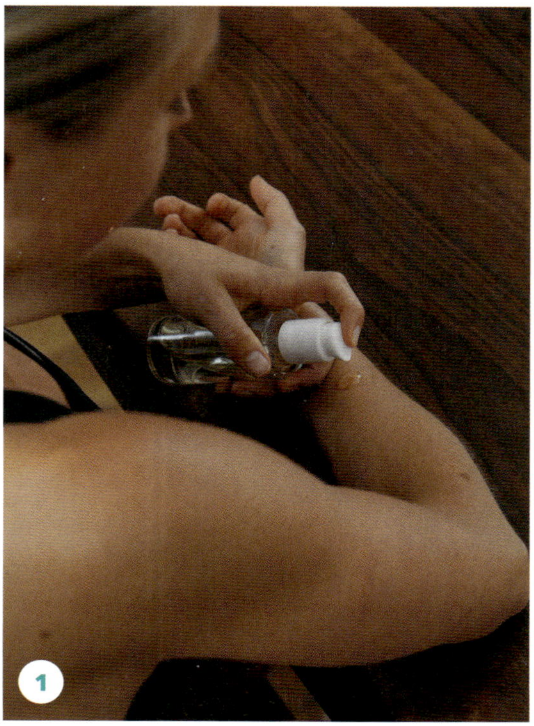

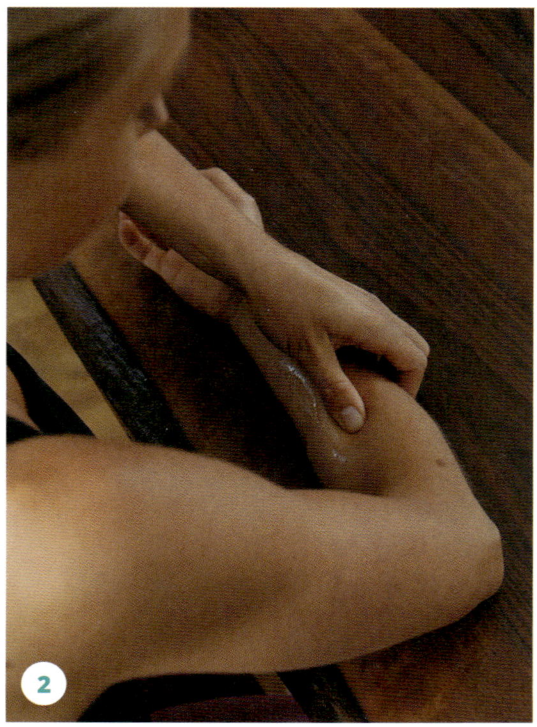

Übung 2: Unterarmaußenseite lösen

Technik: Den Muskel ausstreichen

1. Legen Sie den Unterarm, der die größere Spannung auf der Außenseite hatte, wieder mit der Handfläche nach unten auf den Tisch. Nehmen Sie etwas Öl und reiben Sie die Außenseite des Unterarms damit ein.
2. Streichen Sie sehr langsam mit dem Daumen der anderen Hand mit einem kräftigen Druck die Muskulatur vom Handgelenk bis zum Ellenbogen entlang aus. Streichen Sie in zwei Linien nebeneinander, um die gesamte Muskulatur zu lösen. Hatten Sie auch Schmerzen oder Spannungen auf der anderen Seite, behandeln Sie nun diese wie in den Punkten 1 und 2 beschrieben.

Wiederholungen: 8

Hinweis: Alternativ können Sie die Fingerknöchel der Faust oder den Handballen verwenden.

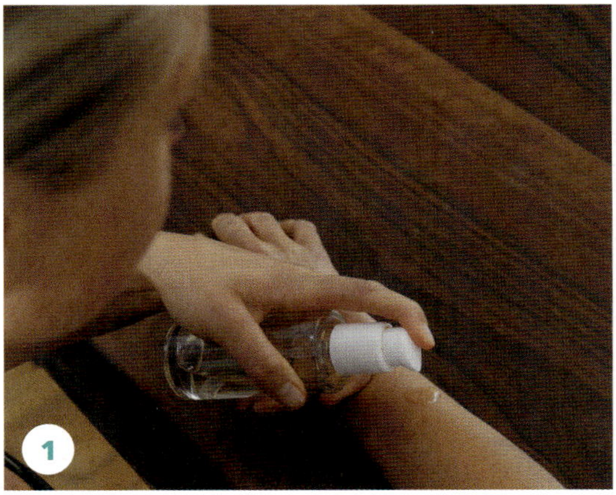

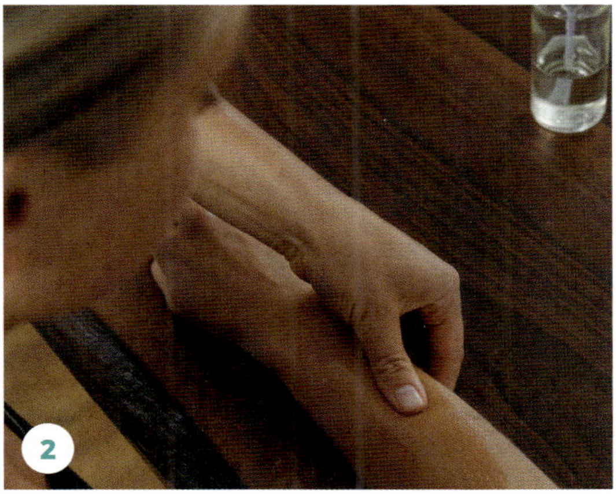

Nachtest

Testen Sie erneut die Spannung in den Muskeln des Unterarms, wie im Test auf Seite 103 beschrieben. Hat sich nichts oder kaum etwas verändert, nehmen Sie die Übungen in Ihren persönlichen Übungsplan auf. Auch bei einer positiven Veränderung können Sie die Übungen für einen nachhaltigen Erfolg trotzdem in Ihren Übungsplan aufnehmen, wenn Ihnen die Übungen guttun.

Körperbereich Handgelenk und Hand

Beschwerdebilder: Karpaltunnelsyndrom, Gefühlsstörungen und Durchblutungsprobleme in den Fingern

Hier im Buch haben wir uns auf das häufigste Problem der Hand beschränkt, das Karpaltunnelsyndrom, bei dem der *Nervus medianus*, der auf der Innenseite des Unterarms verläuft, beteiligt ist. Der Karpaltunnel ist eine tunnelartige, von Bändern umschlossene »Röhre« auf der Handflächenseite des Unterarmes, die bis zu den Handwurzelknochen hinunterzieht. Durch diesen Tunnel laufen alle Beugesehnen der Finger und auch der *Nervus medianus*.

Der Nerv hat seinen Ursprung in der Halswirbelsäule. Wie schon im Bereich Schulter beschrieben (Seite 76), tritt der *Plexus brachialis*, der ein Nervengeflecht aus mehreren Nerven ist, aus der unteren Halswirbelsäule aus. Er läuft unter dem Schlüsselbein entlang und verzweigt sich dann unter der Achsel. Von dort ziehen die unterschiedlichen Nerven zu ihrem Versorgungsgebiet in den Schultern, an den Armen und den Händen. Der Nerv steuert motorisch die Muskulatur an, was sich in einer Muskelanspannung und Muskelaktion äußert. Zudem steuert er sensibel die Haut an, was uns den Gefühlssinn auf der Haut gibt. Auf der Basis des Schmerzmusters kann ein Neurologe oder auch Osteopath seine Diagnose erstellen und erkennt, welcher Nerv betroffen ist. Sensibilitätsstörungen wie Kribbeln, Taubheit oder Missempfindungen machen dies ebenfalls möglich.

Das Karpaltunnelsyndrom wird in der Medizin als ein Kompressionssyndrom des *Nervus medianus* verstanden, das bedeutet, dass hier ein Zuviel an Druck auf den Nerv wirkt und dies zu dessen typischen Ausfällen auf der Handflächenseite führt. Betroffen sind der erste (Daumen) bis dritte Finger. Kribbeln, Taubheit oder Schmerz können damit einhergehende Symptome sein. Der Ringfinger ist nur an der Innenseite betroffen und der kleine Finger hat gar keine Symptome.

Nervale Probleme können sich auch durch eine muskuläre Schwäche bemerkbar machen. Das kann sich zum Beispiel in Schwierigkeiten äußern, eine Tasse zwischen den Fingern zu halten oder die Schuhe zu binden.

In der Medizin wird beim Karpaltunnelsyndrom recht schnell zu einer OP geraten, um dem Nerv wieder mehr Platz in seinem Tunnel zu schaffen. In der Osteopathie betrachten wir die Probleme allerdings nie lokal, also in diesem Fall nur den Karpaltunnel. Stattdessen schauen wir uns alle wichtigen Stellen an, die mit dem Problem verbunden sein könnten – im Fall des Karpaltunnelsyndroms also den Nervenaustritt mit all den Engstellen im Verlauf. Die Muskeln des Unterarmes haben wir bereits im Abschnitt zu Unterarm und Ellenbogen auf den Seiten 98 und 99 beschrieben. Mehr Informationen finden Sie außerdem im Kasten auf Seite 113.

Nachdem Sie nun wissen, welche Strukturen auf welche Weise an Beschwerden im Hand- und Fingerbereich beteiligt sein können, geht es an die Umsetzung. Lassen Sie uns mit den Tests und Übungen starten. Sind Sie bereit?

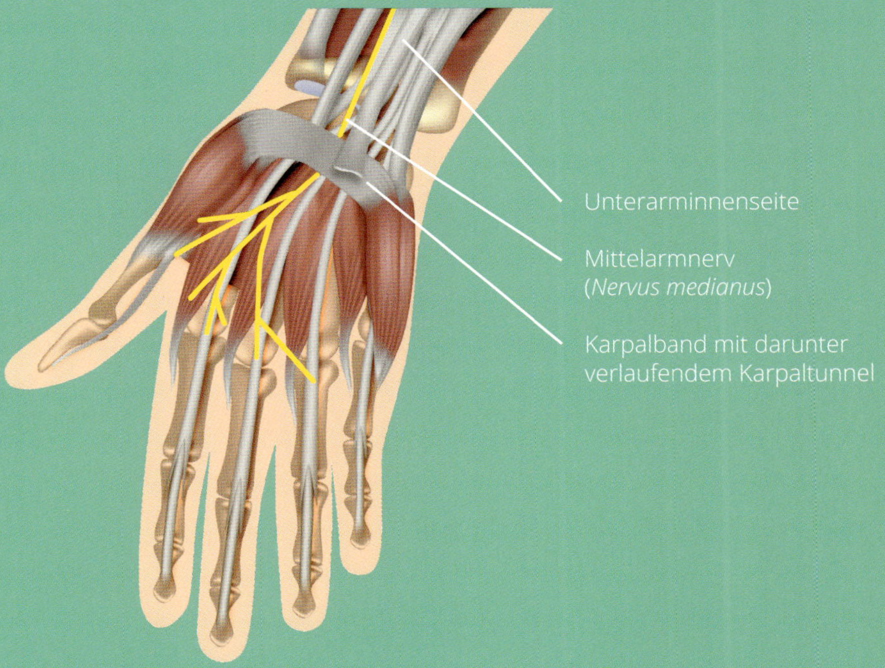

Das Bild zeigt die Handinnenfläche der rechten Hand. Unter dem Karpaltunnel läuft der Nervus medianus *durch, der häufig Probleme im Sinne eines Karpaltunnelsyndroms macht.*

Schritt 1 – Beweglichkeit im Handgelenk verbessern

Test: Rückbeugung (Dorsalflexion) und Vorbeugung (Plantarflexion) im Handgelenk

1. Setzen Sie sich an einen Tisch und stellen Sie die Ellenbogen auf, sodass die Unterarme im 90-Grad-Winkel zur Decke schauen und die Handflächen zu Ihnen zeigen.
2. Beugen Sie die Hände im Handgelenk bis an Ihr Bewegungsende nach hinten, sodass die Handflächen zur Decke zeigen. Das entspricht einer Dorsalflexion.
3. Beugen Sie die Hände im Handgelenk bis an Ihr Bewegungsende nach vorn, Sie ziehen also die Handflächen Richtung Tisch. Das entspricht einer Plantarflexion.
4. Bewerten Sie, ob eine der beiden Bewegungen in einer der Hände schlechter geht oder sogar ein Ziehen oder Schmerz auslöst, und notieren Sie dies. Um Ihren Befund zu bestätigen, nehmen Sie die andere Hand und verstärken Sie jeweils die Beugung des Testhandgelenks durch einen sanften, zusätzlichen Zug. Machen Sie das an beiden Händen mit den jeweils zwei Beugemöglichkeiten nach vorn und hinten. Achten Sie hier auf das Gefühl am Bewegungsende. Haben Sie am Bewegungsende einen harten, abrupten Stopp ohne elastisches Federn, so besteht ein knöchernes Problem, das wir mit den folgenden Übungen nicht so einfach lösen können. Ist die Bewegung eingeschränkt, aber mit einem weichen, elastischen Endgefühl, so sind die Muskeln verantwortlich.

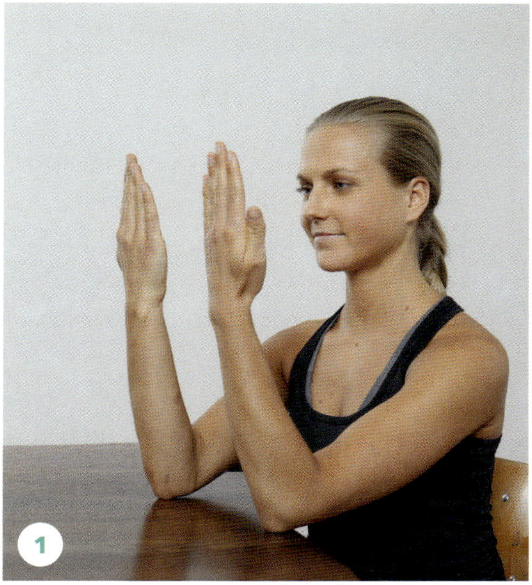
1

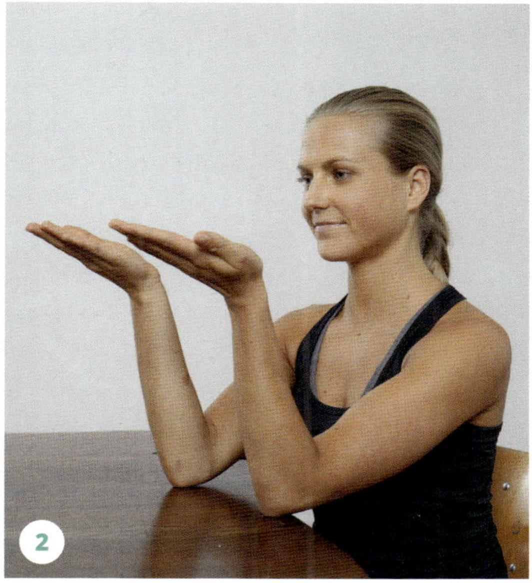
2

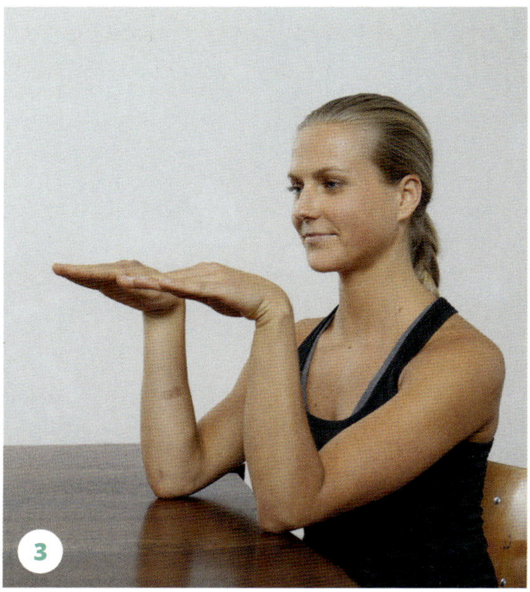
3

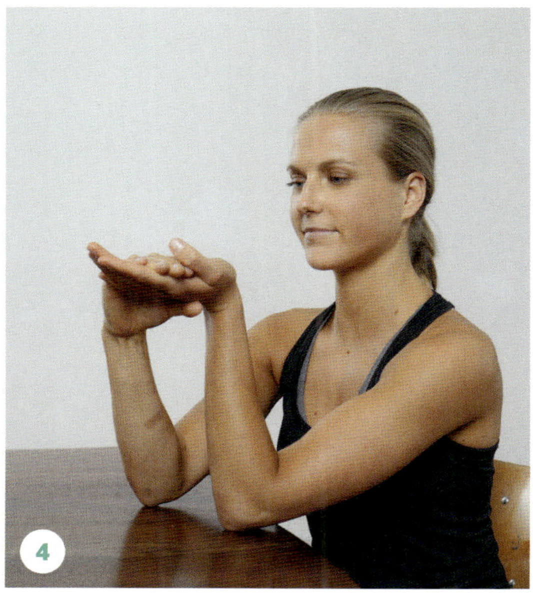
4

Übung 1: Unterarminnenseite faszial ausgleichen

Technik: Fasziendehnung

1. Stellen Sie sich an einen Tisch und legen Sie die Handfläche der Hand auf, die Sie nicht so gut in die Dorsalflexion bringen können. Richten Sie die Fingerspitzen zum Körper hin aus, sodass die Ellenbeuge vom Körper wegschaut. Strecken Sie den Ellenbogen durch, sodass eine Dehnung auf der Unterarminnenseite entsteht.
2. Gehen Sie mit der Schulter so weit zurück, bis Sie eine gute Dehnung, jedoch keinen Schmerz spüren. Achten Sie darauf, dass auch die Handballen während der Dehnung auf dem Tisch bleiben. Halten Sie die Position für 1,5 Minuten. Wenn Sie spüren, dass die Spannung in dieser Zeit weniger wird, gehen Sie weiter in die Dehnung. Hatten Sie auch eine Bewegungseinschränkung auf der anderen Seite, behandeln Sie nun diese wie in den Punkten 1 und 2 beschrieben, oder behandeln Sie alternativ beide Arme gleichzeitig.

Wiederholungen: 1

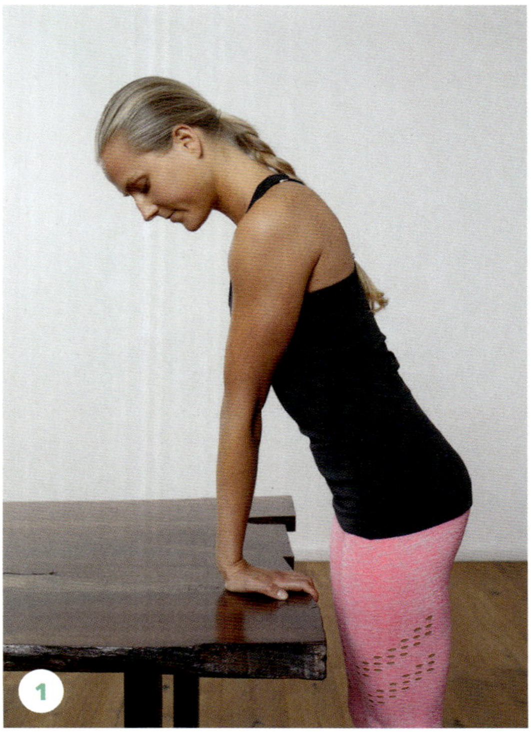

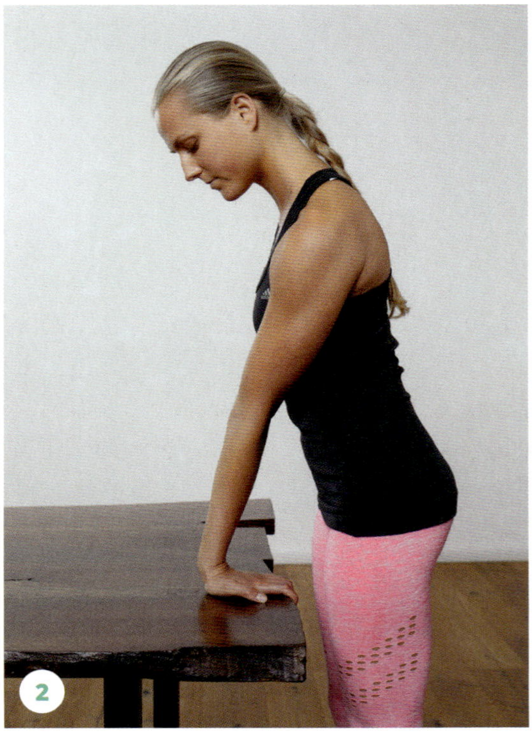

Übung 2: Unterarminnenseite auf Länge umtrainieren

Technik: Muskelenergietechnik (MET)

1. Setzen Sie sich an einen Tisch und stellen Sie den Ellenbogen des Arms mit der schlechteren Dorsalflexion auf, sodass der Unterarm im 90-Grad-Winkel zur Decke zeigt. Beugen Sie das Handgelenk maximal nach hinten, sodass die Handfläche zur Decke und die Finger von Ihnen weg zeigen.
2. Verstärken Sie die Beugung, indem Sie mit der anderen Hand sanft zusätzlichen Druck von oben ausüben.
3. Dann atmen Sie tief ein und drücken die Hand auf der zu behandelnden Seite mit 20 Prozent Ihrer Maximalkraft nach oben gegen die andere Hand. Diese stabilisiert durch einen Gegendruck und lässt keine Bewegung zu. Halten Sie die Spannung für 7 bis 10 Sekunden.
4. Atmen Sie aus und verstärken Sie den Druck mit der oberen Hand noch ein wenig, um den Handrücken der zu behandelnden Seite ein Stückchen weiter Richtung Tisch zu bringen. Hatten Sie auch eine Bewegungseinschränkung auf der anderen Seite, behandeln Sie nun diese wie in den Punkten 1 bis 4 beschrieben.

Wiederholungen: 4

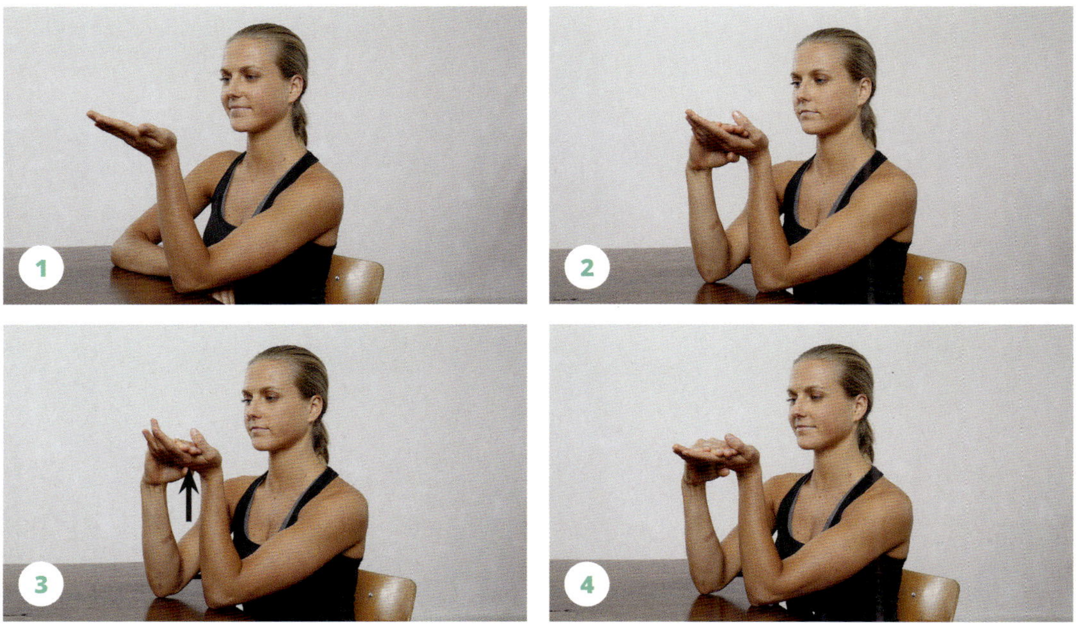

Übung 3: Unterarmaußenseite auf Länge umtrainieren

Technik: Muskelenergietechnik (MET)

1. Setzen Sie sich an einen Tisch und stellen Sie den Ellenbogen des Arms mit der schlechteren Plantarflexion auf, sodass der Unterarm im 90-Grad-Winkel zur Decke zeigt. Beugen Sie das Handgelenk maximal nach innen, sodass der Handrücken zur Decke und die Finger von Ihnen weg zeigen.
2. Verstärken Sie die Beugung, indem Sie mit der anderen Hand sanft zusätzlichen Druck von oben ausüben.
3. Dann atmen Sie tief ein und drücken die Hand der zu behandelnden Seite mit 20 Prozent Ihrer Maximalkraft nach oben gegen die andere Hand. Diese stabilisiert durch einen Gegendruck und lässt keine Bewegung zu. Halten Sie die Spannung für 7 bis 10 Sekunden.
4. Atmen Sie aus und verstärken Sie den Druck mit der oberen Hand noch ein wenig, um die Handfläche der zu behandelnden Seite ein Stückchen weiter Richtung Tisch zu bringen. Hatten Sie auch eine Bewegungseinschränkung auf der anderen Seite, behandeln Sie nun diese wie in den Punkten 1 bis 4 beschrieben.

Wiederholungen: 4

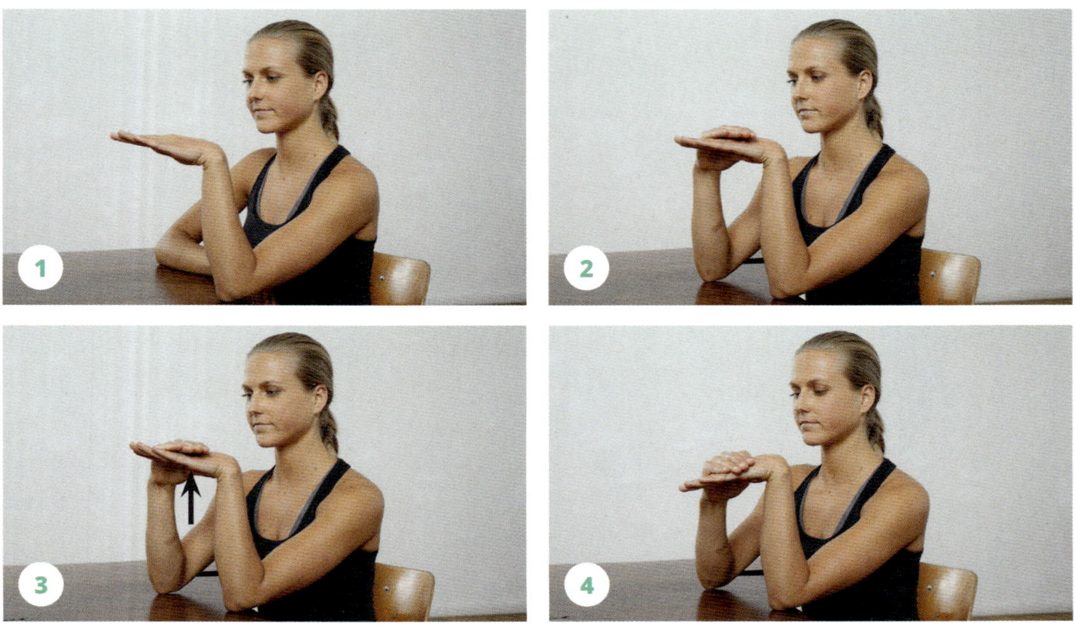

Nachtest

Stellen Sie, wie bereits im Test zu diesem Schritt eingangs beschrieben, die Ellenbogen der Arme wieder so auf, dass die Unterarme im 90-Grad-Winkel zur Decke zeigen. Überprüfen Sie erneut die Beugebewegungen der Handgelenke nach vorn und hinten, wie im Test auf Seite 108 beschrieben. Hat sich nichts oder kaum etwas verändert, nehmen Sie die Übungen in Ihren persönlichen Übungsplan auf. Auch bei einer positiven Veränderung können Sie die Übungen für einen nachhaltigen Erfolg trotzdem in Ihren Übungsplan aufnehmen, wenn Ihnen die Übungen guttun.

Die ganzheitliche Behandlung des Karpaltunnelsyndroms

Info

In unserer heutigen Zeit leiden viele Menschen unter dem Karpaltunnelsyndrom. Die Arbeit am Computer und mit der Computermaus tragen durch die erhöhte einseitige Belastung zur Problematik bei. Laut Schulmedizin ist das Karpaltunnelsyndrom ein lokales Problem und es wird eine Schiene zur Stabilisation verschrieben oder eine Operation angeraten.

Wenn man jedoch das Problem ganzheitlich betrachtet, dann findet man bei den meisten Patienten bereits Probleme in der unteren Halswirbelsäule, an den Nervenaustritten des *Plexus brachialis*. Starten Sie in Ihrer Selbstbehandlung dort (Seite 54). Danach läuft der Nerv am Hals zwischen den Treppenmuskeln *(Musculi scaleni)* durch, die durch Verkürzung und Verhärtung den Nerv einengen können (Seite 56). Die nächsten natürlichen Engstellen, die der Nerv durchläuft, sind das Schlüsselbein (*Clavicula*), beschrieben auf Seite 76, der kleine Brustmuskel (*Musculus pectoralis minor*), beschrieben auf Seite 78, die Faszie in der Ellenbeuge (*Aponeurosis musculi bicipitis*) und der Einwärtsdreher *(Musculus pronator)* am Unterarm (Seite 99), der durch Verkürzung den Nerv ebenfalls einengen kann. Erst am Schluss kommen die Techniken, um den Nerv direkt im Karpaltunnel zu befreien.

Der ganzheitliche Osteopath diagnostiziert natürlich auch alle anderen wichtigen Bereiche wie das Becken, die Wirbelsäule und die craniosacralen Probleme.

Schritt 2 – Einengung im Karpaltunnel lösen

Test: Nerveneinengung im Karpaltunnel

1. Starten Sie mit der Hand, die Sie testen möchten beziehungsweise mit der Sie Probleme haben. Setzen Sie sich an einen Tisch und stellen Sie den Ellenbogen auf, sodass der Unterarm im 90-Grad-Winkel steht, die Handfläche zur Decke und die Finger von Ihnen weg zeigen.
2. Greifen Sie mit der anderen Hand die zu testende, indem Sie die Hand zwischen Daumen und Zeigefinger greifen. Der Daumen der Greifhand liegt unten am Handrücken an, die anderen vier Finger liegen auf der Handfläche.
3. Drehen Sie die zu testende Hand bis ans Bewegungsende weiter, sodass die Fingerspitzen von außen Richtung Körpermitte kommen. Dort erhöhen Sie den Druck auf die Finger Richtung Tisch, um die Dehnung des Nervs zu verstärken. Ein typischer Hinweis auf eine Einengung des *Nervus medianus* wäre eine deutliche Verstärkung des Kribbelns oder der Schmerzausstrahlung in die Handfläche oder entlang der Unterarminnenseite. Notieren Sie sich das Ergebnis.

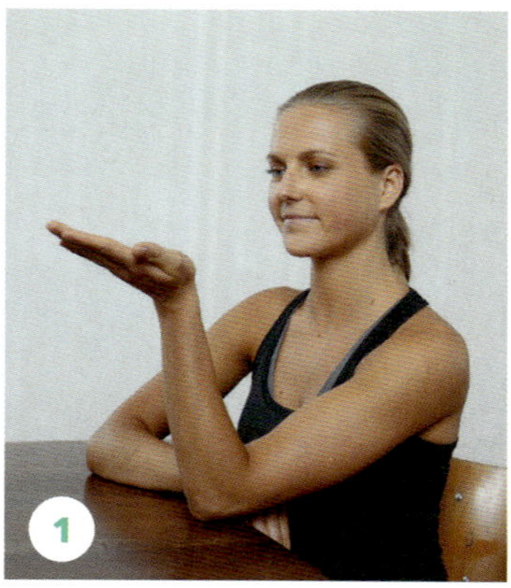

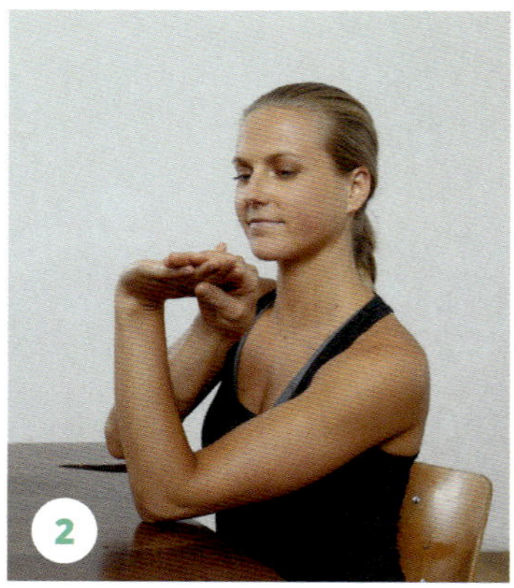

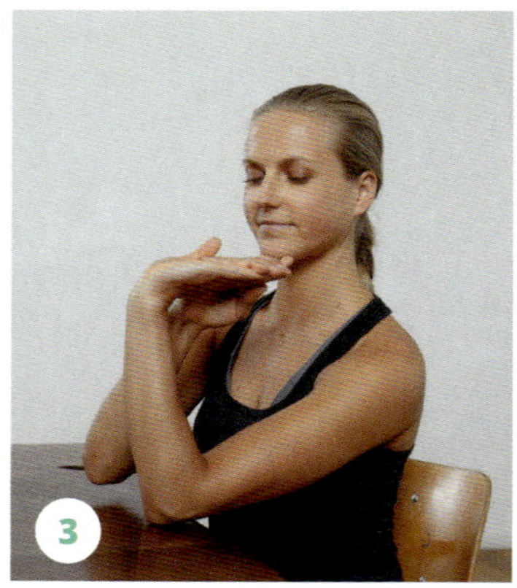

Übung 1: Karpaltunnel durchspülen

Technik: Mobilisation des Nervs

1. Setzen Sie sich an einen Tisch und stellen Sie den Arm, der im Test Kribbeln oder Schmerzen verursacht hat, so auf, dass der Unterarm etwa im 90-Grad-Winkel zum Tisch steht. Die Handfläche zeigt zum Gesicht.
2. Umgreifen Sie das Handgelenk dieser Hand mit der anderen Hand, sodass der Daumen direkt auf dem Karpaltunnel aufliegt. Die restlichen Finger liegen auf der Rückseite des Handgelenks. Üben Sie einen mäßigen Druck aus, um die Blutzufuhr zur Hand einzuschränken.
3. Starten Sie mit der abgedrückten Hand eine fließende Pumpbewegung durch Faustschluss und Öffnung für 2 Minuten.
4. Öffnen Sie den Druck auf das Handgelenk und lassen Sie die behandelte Hand zum Boden hängen. Die blutleere Hand sollte sich schnell wieder mit Blut füllen und so die Strukturen im Karpaltunnel durchspülen und befreien. Hatten Sie auch Schmerzen oder Kribbeln auf der anderen Seite, behandeln Sie nun diese wie in den Punkten 1 bis 4 beschrieben.

Wiederholungen: 1

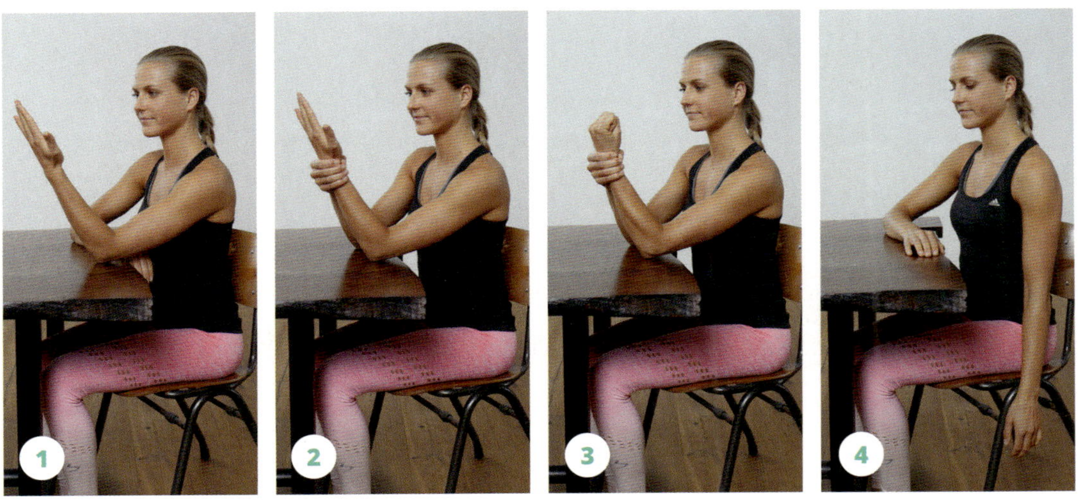

Übung 2: *Nervus medianus* befreien

Technik: Mobilisation des Nervs

1. Setzen Sie sich an einen Tisch und stellen Sie den Arm, der im Test Kribbeln oder Schmerzen verursacht hat, so auf, dass der Unterarm im 90-Grad-Winkel zum Tisch steht. Die Handfläche zeigt zum Gesicht.
2. Legen Sie den Daumen der anderen Hand mittig auf den Karpaltunnel. Die restlichen Finger liegen auf der Rückseite des Handgelenks.
3. Bewegen Sie den Handrücken in eine Dorsalflexion, also weg von Ihnen. Gleichzeitig üben Sie mit dem anliegenden Daumen unter sanftem Druck einen Zug in Richtung Ellenbeuge aus, sodass am Nerv eine Dehnung entsteht.
4. Nach diesem Bewegungsablauf lösen Sie den Zug mit dem Daumen zur Ellenbeuge wieder und kommen mit der zu behandelnden Hand in die gerade Position zurück. Hatten Sie auch Schmerzen oder Kribbeln auf der anderen Seite, behandeln Sie nun diese wie in den Punkten 1 bis 4 beschrieben.

Wiederholungen: 8

Nachtest

Überprüfen Sie, wie im Test zu diesem Schritt eingangs beschrieben, die Hand, die Sie behandelt haben, oder gegebenenfalls beide, falls Sie an beiden gearbeitet haben. Hat sich nichts oder kaum etwas verändert, nehmen Sie die Übungen in Ihren persönlichen Übungsplan auf. Auch bei einer positiven Veränderung können Sie die Übungen für einen nachhaltigen Erfolg trotzdem in Ihren Übungsplan aufnehmen, wenn Ihnen die Übungen guttun.

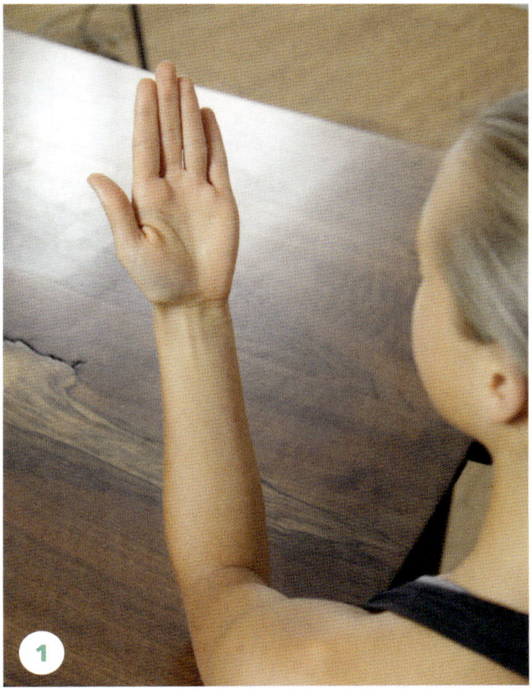
1

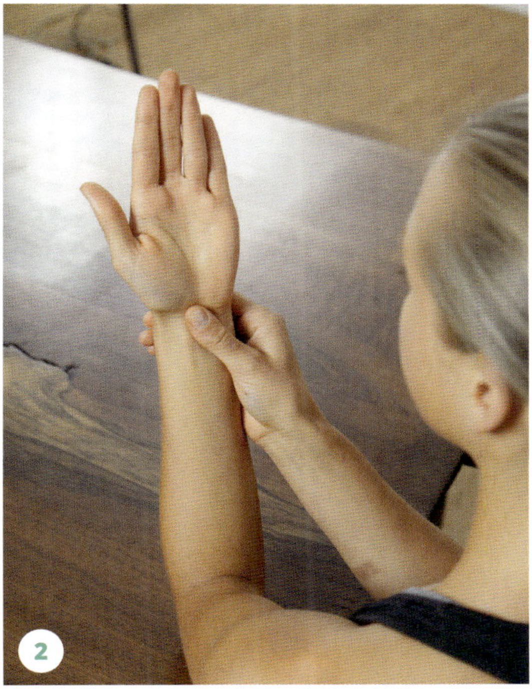
2

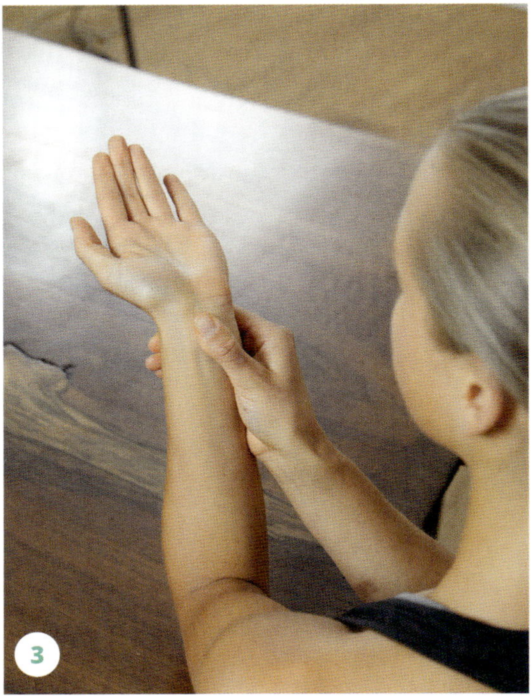
3

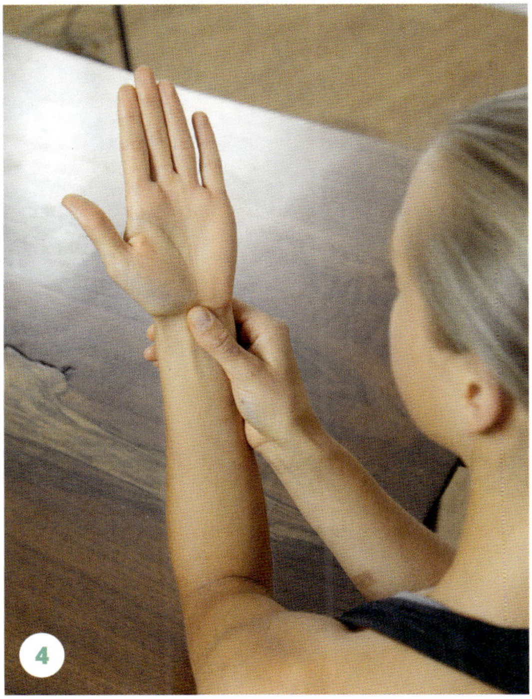
4

Körperbereich Wirbelsäule

Beschwerdebilder: Wirbelblockaden, Bandscheibenprobleme, Hexenschuss, Skoliose, Hohlkreuz, Rückenschmerzen, muskuläre Verspannungen, Atemprobleme, Leistenschmerzen

An die Halswirbelsäule, die wir bereits ab Seite 54 beschrieben haben, schließt die Brustwirbelsäule mit ihren zwölf Wirbeln und den dazwischen befindlichen Bandscheiben an. Über Gelenke sind an den Wirbelkörpern die Rippen befestigt, die nach vorn zum Brustbein laufen. Durch die Rippen wird die Brustwirbelsäule zum unbeweglichsten Teil der Wirbelsäule. Wie in der Halswirbelsäule kann man auch die Brustwirbelsäule nach vorn beugen und nach hinten strecken, zur Seite neigen und auch drehen. Die Brustwirbelsäule ist durch ihre natürliche Krümmung nach hinten (Kyphose) weniger anfällig für Bandscheibenprobleme. Aber oft sitzen dort muskuläre Verspannungen zwischen den Schulterblättern, die häufig von Wirbelblockaden herrühren. Wirbelblockaden können durch verschiedene Faktoren entstehen:

- Durch eine einseitige muskuläre Belastung.
- Durch einen Beckenschiefstand, bei dem der Körper zum Ausgleich in der Wirbelsäule eine Skoliose, also eine frontal betrachtete S-Form der Wirbelsäule, entwickelt (dies geschieht vor allem, wenn der Beckenschiefstand schon im Kindes- und Jugendalter vorhanden war).
- Durch eine Fehlspannung auf den Hirnhäuten, die im weiteren Verlauf den gesamten Wirbelkanal auskleiden – meist sind hierbei mehrere Wirbel zusammen betroffen.
- Durch Verdauungsorgane, die meist Wirbelblockaden auf einzelnen Wirbeln verursachen, zum Beispiel, wenn die Leber mehr gefordert ist, als sie Leistung bringen kann, die Gallenproduktion gestört ist, vermehrt Blähungen vorhanden sind oder eine Enzymschwäche der Bauchspeicheldrüse besteht und damit eine mangelnde Aufspaltung der Nahrung verbunden ist. Die Probleme im Verdauungsorgan werden über ihre fasziale Aufhängung und über die nervale Ansteuerung an die Wirbelsäule übertragen und verursachen so Wirbelblockaden.

Bei Beschwerdebildern auch das Zwerchfell bedenken

Info

Beschwerdebilder im Wirbelsäulenbereich können auch im Zusammenhang mit dem Zwerchfell stehen. Das Zwerchfell setzt an den unteren Rippen, der Brustwirbelsäule und dem Brustbein an und ist wie eine Kuppel oder ein Zelt innen aufgespannt. Es liegt nahe, dass sich Atemprobleme wie Kurzatmigkeit, Asthma oder starker Husten auf alle Strukturen auswirken können, an denen das Zwerchfell befestigt ist. Natürlich kann auch das Zwerchfell über Blockaden oder Fehlstellungen der Wirbel oder der Rippen gestört sein. So beschreiben Patienten oft einen Schmerz, der von der Brustwirbelsäule bis nach vorn in die Rippen oder ins Brustbein zieht, was dafür sorgen kann, dass die Einatmung erschwert ist.

Nach der Brustwirbelsäule kommt die Lendenwirbelsäule mit ihren etwas größeren fünf Wirbeln und ihren Bandscheiben. Auch die Lendenwirbelsäule kann sich nach vorn beugen und nach hinten strecken, in diesem Abschnitt der Wirbelsäule sind dies die Hauptbewegungen. Die Beuge-Streck-Bewegung ist dabei wesentlich größer als in der Brustwirbelsäule, hauptsächlich, weil im Lendenbereich keine Rippen mehr ansetzen. Das Drehvermögen zu beiden Seiten ist in der Lendenwirbelsäule im Vergleich zu den anderen beiden Bewegungen am geringsten. Allerdings hat auch das Zur-Seite-Neigen hier einen wesentlich größeren Bewegungsumfang als in der Brustwirbelsäule.

In der Lendenwirbelsäule entstehen wohl mit Abstand am meisten Probleme durch ihre natürliche Krümmung nach vorn, der Lordose. Letztlich muss das ganze Gewicht des Oberkörpers auf der Lendenwirbelsäule getragen werden. Ist die Lordose verstärkt, entsteht ein Hohlkreuz, was einen steilen Winkel am Übergang von der Lendenwirbelsäule zum Kreuzbein entstehen lässt und auch die Bandscheiben einseitig komprimiert. Über längere Zeit verlieren die Bandscheiben dadurch ihre Elastizität und es kommt leichter zu einem Bandscheibenproblem. Während bei einer Bandscheibenvorwölbung (Protrusion) die Bandscheibe lediglich zwischen den Wirbelkörpern herausgedrückt wird, ist bei einem Bandscheibenvorfall (Prolaps) der Faserring der Bandscheibe geplatzt und die gallertartige Masse aus dem Inneren der Bandscheibe tritt heraus. Dabei können Nervenwurzeln zusammengedrückt werden, was zu Rückenschmerzen und Ausstrahlungen ins Bein führt.

Beim Hexenschuss sind die Bandscheiben in Ordnung, aber es können durch die hohen muskulären und faszialen Spannungen genauso die Nerven komprimiert werden und zu den typischen Symptomen des ausstrahlenden Beinschmerzes führen. Zwischen den unteren Lendenwirbeln und aus dem Kreuzbein tritt der *Plexus lumbosacralis* aus, ein Nervengeflecht, das die gesamten Beine und das Becken mit Nerven versorgt, die sowohl für die Bewegung als auch Gefühlsempfindungen verantwortlich sind. Der wohl bekannteste Nerv ist hier der Ischiasnerv, der so dick wie ein Finger ist. Er verläuft hinten am Gesäß nach unten, weiter über das Bein bis schließlich zum Fußrücken. Ist der Nerv eingeengt, kommt es zu Schmerzen im Gesäß und am unteren Rücken. Auch ein Kribbeln beziehungsweise eine Taubheit in der Wade oder im Fuß ist möglich. In vielen Fällen können auch diese Beschwerden über eine Entspannung der verhärteten Muskeln und Faszien sowie den folgend beschriebenen Übungen behandelt werden. Falls Sie die eben beschriebenen Symptome haben, lassen Sie sie dennoch vorsorglich bitte bei einem Orthopäden oder Neurologen abklären. Wie stark der Nerv beeinträchtigt ist, kann nur durch Tests wie bildgebende Verfahren und Messungen der Nervenleitgeschwindigkeit geklärt werden.

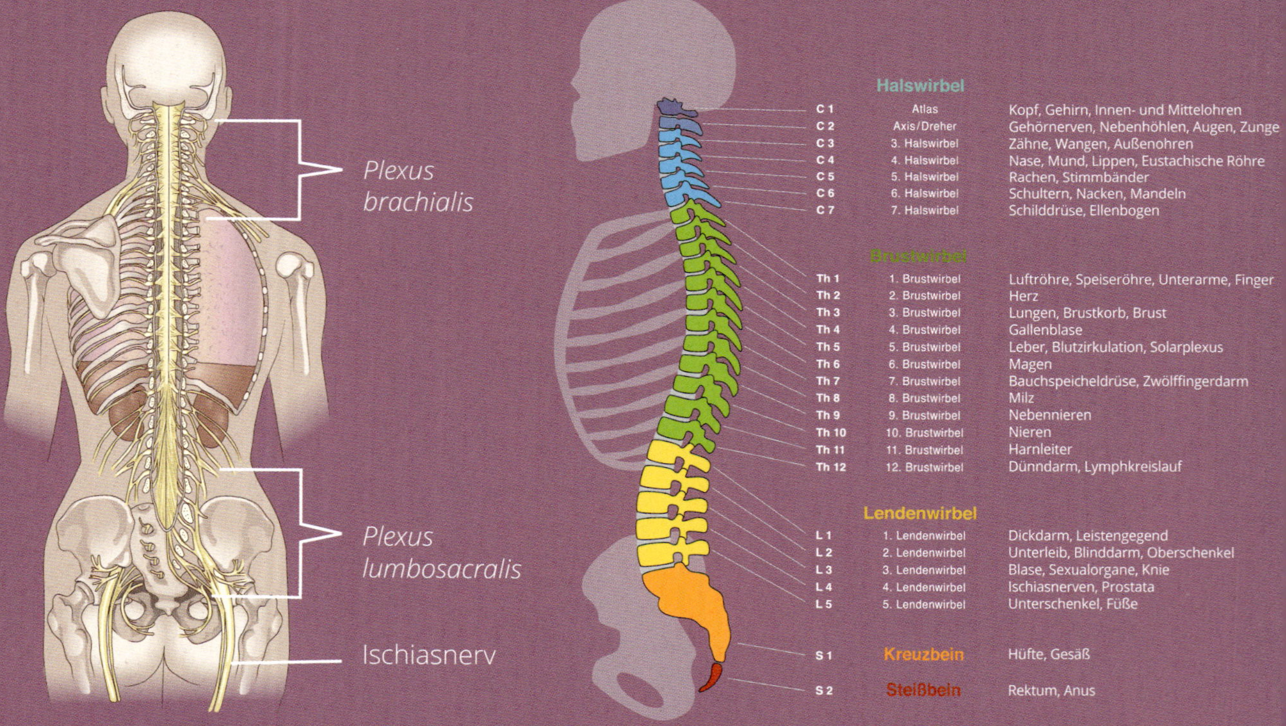

Die Abbildung zeigt die komplette Wirbelsäule mit den Segmenten, aus denen die Nerven austreten, die den gesamten Körper versorgen – sowohl die Muskeln als auch die Organe.

Überblick zu den wichtigsten Muskeln

Nachdem wir die Wirbelsäule besprochen haben, sehen wir uns noch zwei Muskeln an, die an der Wirbelsäule ansetzen und wichtig für deren Funktionalität sind. Der Hüftbeugemuskel *(Musculus iliopsoas)* hat seinen Ursprung an der Lendenwirbelsäule und ihren Bandscheiben sowie am inneren Beckenkamm und verläuft hinunter zur Innenseite des Oberschenkels. Er zieht den Oberschenkel an und beugt den Rumpf in der Hüfte nach vorn.

Ein Hohlkreuz kann durch zu viel Spannung in der Rückenmuskulatur zustande kommen, aber es kann sich überdies auch durch zu viel Spannung im Hüftbeugemuskel entwickeln, und dadurch entsteht von vorn ein erhöhter Zug auf die Wirbelsäule. Ist der Hüftbeugemuskel über längere Zeit in erhöhter Spannung und Verkürzung – wie dies in der sitzenden Position der Fall ist –, kann das auf mehrere Strukturen Auswirkungen haben. Zum Beispiel liegt auf der rechten Körperseite der Übergang des Dünndarms zum Dickdarm in unmittelbarer Nähe zum Hüftbeugemuskel. Dieser Darmübergang kann dann oft auch eine zu hohe Spannung entwickeln und die Darmpassage behindern. Außerdem spielt der Hüftbeugemuskel durch seinen Ansatz an den Bandscheiben und Wirbelkörpern der Lendenwirbelsäule eine entscheidende Rolle bei Rückenschmerzen aller Art – vor allem auch bei einem Hexenschuss oder auch einem Bandscheibenvorfall. Er ist derjenige Muskel, an den man als Erstes denkt, wenn Schmerzen im Rücken beim Liegen oder nach dem Aufwachen vorhanden sind. Außerdem arbeitet das Zwerchfell in Abhängigkeit mit diesem wichtigen Hüftbeugemuskel, was zu Atemproblemen oder Schmerzen im Brustbereich führen kann. Zudem gleitet die Niere im Sinne der Organbeweglichkeit auf dem Hüftbeuger. Mit jeder Einatemphase gleitet sie circa 3 Zentimeter nach unten und in der Ausatmung wieder nach oben. So können wir über die Entspannung des Hüftbeugemuskels einen direkten Einfluss auf alle Nierenleiden nehmen. Und nicht zuletzt wird besonders dem Hüftbeugemuskel durch seine hohe Nervendichte die Speicherung emotionaler Erfahrungen zugesprochen. Denn jegliche Erfahrungen, insbesondere emotional belastende, werden im sogenannten Zellgedächtnis körperlich abgespeichert.

Auch der quadratische Lendenmuskel *(Musculus quadratus lumborum)* hat durch seine Nähe zum Zwerchfell Einfluss auf dessen Beweglichkeit. Er setzt ebenfalls an der Lendenwirbelsäule und der untersten Rippe an und zieht zum hinteren Beckenkamm. Einerseits neigt er den Rumpf zur Seite, andererseits hilft er bei der Streckung der Lendenwirbelsäule nach hinten. Er steht wie der Hüftbeuger oft mit unterschiedlichen Rückenproblemen in Verbindung.

Nachdem Sie nun wissen, welche Strukturen auf welche Weise an Beschwerden im Wirbelsäulenbereich beteiligt sein können, kommen wir in die Umsetzung. Lassen Sie uns mit den Tests und Übungen starten. Sind Sie bereit?

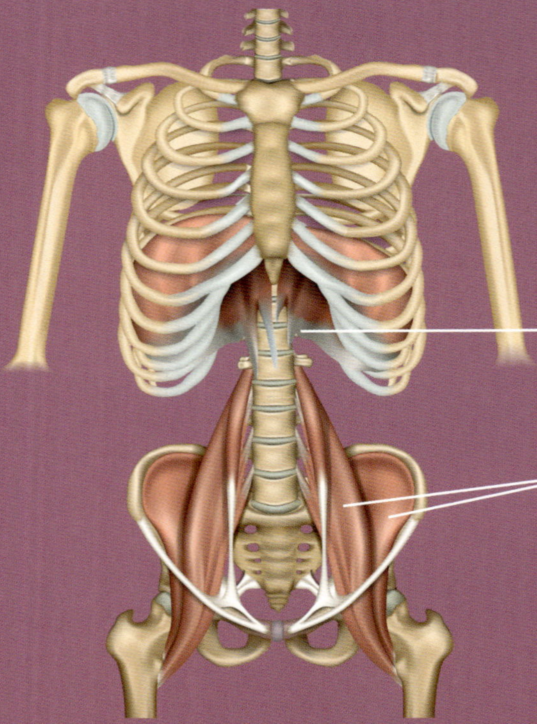

Der Hüftbeugemuskel verläuft von der Lendenwirbelsäule und dem inneren Beckenrand zur Innenseite des Oberschenkels. Er ist bedeutsam für die Wirbelsäulendynamik.

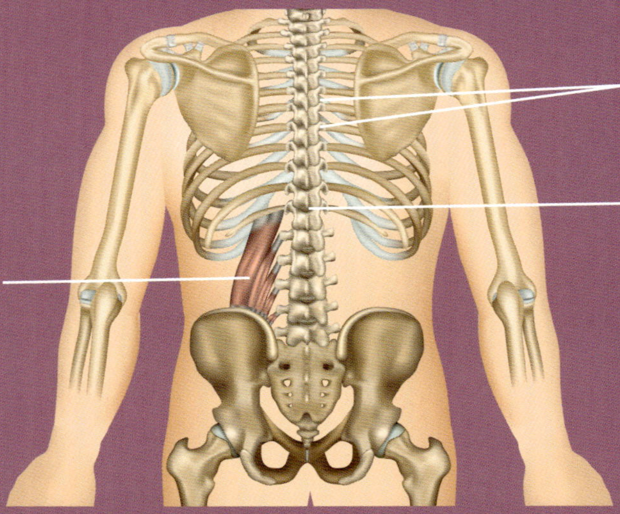

Der quadratische Lendenmuskel verläuft von der Lendenwirbelsäule und der letzten Rippe zum Beckenkamm. Untere Rückenschmerzen stehen oft auch mit diesem Muskel in Verbindung.

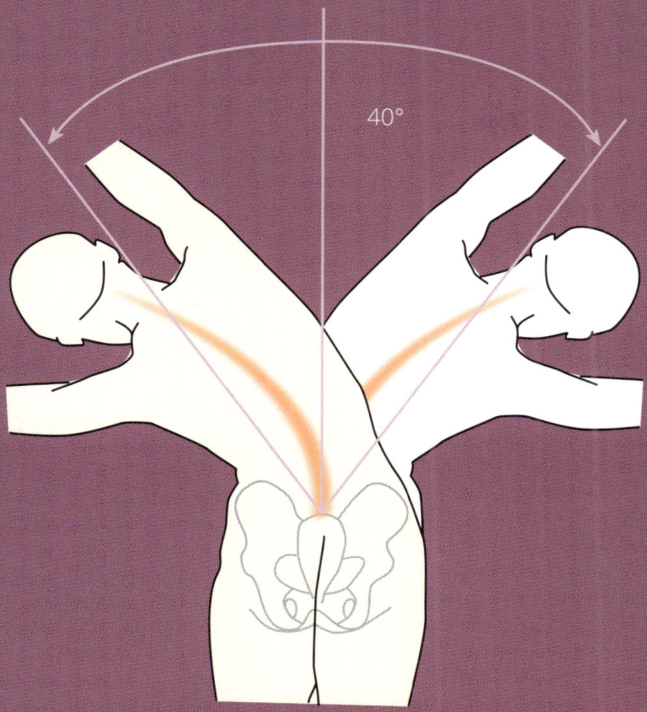

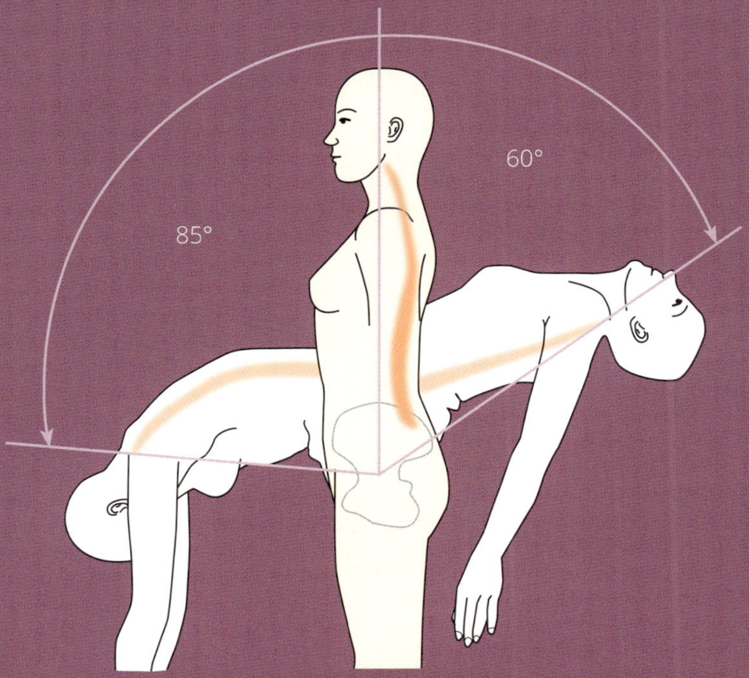

Die Abbildung zeigt die normalen Bewegungsausmaße der Brustwirbelsäule und der Lendenwirbelsäule bei guten myofaszialen Spannungsverhältnissen.

Überblick zu den Wirbel-Organ-Beziehungen

Jedes Organ in unserem Körper hat eine Verbindung zu einem Wirbelsäulenabschnitt in der Brust- und Lendenwirbelsäule (Abbildung Seite 120 rechts). Dafür gibt es zwei Gründe:

1. Aus der Brust- und Lendenwirbelsäule tritt der sympathische Grenzstrang aus, der Nervenverbindungen zu jedem einzelnen Organ besitzt. Er und der Parasympathikus (*Nervus vagus*), der ebenfalls Nervenfasern zu jedem Organ besitzt, sind Teile des vegetativen Nervensystems und zuständig für die Funktionalität aller Organe. Der Sympathikus erhöht den Herzschlag, zentralisiert das Blut in den Muskeln und dem Gehirn und verlangsamt die Verdauung und Ausscheidung, um nur einige Beispiele zu nennen. Er ist also für all das verantwortlich, was wir für den Kampf und die Flucht gebrauchen würden, wie die Menschen in der Steinzeit. Der Parasympathikus, als Gegenspieler, macht genau das Gegenteil und erhöht die Ausschüttung der Verdauungssäfte und Enzyme, die Peristaltik des Darms und fördert die Ruhe und den Schlaf. Daher wird er umgangssprachlich auch als Entspannungsnerv bezeichnet.
2. Jedes Organ ist an der Rückwand, also den Wirbelkörpern und den Rückenmuskeln, über seine fasziale Aufhängung befestigt und hat so direkten mechanischen Einfluss auf die Wirbelkörper.

Meistens ist in der Wirbel-Organ-Beziehung ein Abschnitt der Wirbelsäule betroffen. Aber es gibt immer einen Hauptwirbel, der den größten Einfluss hat oder am stärksten beeinflusst wird.

Für die Gesundheit des Menschen spielen die Organe und deren einwandfreie Funktion eine entscheidende Rolle, weshalb der Osteopath in der Praxis diese immer mituntersucht und gegebenenfalls auch behandelt. Neben offensichtlichen Problemen wie Durchfall, Verstopfung, Herzrasen, Atemproblemen und vielen mehr denkt der Osteopath auch an Organbeschwerden, wenn einzelne Wirbel verdreht sind oder Wirbel trotz Therapie immer wieder auffällig werden.

Da direkte Organbehandlungen, insbesondere in der Selbstbehandlung, nicht so leicht durchführbar sind und Übung wie auch Fingerspitzengefühl benötigen, beschränken wir uns auf den folgenden Seiten auf Übungen für die Wirbelsäule, um darüber zugleich indirekt die Organe mitzuerreichen. Zudem finden Sie in dem einen oder anderen Kasten ergänzende Erklärungen zu den Organen.

Schritt 1 – Wirbelsäule in Beugung und Streckung ausgleichen

Test 1: Blickdiagnostik der Wirbelsäule

Stellen Sie sich seitlich vor einen Spiegel, in dem Sie sich von Kopf bis Fuß sehen können. Verschaffen Sie sich einen ersten Eindruck darüber, ob Ihre Wirbelsäule eher gerade angelegt ist – das heißt, dass auch die Brustwirbelsäule weniger Beugung hat – oder Sie eher Krümmungen erkennen, eventuell sogar einen Buckel? Stehen Sie im Hohlkreuz oder ist der untere Rücken eher flach? Notieren Sie sich das Ergebnis.

Hinweis: Die optimale Haltung können Sie sich in der rechten Abbildung auf Seite 66 ansehen.

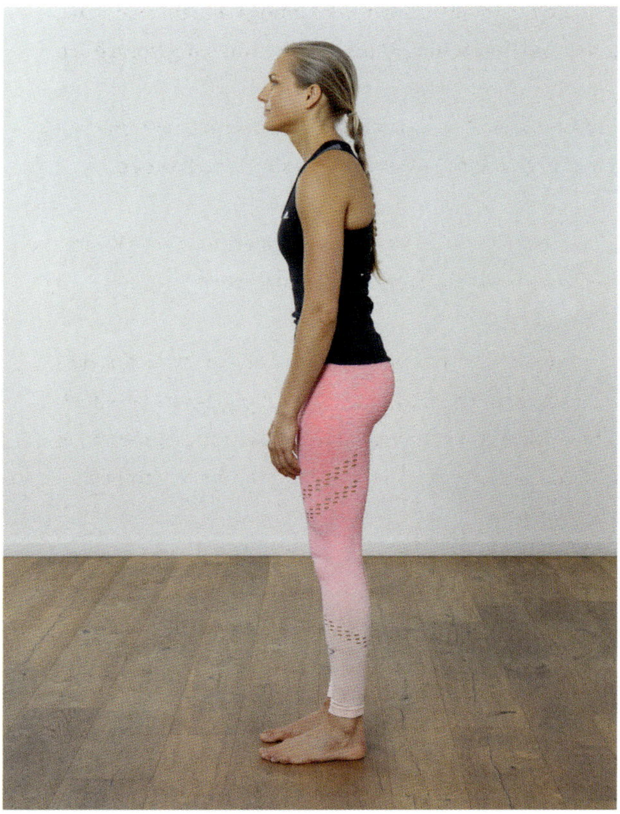

Bei vielen Menschen ist heutzutage durch die moderne Lebensweise die Wirbelsäule nicht mehr in ihrer ursprünglich vorgesehenen Form.

Test 2: Wirbelbeweglichkeit in Beugung und Streckung

1. Setzen Sie sich im Schneidersitz auf den Boden. Falls das nicht geht, setzen Sie sich auf die Vorderkante eines Stuhls ohne Armlehnen, damit Sie genug Platz um sich herum haben.
2. Kippen Sie das Becken nach hinten und starten so die Beugebewegung der Wirbelsäule, die sich dabei verlängert. Die einzelnen Wirbel öffnen sich hinten, was in der Fachwelt Flexionsbewegung genannt wird.
3. Dann beugen Sie von unten nach oben Wirbel für Wirbel die gesamte Wirbelsäule nach hinten durch. Nehmen Sie wahr, wo Sie nicht so leicht nach hinten runden können. Das kann in einzelnen Wirbeln sein oder in ganzen Abschnitten. Um die Wahrnehmung zu verstärken, können Sie mit den Fingern einer Hand gleichzeitig die entsprechenden Wirbel tasten. Am Schluss ziehen Sie den Kopf ans Brustbein, um die gesamte hintere Muskel-Faszien-Kette der Wirbelsäule zu bewerten.
4. Gehen Sie Wirbel für Wirbel zurück in die Aufrichtung und strecken Sie die Wirbelsäule langsam maximal nach vorn durch. Wir nennen das die Extension der Wirbelsäule. Geben Sie dabei besonderes Augenmerk auf die Brustwirbelsäule, den mittleren Abschnitt, der physiologisch nach hinten gewölbt ist und daher oft schwerer in die Extension zu bewegen ist. Bewerten Sie so nicht nur, ob Ihnen die Flexions- oder Extensionsbewegung schwerer fällt, sondern auch, in welchen Abschnitten. Es ist möglich, dass die Lendenwirbelsäule schwieriger in die Beugung geht. Das wäre die klassische Konsequenz, wenn Sie bei der Blickdiagnostik ein Hohlkreuz festgestellt haben und dafür ausgleichend die Brustwirbelsäule stärker nach hinten kommt. Notieren Sie alle Befunde.

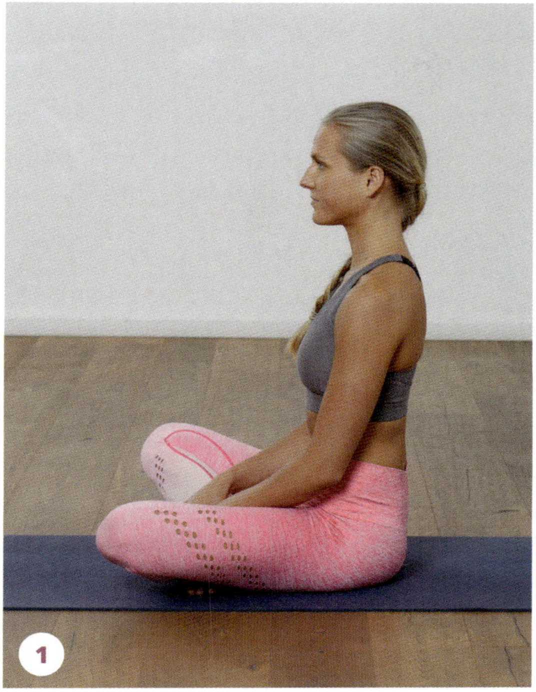
1

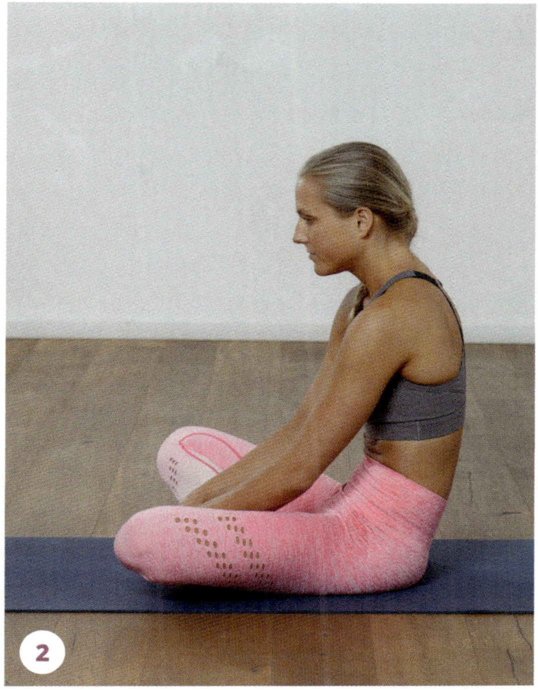
2

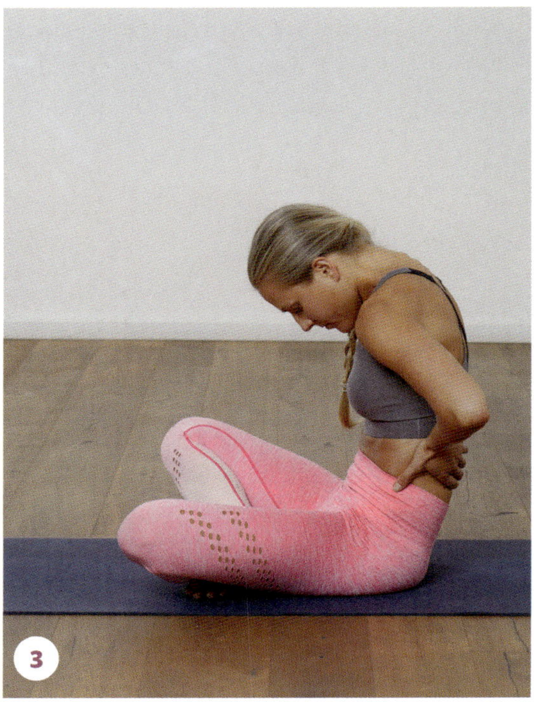
3

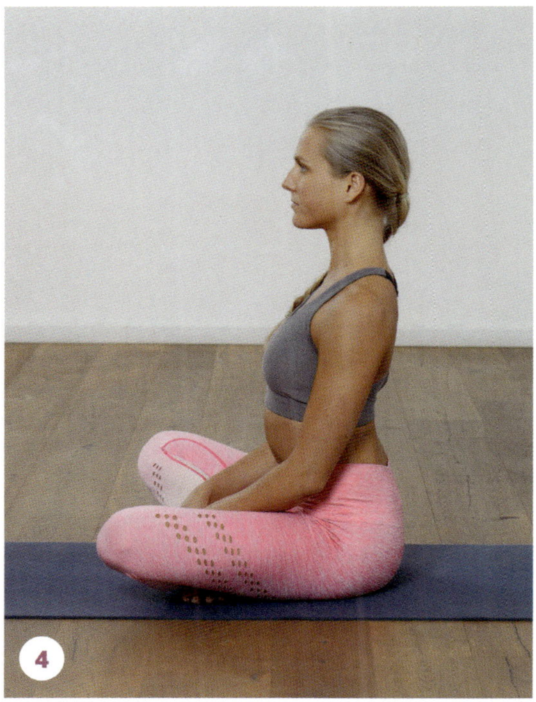
4

Übung 1: Wirbel für Wirbel beugen und strecken

Technik: Wirbelmobilisation

1. Diese Übung ist an Test 2 angelehnt. Starten Sie mit der Beugung, indem Sie Ihr Becken kippen. Arbeiten Sie langsam und besonders intensiv an den Bereichen, die Sie im Test nicht so gut beugen konnten. Gehen Sie in die maximale Beugung, um auch die hintere Muskel-Faszien-Kette mitzudehnen. Dafür führen Sie am Schluss der Beugung den Kopf an das Brustbein. Nehmen Sie in der Beugebewegung die tiefe Ausatmung dazu.
2. Aus der maximalen Beugeposition aus Punkt 1 gehen Sie wieder vom Becken startend in die Streckung über. Bewegen Sie wieder langsam Wirbel für Wirbel nach vorn. Haben Sie im Test festgestellt, dass die Brustwirbelsäule etwas schwerer zu strecken ging, geben Sie dort einen etwas stärkeren Impuls in die Streckung. Nehmen Sie in der Streckbewegung die tiefe Einatmung dazu. Gehen Sie langsam und fließend bei jeder Atemphase in die dazugehörige Bewegung über, sodass Sie stetig zwischen den Punkten 1 und 2 wechseln. Nehmen Sie sich 10 bis 15 Sekunden für eine Richtung Zeit und führen Sie die Übung für insgesamt 3 Minuten durch.

Wiederholungen: 1

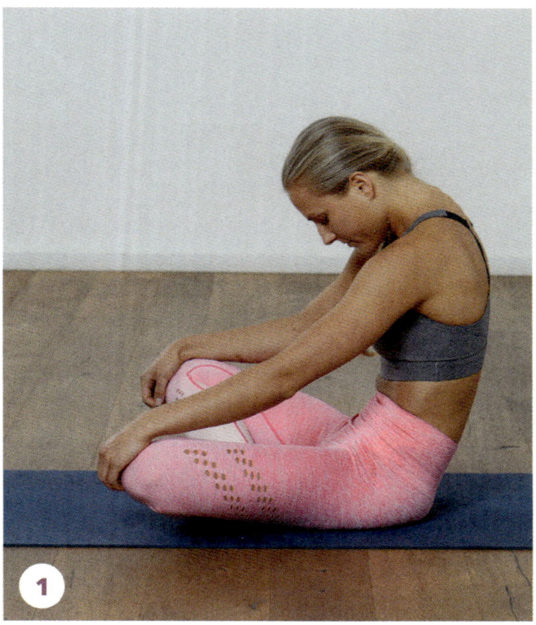

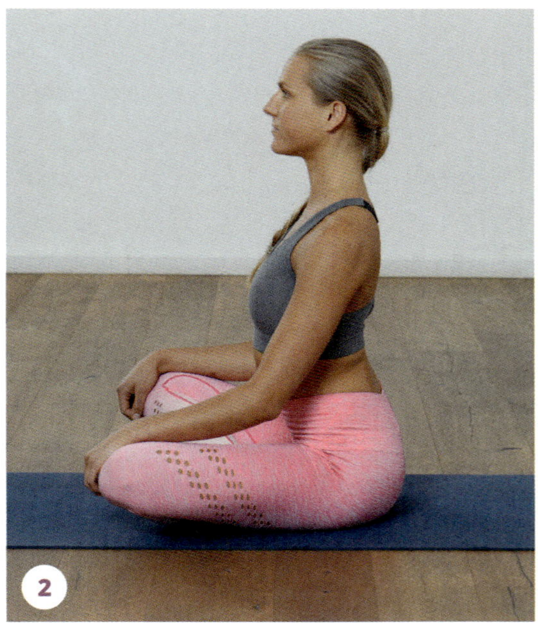

Übung 2: Hohlkreuz ausgleichen

Technik: Lagerung

Haben Sie bei der Blickdiagnostik im Spiegel (Test 1) festgestellt, dass sich Ihre untere Lendenwirbelsäule nach vorn wölbt, oder haben Sie vor allem beim Bücken öfter im unteren Rücken Schmerzen? Dann machen Sie zusätzlich zu Übung 1 auch folgende Übung.

1. Legen Sie sich gerade auf den Rücken auf einen Teppich oder eine Sportmatte. Nehmen Sie die BLACKROLL® oder alternativ einen Gegenstand, der etwa die gleiche Höhe hat.
2. Legen Sie sich so auf die Rolle, dass diese unter dem Kreuzbein liegt, nicht aber unter der Lendenwirbelsäule.
3. Halten Sie mit beiden Händen die Rolle an ihrem Platz und ziehen Sie langsam ein Bein nach dem anderen an Ihre Brust heran, dort verweilen die Beine.
4. Lassen Sie in der Lendenwirbelsäule los, sodass sie sich maximal nach unten runden kann. Die Position mit den angezogenen Beinen sollte schmerzfrei sein. Halten Sie diese Lagerung anfangs für 3 bis 5 Minuten. Später können Sie bis maximal 20 Minuten steigern.

Wiederholungen: 1

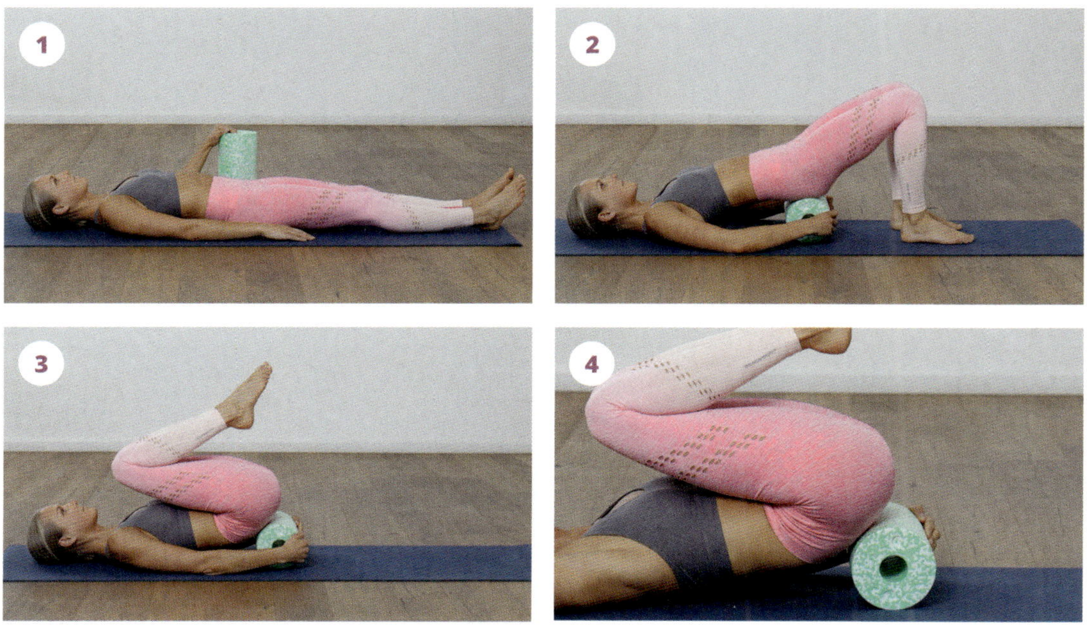

Nachtest

Wiederholen Sie die eingangs durchgeführten Tests und bewerten Sie, ob sich die Bewegungen in Beugung und Streckung ausgeglichen haben. Hat sich nichts oder kaum etwas verändert, nehmen Sie die Übungen in Ihren persönlichen Übungsplan auf. Auch bei einer positiven Veränderung können Sie die Übungen für einen nachhaltigen Erfolg trotzdem in Ihren Übungsplan aufnehmen, wenn Ihnen die Übungen guttun.

Lernprozesse rund um das Hohlkreuz

Info

Das Hohlkreuz ist eine Fehlhaltung, in der die Betroffenen sich »antrainiert« haben, das Becken nach vorn zu kippen und die Knie zu überstrecken. Langfristig verengt das die Nervenausgänge der Lendenwirbelsäule, die zuständig für die Bewegungsansteuerung und Gefühlsempfindung der gesamten Beinmuskulatur und des Gesäßes sind. Außerdem ist die Wahrscheinlichkeit eines Bandscheibenvorfalls oder eines Hexenschusses höher. In einem gegenläufigen Lernprozess kann man sich das Hohlkreuz auch wieder abtrainieren. Das funktioniert nur, wenn noch keine bleibenden Veränderungen an der Wirbelsäule stattgefunden haben. Wichtig in dem Prozess ist eine bewusste Korrektur der Haltung, dazu kommen unterstützende Übungen – für beides braucht es allerdings etwas Engagement, Achtsamkeit und Zeit.

Haltungskorrektur mit Qigong

Qigong ist eine Meditations- und Bewegungstechnik, die vor circa 4000 Jahren in China ihren Ursprung fand und als Heiltechnik für Körper und Geist angesehen wird. Das Ziel des Qigong liegt darin, körperliche und geistige Ruhe zu entwickeln und das Qi zu kultivieren. Die Chinesen verstehen unter dem Qi einen Energiefluss, der dem Körper innewohnt und den man nach einer längeren Zeit des Übens auch wahrnehmen kann. Erst im Jahr 1950 wurde das Qigong wegen seiner gesundheitsfördernden Wirkung vom Arzt Liu Guizhen bekannt gemacht. Er verstand, dass das Nähren und der Ausgleich des Energieflusses im Menschen großen Einfluss auf dessen Gesundheit haben und sie sogar Krankheiten heilen können. In der heutigen Zeit werden die Qigong-Übungen oft nur noch als körperliche Übungen verstanden, da es den meisten Menschen schwerfällt, das Qi zu spüren und sich darauf einzulassen. Wir wollen hier das stehende Qigong vorstellen. Natürlich gibt es auch Qigong-Formen mit langsamen, fließenden Bewegungen, wie Sie es vermutlich aus dem Fernsehen kennen.

Gesundheitliche Vorteile des Qigong sind eine zunehmende Faszienbeweglichkeit und Knochendichte. Qigong-Übungen wirken sich zudem positiv auf das Immunsystem und Herz-Kreislauf-Erkrankungen wie Bluthochdruck aus. Die allgemeine körperliche Fitness verbessert sich und viele positive Auswirkungen auf die Psyche können durch regelmäßige Qigong-Praxis erfahren werden, etwa das Verringern von Depressionen, Ängsten und Schlaflosigkeit.

Wir wollen das Qigong neben all den positiven Wirkungen, die das Üben bringt, noch unter einem anderen Blickwinkel betrachten. Da auch das Qigong zu den Kampfkünsten gehört, ist eines der wichtigsten Ziele, eine gute Standfestigkeit und Stabilität über die optimale Ausrichtung der Körperachsen zu erlangen. Der Übende möchte das richtige Stehen erlernen, mit dem er auch von außen einwirkenden Kräften standhalten kann, ohne den stabilen Stand zu verlieren. Das geht nicht, wenn man durchgedrückte Knie, ein Hohlkreuz oder eine allgemein schlechte Körperhaltung hat. Stattdessen müssen alle Körperachsen so ausgerichtet sein, dass sie im Lot mit der Schwerkraft stehen. Dann ist diese Standposition eine sehr energiesparende Haltung, da auch alle Körperspannungen ausgeglichen sind. Genau hierfür wollen wir Ihnen die folgende Übung vorstellen.

1. Stellen Sie sich hierfür seitlich vor einen Spiegel, in dem Sie Ihren ganzen Körper sehen können. Die Füße stehen parallel und hüftbreit geöffnet. Winkeln Sie die Knie leicht an und kippen Sie das Becken nach hinten (medizinische Bezeichnung), indem Sie den Bauchnabel leicht nach innen ziehen, sodass die Lendenwirbelsäule ganz lang wird und Sie das Steißbein Richtung Boden bewegen.

2. Ziehen Sie das Kinn nach hinten zur Halswirbelsäule heran (Doppelkinnposition), sodass die Halswirbelsäule lang und gerade wird. Der Scheitel ist der höchste Punkt, an dem Sie Ihren Kopf über einem imaginären Stab nach oben ausrichten.
3. Nehmen Sie die Arme auf Brusthöhe, sodass die Handflächen zu Ihrem Körper zeigen und die Fingerspitzen nur ein paar Zentimeter voneinander entfernt sind. Der Abstand der Hände zum Körper ist in etwa 30 bis 40 Zentimeter. Die Ellenbogen sind der tiefste Punkt und hängen locker nach unten. Betrachten Sie Ihre Position im Spiegel und prüfen Sie, ob die Körperachsen in einer Linie ausgerichtet sind. Stehen Sie in dieser Position für 5 Minuten und atmen Sie dabei ruhig und tief in den Unterleib. Gehen Sie mit Ihrer Aufmerksamkeit während der gesamten Zeit durch Ihren Körper und überprüfen Sie, ob Sie noch in der richtigen Position stehen, wie in den Punkten 1 bis 3 beschrieben. Korrigieren Sie gegebenenfalls Ihre Haltung, auch wenn es nur kleinste Bewegungen sind. Sie können sich nach längerem Üben bis auf 20 Minuten täglich steigern.

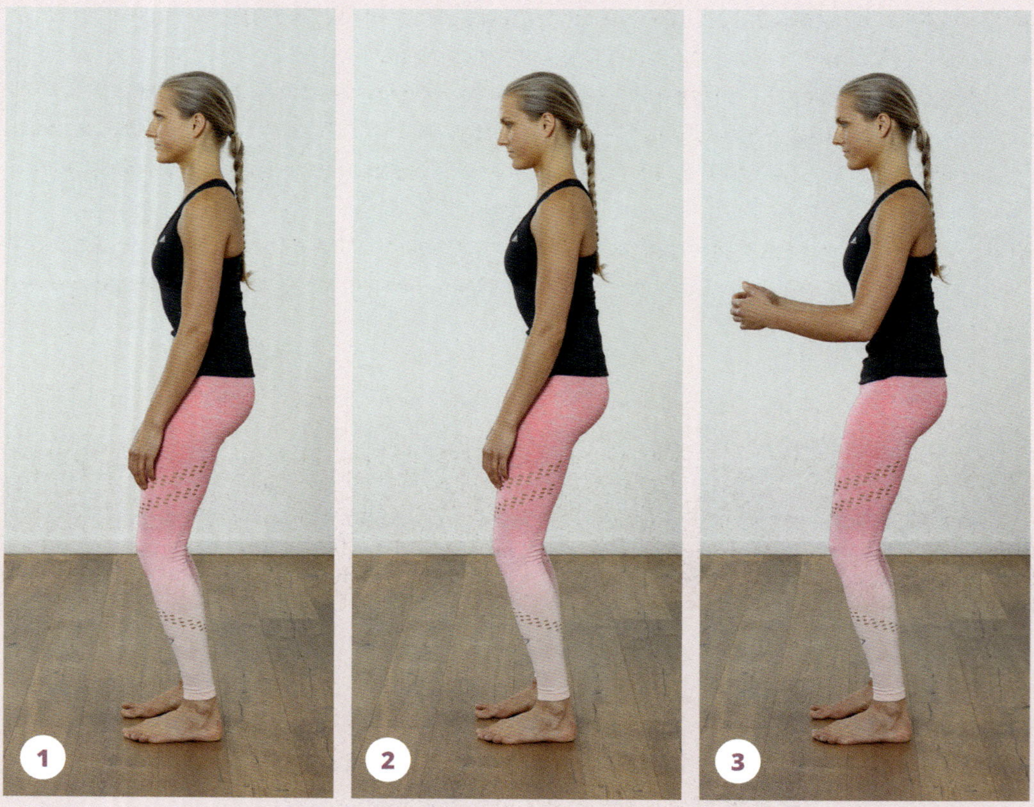

Schritt 2 – Spannungen vom Bauch auf die Wirbelsäule ausgleichen

Test: Spannungen erfühlen

1. Legen Sie sich mit dem Rücken auf eine Matte und stellen Sie die Beine auf. Positionieren Sie die Finger einer Hand oder auch beider Hände, ausgehend vom vorderen Knochenvorsprung des rechten Beckens, drei Finger breit Richtung Körpermitte auf dem Unterbauch.
2. Lassen Sie die Finger langsam in die Tiefe sinken, ohne zu viel Druck aufzubauen. Sie müssen mit den Fingern durch die schräge Bauchmuskulatur und die Darmschlingen fühlen, um den Hüftbeugemuskel zu erreichen. Nehmen Sie wahr, ob das Gewebe, durch das Sie gleiten, weich ist oder viel Spannung aufweist. Gehen Sie mit den Fingern so weit in die Tiefe, bis Sie eine etwas härtere Längsstruktur fühlen können. Das ist der Hüftbeugemuskel. Verspüren Sie dabei Schmerz, ist der Muskel verspannt und verhärtet.
3. Um die richtige Position Ihrer Finger zu verifizieren, heben Sie das Bein der gleichen Seite 1 Zentimeter an. Wenn Sie an der richtigen Stelle sind, sollten Sie in der Tiefe spüren, wie sich der Muskel anspannt. Machen Sie das Gleiche auf der linken Seite und notieren Sie sich das Ergebnis.

Hinweis: Spüren Sie bereits beim sanften Abtasten in Punkt 1 Schmerzen, so könnte dies auch auf eine verspannte Ileozäkalklappe hinweisen (Seite 151). Dies ist der Übergang vom Dünndarm zum Dickdarm.

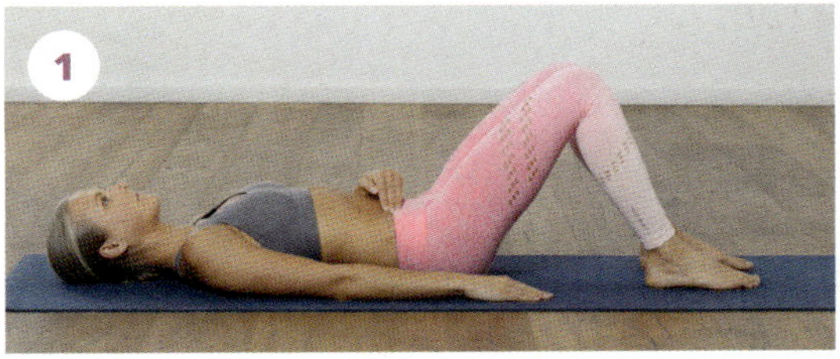

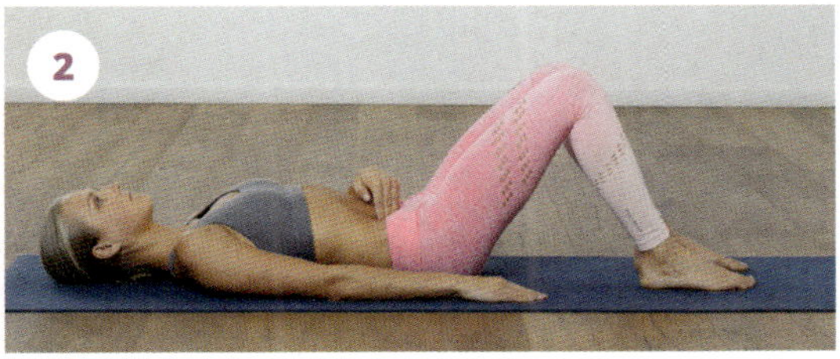

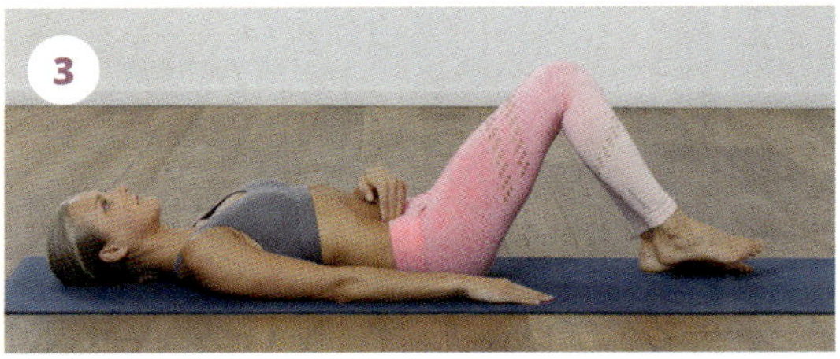

Übung: Hüftbeugemuskel (*Musculus iliopsoas*) entspannen

Technik: Mobilisation

1. Nehmen Sie die gleiche Position ein wie im Test beschrieben. Gehen Sie mit den Fingern auf der Seite, die im Test schmerzhaft war, auf den Hüftbeugemuskel. Fixieren Sie den Muskel in der Tiefe durch einen leichten Druck Richtung Boden.
2. Lassen Sie das Knie der gleichen Seite langsam nach außen sinken, bis es nicht weiter geht. Lassen Sie die Bauchmuskulatur locker.
3. Strecken Sie dann das Bein langsam aus, indem Sie die Ferse auf der Matte von sich wegschieben.
4. Lösen Sie den Druck mit den Fingern auf dem Hüftbeugemuskel, während Sie das Bein wieder nach oben ziehen und anstellen. Hatten Sie auch Schmerzen auf der anderen Seite, behandeln Sie nun diese wie in den Punkten 1 bis 4 beschrieben.

Wiederholungen: 8

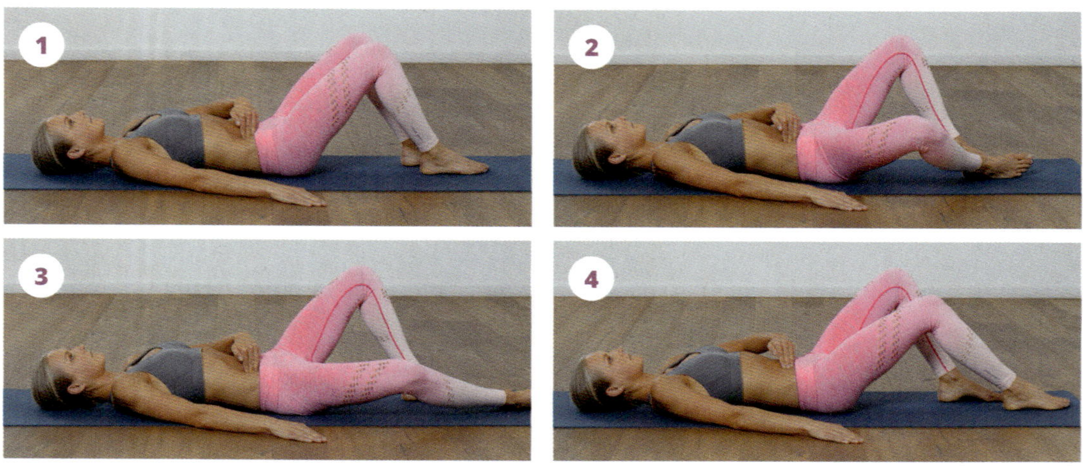

Nachtest

Wiederholen Sie den zu diesem Schritt eingangs beschriebenen Test und bewerten Sie, ob sich der Schmerz am Muskel beim Anheben des Beins verringert hat. Hat sich nichts oder kaum etwas verändert, nehmen Sie die Übung in Ihren persönlichen Übungsplan auf. Auch bei einer positiven Veränderung können Sie die Übung für einen nachhaltigen Erfolg trotzdem in Ihren Übungsplan aufnehmen, wenn Ihnen die Übung guttut.

Schritt 3 – Wirbelsäule in Seitwärtsdrehung (Rotation) ausgleichen

Test: Wirbelbeweglichkeit

1. Setzen Sie sich im Schneidersitz auf den Boden. Falls das nicht geht, setzen Sie sich auf die Vorderkante eines Stuhls ohne Armlehnen, damit Sie genug Platz um sich herum haben. Heben Sie die Arme seitlich auf Schulterhöhe und winkeln Sie die Ellenbogen an, sodass die Fingerspitzen auf den Schultern zu liegen kommen.
2. Drehen Sie den gesamten Rumpf erst nach rechts und dann nach links. Das Gesäß bleibt stabil am Boden. Bewerten und notieren Sie, in welche Richtung Sie weiter kommen.

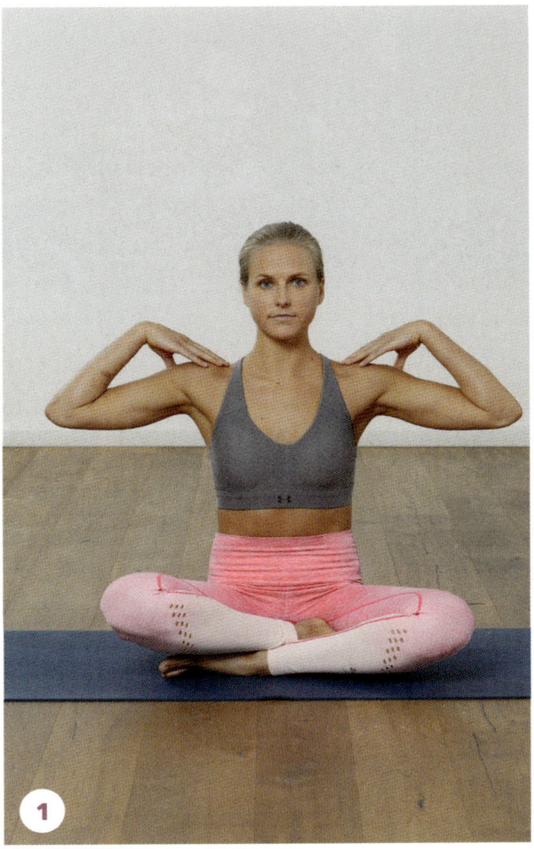
1

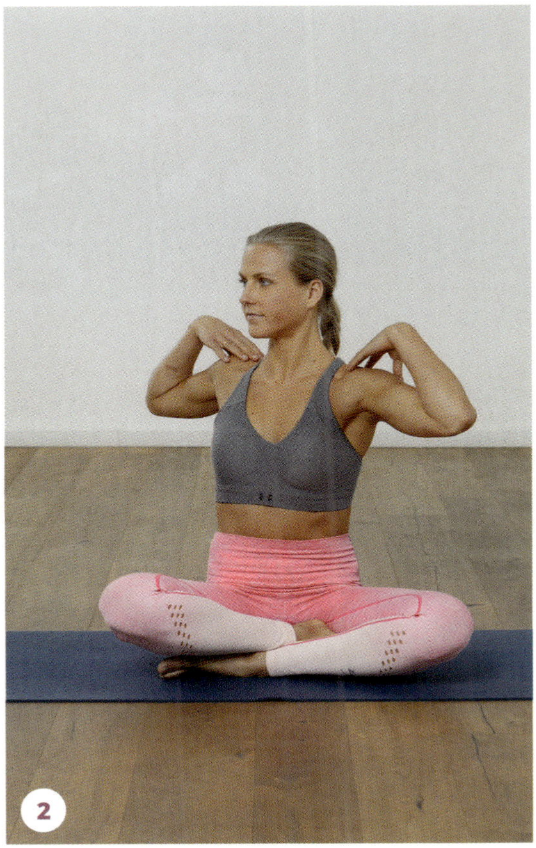
2

Übung 1: Wirbelsäule verdrehen

Technik: Mobilisation

1. a+b Nehmen Sie die Position wie im Test beschrieben ein. Beginnen Sie mit rhythmisch fließenden Seitwärtsdrehungen abwechselnd nach rechts und links. Starten Sie mit sanften Drehungen, nach zwei Durchgängen arbeiten Sie bis an das Bewegungsende an jeder Seite. Nach 15 Sekunden gehen Sie in den folgenden Schritt über.

2. a+b Hatten Sie im Test festgestellt, dass Sie auf eine Seite schwerer drehen können oder die Bewegung dorthin eingeschränkt war, nehmen Sie nun zu dieser Seite die Ausatmung hinzu und verstärken Sie die Bewegung etwas. Zur leichteren Seite nehmen Sie die Einatmung dazu. Arbeiten Sie in diesem Ablauf für 1,5 Minuten.

3. a+b Anschließend nehmen Sie die Hände von den Schultern und strecken die Arme Richtung Decke. Die Schulterblätter ziehen Sie nach unten Richtung Hosentaschen, sodass die Schultern nicht zu den Ohren wandern. Machen Sie in dieser Position noch einmal für 30 Sekunden die abwechselnden Seitwärtsdrehungen mit der Atmung wie in Schritt 2 beschrieben.

Wiederholungen: 1

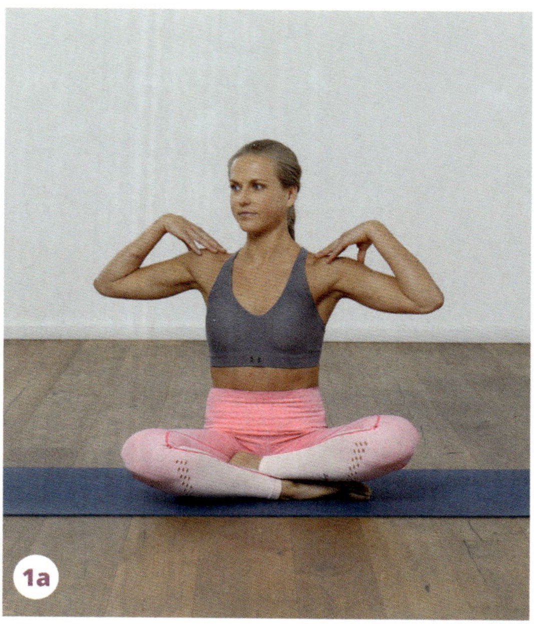
1a

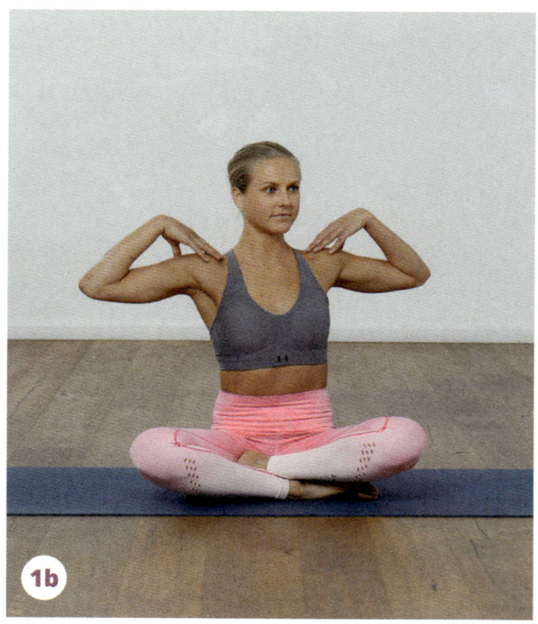
1b

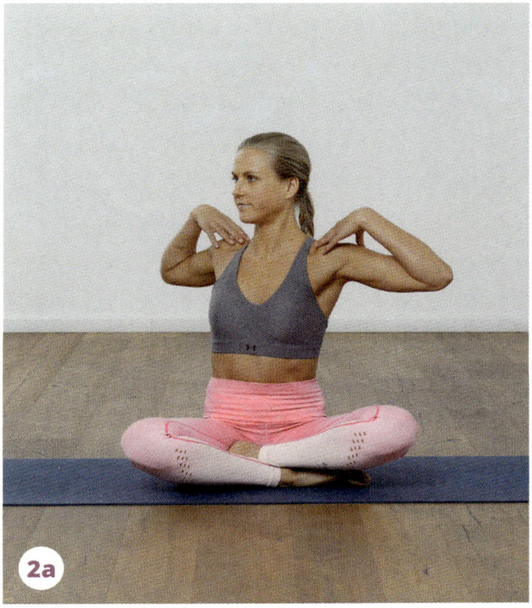
2a

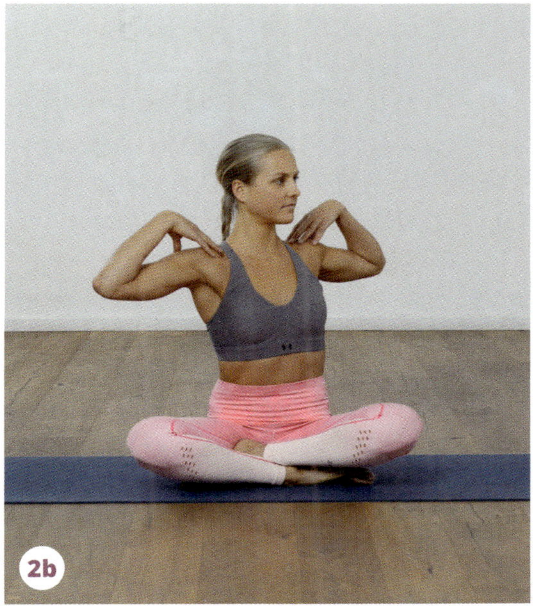
2b

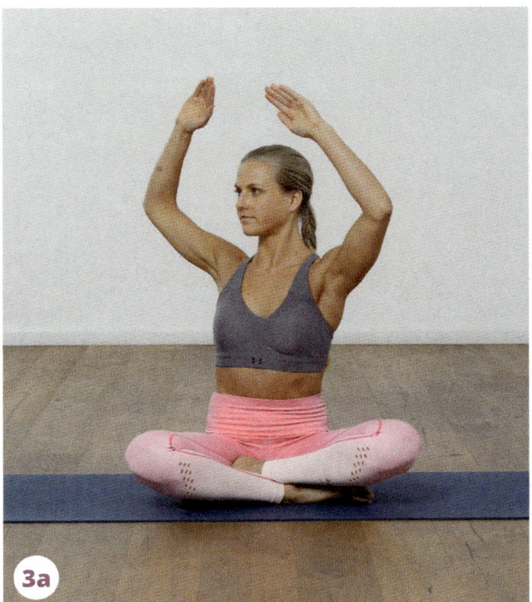
3a

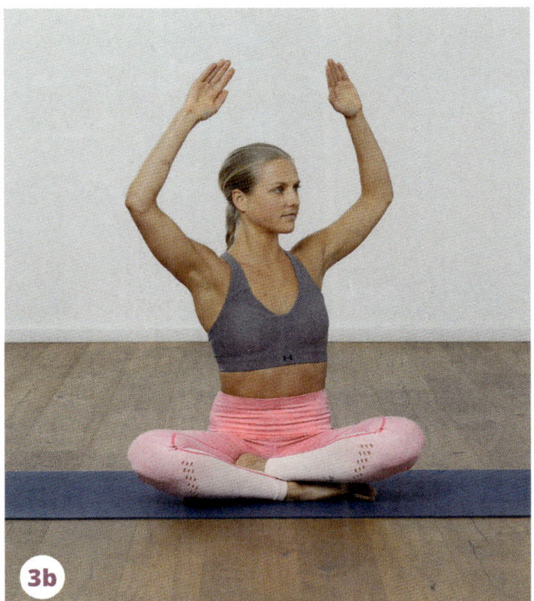
3b

Übung 2: In der Wirbelsäulendrehung entspannen

Technik: Fasziendehnung

1. Legen Sie sich mit der Seite, zu der Sie im Test einfacher drehen konnten, auf eine Gymnastikmatte. Das untere Bein strecken Sie aus, das obere Bein winkeln Sie 90 Grad an, sodass das Knie vor dem Becken am Boden zum Liegen kommt. Greifen Sie mit der Hand des unteren Armes das angewinkelte Knie und fixieren Sie es so am Boden.
2. Drehen Sie Ihren ganzen Oberkörper nun so, dass Sie auf dem Schulterblatt zum Liegen kommen, die obere Schulter nach hinten Richtung Boden fällt und in der Wirbelsäule eine Verdrehung entsteht. Führen Sie den oberen Arm über den Körper, sodass der Arm auf der anderen Seite am Boden zum Liegen kommt oder so weit es geht. In der Wirbelsäule wird dadurch die Rotation verstärkt. Halten Sie diese Position für 1,5 Minuten, während Sie tief ein- und ausatmen. Lassen Sie sich in jeder Ausatmung weiter in die Position sinken. Die Endposition ist erreicht, wenn Sie das angewinkelte Knie am Boden halten können und möglichst beide Schultern am Boden aufliegen.
   Drehen Sie sich zurück in die Seitenlage und legen Sie sich auf die andere Seite. Folgen Sie den Schritten 1 und 2 auch auf dieser Seite. Sollten Sie feststellen, dass die Verdrehung auf dieser Seite leichter geht, was nach dem vorherigen Test zu erwarten wäre, arbeiten Sie hier für 1 Minute. Haben Sie das Gefühl, dass die Rotation gleich schwer ist, bleiben Sie auch für 1,5 Minuten in dieser Position.

Wiederholungen: 1

Nachtest

Wiederholen Sie den Test und bewerten Sie, ob sich die Bewegung in der Seitwärtsdrehung ausgeglichen hat. Hat sich nichts oder kaum etwas verändert, nehmen Sie die Übungen in Ihren persönlichen Übungsplan auf. Auch bei einer positiven Veränderung können Sie die Übungen für einen nachhaltigen Erfolg trotzdem in Ihren Übungsplan aufnehmen, wenn Ihnen die Übungen guttun.

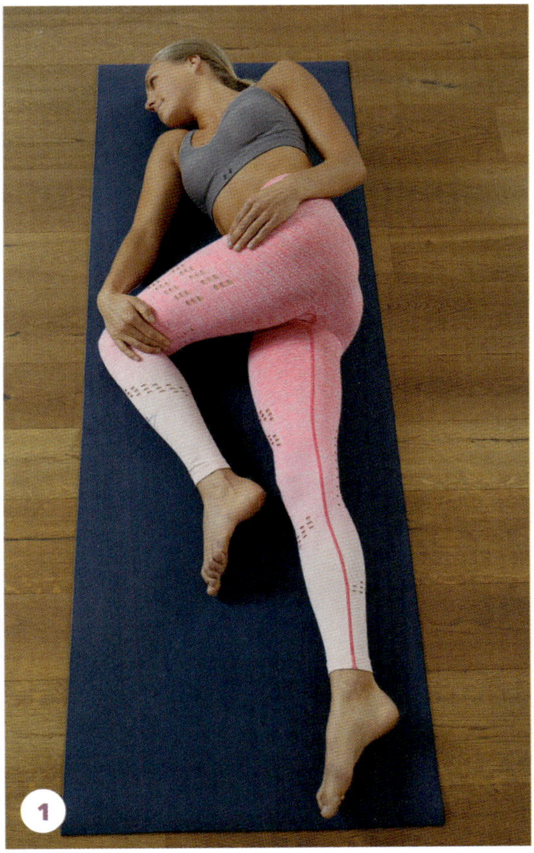
1

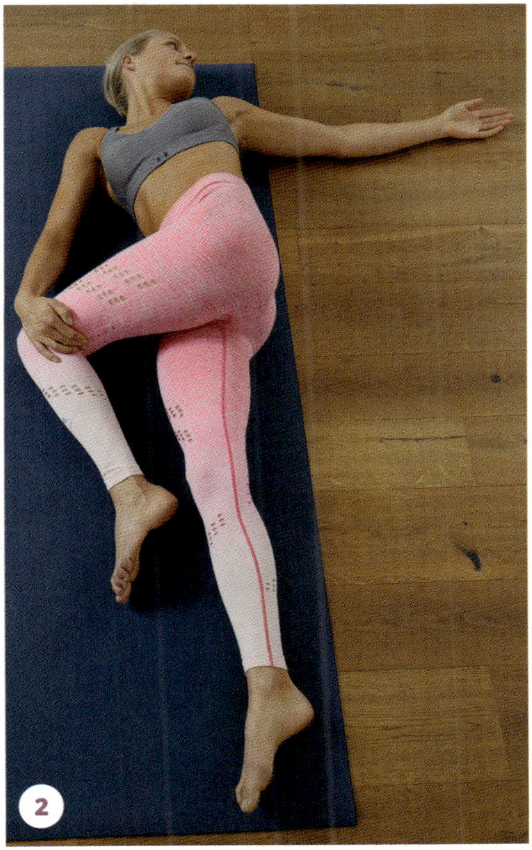
2

Schritt 4 – Lendenwirbelsäule ausgleichen

Test: Blockierte Wirbel fühlen

1. Stellen Sie sich hin. Alternativ können Sie auch sitzen, ohne dabei eine Lehne im Rücken zu haben. Nehmen Sie beide Hände nach hinten an die Wirbelsäule, sodass die Finger rechts und links circa 2 Zentimeter neben den knöchernen Dornfortsätzen der Wirbelsäule zum Liegen kommen. Was Sie spüren, sind die kräftigen Rückenstreckermuskeln mit den darunter liegenden Querfortsätzen der Wirbelsäule. Kommen Sie wegen einer Einschränkung im Schultergürtel nicht so weit nach hinten, gehen Sie zu dem Abschnitt über die Schulter ab Seite 76 und behandeln Sie auch Ihre Schulter. Fühlen Sie von der obersten Stelle am Rücken, die Sie mit beiden Händen erreichen können, durch die Muskeln in die Tiefe. Versuchen Sie im Rechts-links-Vergleich zu spüren, ob eine Seite mehr Spannung hat und ob in der Tiefe der knöcherne Querfortsatz auf einer Seite dominanter heraussteht. Ein Herausstehen würde auf eine Wirbelverdrehung hinweisen. Falls Sie die Querfortsätze nicht unter den Muskeln fühlen können, ist ein anderer Indikator, dass diese Stelle mehr schmerzt als auf der anderen Seite.
2. Gehen Sie Wirbel für Wirbel nach unten, jeweils in einem Abstand von 3 Zentimetern. Bewerten Sie jeden Wirbel, bis Sie unten am knöchernen Beckenring angekommen sind, und notieren Sie sich die auffälligen Bereiche.

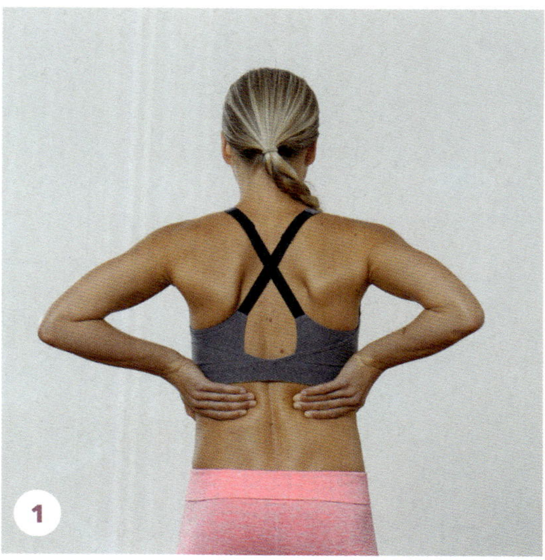
1

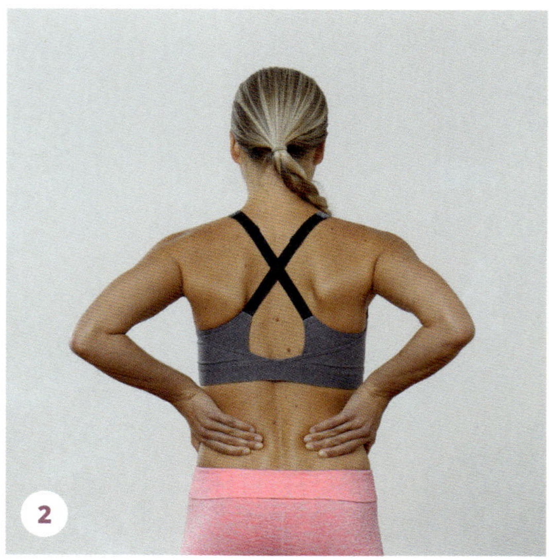
2

Übung: Wirbelsäule mit Druck ausgleichen

Technik: Mobilisation der Wirbel

1. Starten Sie an der obersten Position, die im Test auffällig war.
2. Bleiben Sie mit den Fingern, dem Daumen oder den Knöcheln an der auffälligen Seite am obersten Wirbelkörper und drehen Sie den gesamten Oberkörper von dieser Seite weg, indem Sie die Schulter dieser Seite nach vorn bewegen und die andere nach hinten. Das Becken bleibt dabei stabil und dreht nicht mit. Die Rotation sollte so weit gehen, solange Sie die Bewegung unter den Fingern am gehaltenen Wirbel spüren.
3. Neigen Sie zusätzlich den Oberkörper von dieser Seite weg, bis auch dort die Bewegung unter Ihren Fingern ankommt. Die Schulter der anderen Seite zieht also Richtung Boden.

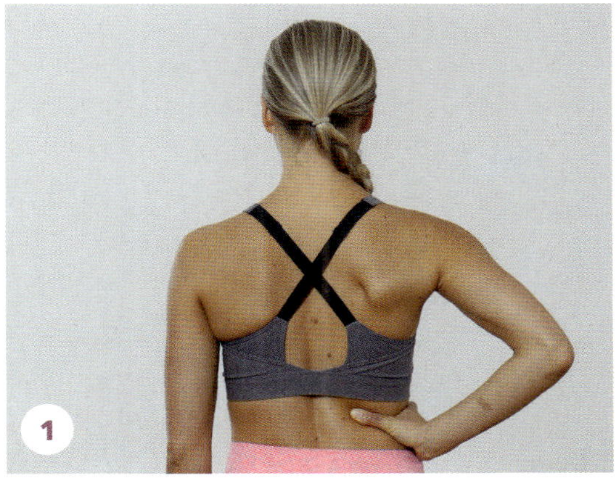

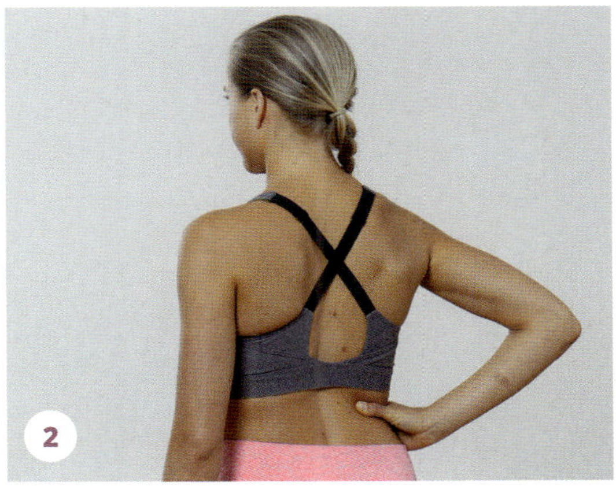

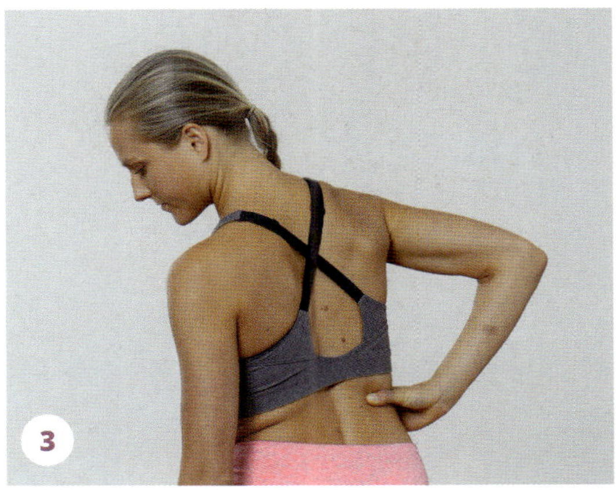

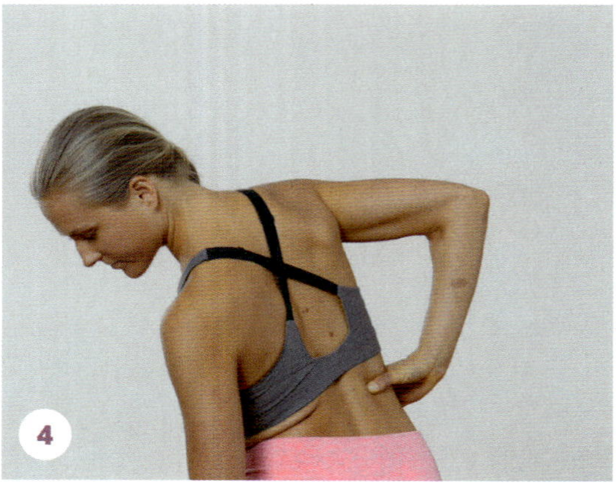

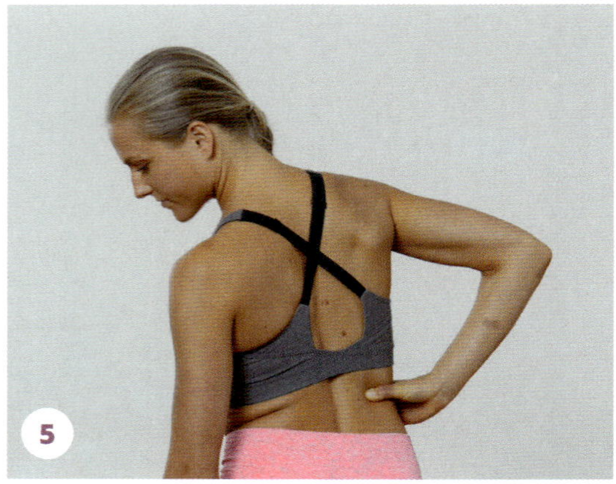

4. Geben Sie mit den Fingern, Daumen oder Knöcheln in jeder Ausatmung einen leichten, anhaltenden Schub am Querfortsatz des Wirbelkörpers nach vorn Richtung Bauch, während Sie mit dem Oberkörper die Drehung über die Schulter verstärken. Sie drehen also den Oberkörper in die gleiche Richtung wie vorher weiter, dem Druck der Hand folgend. Die Bewegung ist nicht sehr groß und sollte nur etwa 10 bis 20 Zentimeter betragen.
5. Kommen Sie in der Einatmung in die Position zurück, die Sie in Schritt 3 eingenommen hatten, und lockern Sie ein wenig den Druck am Querfortsatz des Wirbelkörpers. Auf diese Weise drehen Sie mit dem Schub am Querfortsatz für weitere 6-mal vor und wieder zurück, bevor Sie an den nächsten Querfortsatz gehen, der im Test auffällig war. Wiederholen Sie dort das Gleiche wie in den Punkten 2 bis 5 beschrieben. Üben Sie so an allen auffälligen Wirbelkörpern.

Wiederholungen: 1 (vom obersten bis zum untersten Querfortsatz)

Nachtest

Wiederholen Sie den zu diesem Schritt eingangs beschriebenen Test und bewerten Sie, ob sich die auffälligen Positionen an der Wirbelsäule ausgeglichen haben. Hat sich nichts oder kaum etwas verändert, nehmen Sie die Übung in Ihren persönlichen Übungsplan auf. Auch bei einer positiven Veränderung können Sie die Übung für einen nachhaltigen Erfolg trotzdem in Ihren Übungsplan aufnehmen, wenn Ihnen die Übung guttut.

Schritt 5 – Wirbelsäule in Seitwärtsneigung ausgleichen

Test: Muskellängentest des Lendenmuskels (*Musculus quadratus lumborum*)

1. Stellen Sie sich frontal vor einen Spiegel, in dem Sie sich ganz sehen können. Machen sie eine Neigung mit dem Oberkörper nach rechts, indem Sie mit Ihrer rechten Hand den seitlichen Oberschenkel bis zum Knie hinunterfahren. Achten Sie darauf, dass Sie weder nach vorn noch nach hinten ausweichen, sondern genau in der Seitneigung bleiben.
2. Kommen Sie nach oben zurück und neigen Sie sich auf die linke Seite. Eine normale Länge hat der Muskel, wenn man beidseits problemlos bis zum seitlichen Knie kommt. Bewerten und notieren Sie sich, auf welcher Seite Sie gegebenenfalls nicht so weit kommen und ob Sie ein Ziehen oder Schmerzen im unteren Rücken verspüren.

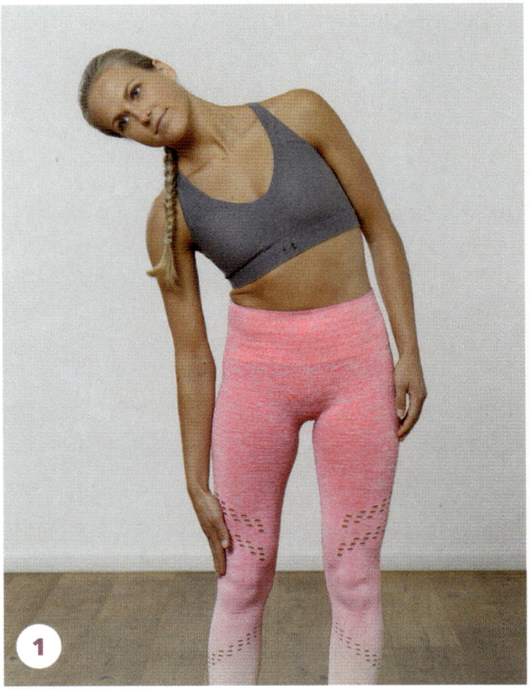

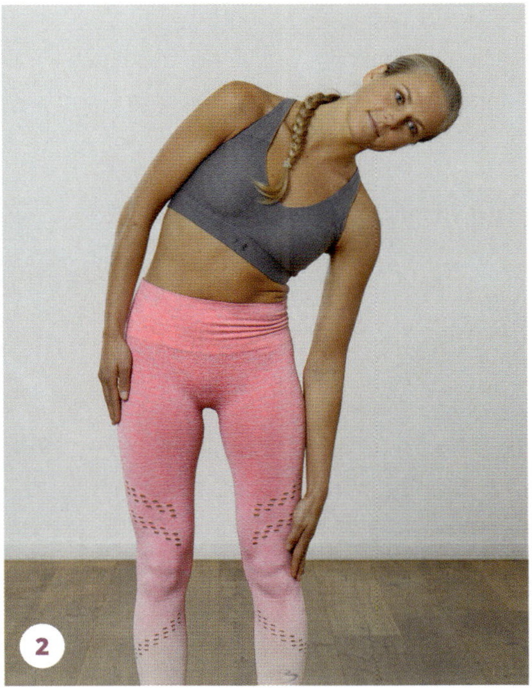

Übung 1: Seitwärtsneigung verbessern

Technik: Fasziendehnung

1. Setzen Sie sich im Schneidersitz auf eine Gymnastikmatte. Ist es Ihnen nicht möglich, im Schneidersitz zu sitzen, dann stellen Sie die Beine angewinkelt vor sich auf oder setzen Sie sich auf einen Stuhl. Beugen Sie den Oberkörper zu der Seite, an der Sie im Test mit der Hand nicht so weit hinunterkamen. Halten Sie das Gesäß am Boden beziehungsweise auf der Sitzfläche.
2. Den Arm der anderen Seite strecken Sie über den Kopf und nehmen ihn mit in die Seitneigung. Die Hand der Seite, zu der Sie sich beugen, stellen sie so weit vom Körper entfernt am Boden auf, dass Sie maximal weit in die Dehnung kommen und die Hand als Stütze dient.
3. Starten Sie mit kleinen, rhythmischen Wippbewegungen, indem Sie über den oberen Arm weiter in die Dehnung ziehen und wieder zurückfedern. Achten Sie darauf, dass Sie nicht zu weit in die Aufrichtung zurückkommen, sondern immer am Bewegungsende der Seitneigung arbeiten. Das Wippen ist sehr klein und kontinuierlich. Das Gesäß schieben Sie Richtung Boden, damit es sich nicht abhebt. Arbeiten Sie so für mindestens 1,5 Minuten. Hatten Sie auch ein Ziehen auf der anderen Seite verspürt, behandeln Sie nun diese wie in den Punkten 1 bis 3 beschrieben.

Wiederholungen: 1

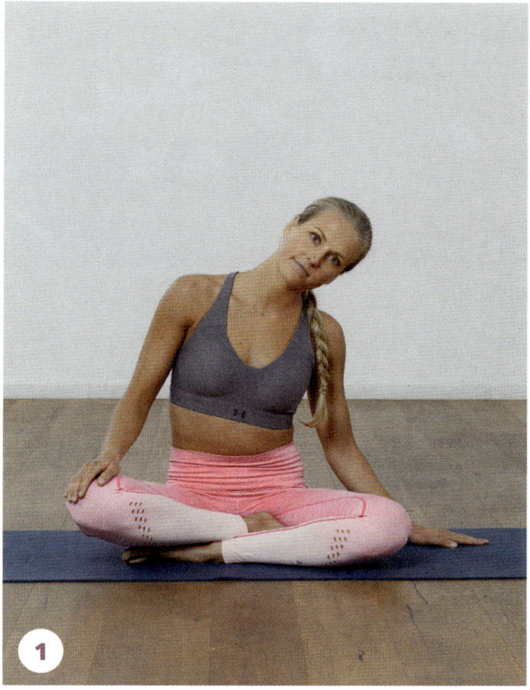
1

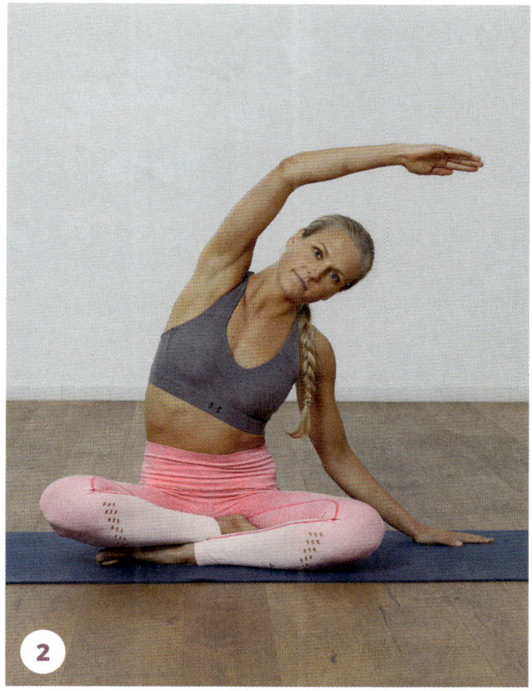
2

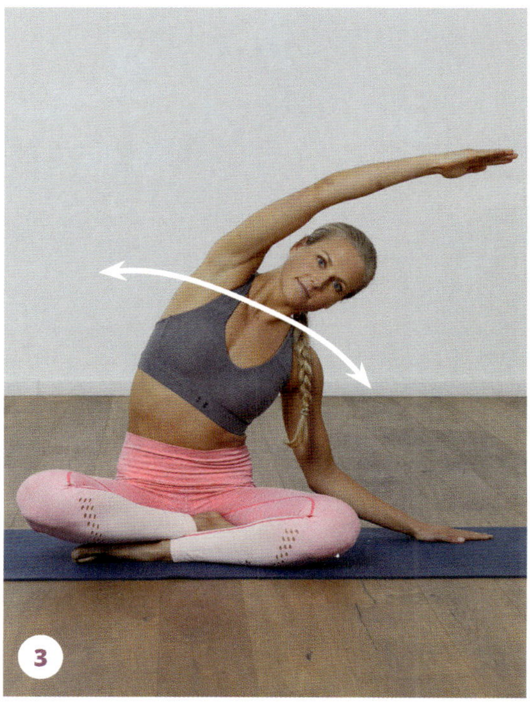
3

Übung 2: In der Seitwärtslagerung entspannen

Technik: Lagerung

Nehmen Sie sich mehrere Kissen und legen Sie sich auf eine Gymnastikmatte am Boden oder alternativ auf ein Sofa. Legen Sie sich so hin, dass die Seite oben ist, die dem Test nach verkürzt ist. Die Kissen platzieren Sie genau unter der Taille, sodass Sie in der ganzen oberen Körperseite, in den Muskeln, der Wirbelsäule und der Zwischenrippenmuskulatur eine gute Dehnung verspüren. Der Oberkörper, das Becken und die Beine liegen entspannt und halbwegs gestreckt auf der Unterlage. Ein Kissen stützt Nacken und Kopf. Verweilen Sie in dieser Position anfangs für 3 bis 5 Minuten. Sie können das bis zu 20 Minuten steigern, um auch die kleinen Haltemuskeln und Bänder an der Wirbelsäule zu erreichen und einen lang anhaltenden Effekt zu erzielen.

Wiederholungen: 1

Hinweis: Machen Sie Übung 2 anstatt Übung 1 an Tagen, an denen Sie mehr Zeit haben.

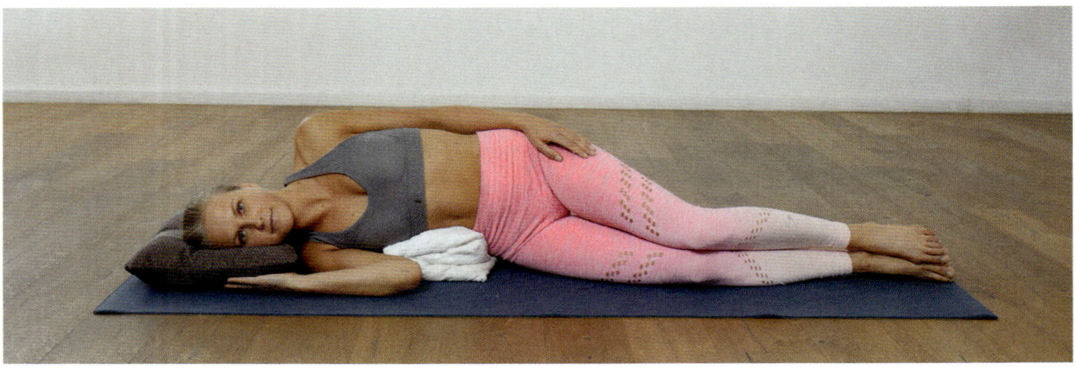

Nachtest

Wiederholen Sie den zu diesem Schritt eingangs beschriebenen Test im Stehen erneut und bewerten Sie, ob sich die Bewegung in der Seitneigung ausgeglichen hat. Hat sich nichts oder kaum etwas verändert, nehmen Sie die Übungen in Ihren persönlichen Übungsplan auf. Auch bei einer positiven Veränderung können Sie die Übungen für einen nachhaltigen Erfolg trotzdem in Ihren Übungsplan aufnehmen, wenn Ihnen die Übungen guttun.

Schritt 6 – Zwerchfell ausgleichen

Test: Spannungen am Zwerchfellrand erfühlen

1. Setzen Sie sich bequem auf einen Stuhl. Platzieren Sie Ihre Finger so, dass sich die Spitzen der Mittelfinger unter dem Brustbein treffen und die anderen Finger seitlich entlang des Rippenbogens aufliegen.
2. Beugen Sie den Oberkörper leicht nach vorn, sodass die Spannung im Bauch etwas nachlässt, und ertasten Sie die Unterkante des Rippenbogens. Wenn Sie dies das erste Mal machen, testen Sie besser eine Seite nach der anderen. Geben Sie zuerst mit den rechten Fingern einen Druck unter den Rippen nach innen und dann nach oben und außen. Erfühlen Sie, ob das Gewebe weich ist und Sie leicht hinter die unterste Rippe hineinkommen oder ob Sie Spannung oder Schmerz fühlen. Machen Sie das Gleiche auf der linken Seite und bewerten Sie auch dort die Spannung.
3. Gehen Sie anschließend mit der Hand 10 Zentimeter weiter nach außen. Machen Sie dort das Gleiche wie in Schritt 2 beschrieben. Notieren Sie sich, wo Sie vermehrt Spannung oder Schmerz gespürt haben oder ob Sie sogar an einer Stelle gar nicht unter die Rippen gekommen sind.

Hinweis: Kontraindiziert sind sowohl dieser Test als auch die nachfolgende Übung für alle mit Gallensteinen, einer Milzvergrößerung und einem Aortenaneurysma im Bauch!

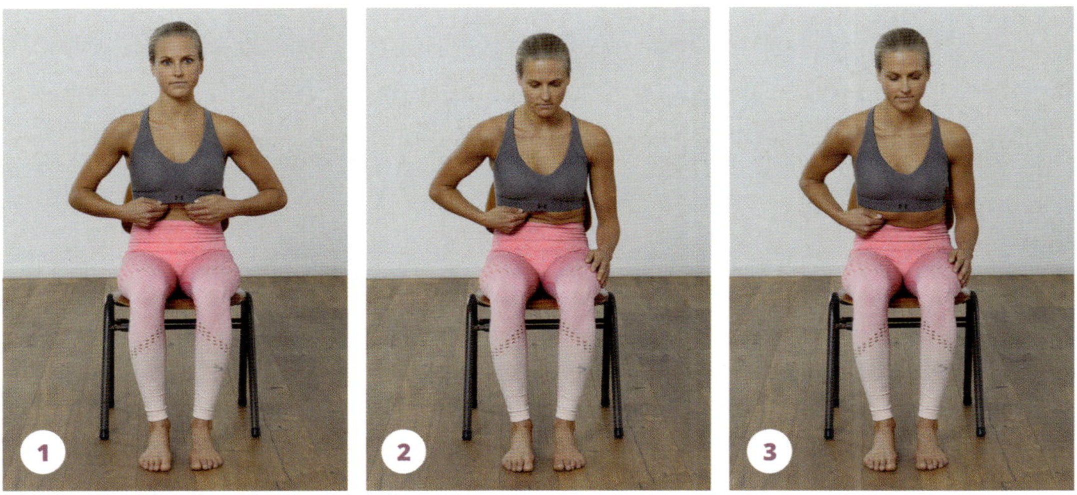

Übung: Zwerchfell entspannen

Technik: Muskelmassage

1. Nehmen Sie die gleiche Position wie im Test beschrieben ein. Starten Sie mit der Seite, die im Test am meisten Spannung hatte, aber immer an der inneren Position. Gehen Sie mit den Fingern der gleichen Hand hinter den Rippen so weit wie möglich nach oben und machen Sie von dort einen langsamen, sanften Zug nach außen und vorn, also von Ihrem Körper weg. Dieser Zug dehnt sanft das Zwerchfell. Atmen Sie bei jedem Gewebezug aus, um die Spannung zu reduzieren. Am Ende jeder Ausatmung machen Sie jeweils noch eine sanfte Massagebewegung mit den Fingern.
2. Beim Einatmen lösen Sie den Druck nur leicht, um beim nächsten Ausatmen wieder tiefer hinter den Rippenbogen zu sinken und erneut einen Zug nach außen zu geben.
3. Wechseln Sie dann zu weiter außen gelegenen Stellen, falls dort auch Spannungen waren, und machen Sie dort das Gleiche wie in den Punkten 1 und 2 beschrieben. Hatten Sie auch Spannungen auf der anderen Seite, behandeln Sie nun diese wie in den Punkten 1 bis 3 beschrieben.

Wiederholungen: 5 (pro Stelle)

Nachtest

Wiederholen Sie den zu diesem Schritt eingangs beschriebenen Test und bewerten Sie, ob sich die Spannungen im Zwerchfell reguliert haben. Hat sich nichts oder kaum etwas verändert, nehmen Sie die Übung in Ihren persönlichen Übungsplan auf. Auch bei einer positiven Veränderung können Sie die Übung für einen nachhaltigen Erfolg trotzdem in Ihren Übungsplan aufnehmen, wenn Ihnen die Übung guttut.

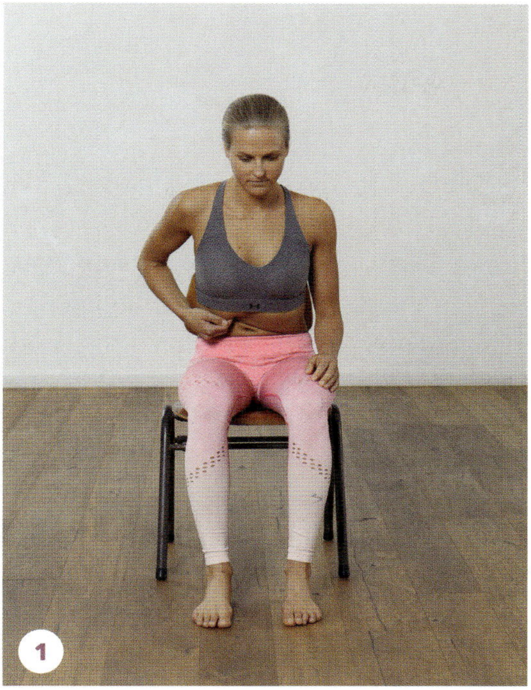
1

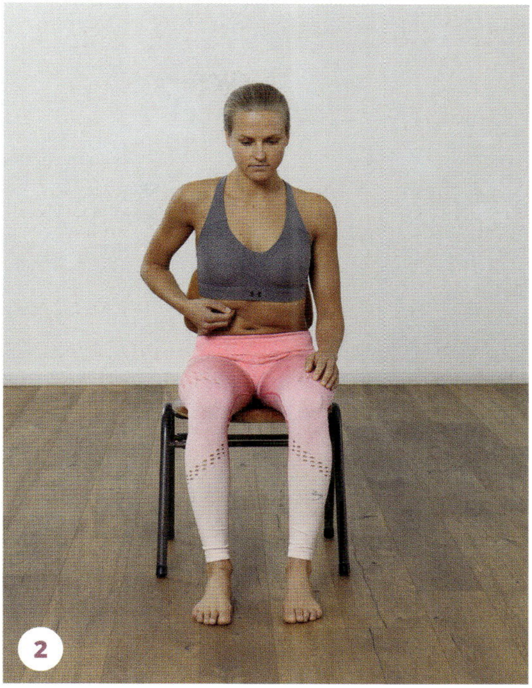
2

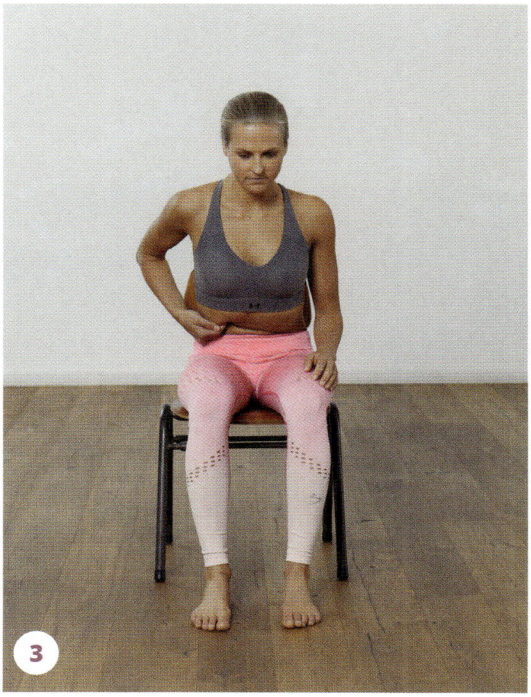
3

Körperbereich Becken und Hüfte

Beschwerdebilder: Hüftgelenksschmerzen, ISG-Blockade, Hüftschnappen, Beckenschiefstand, Piriformis-Syndrom

Das Becken besteht ursprünglich aus drei einzelnen Knochen. Ab dem Alter von etwa 13 Jahren sind diese beim Menschen komplett miteinander verwachsen. Der hintere Teil der beiden Beckenschaufeln bildet mit dem Kreuzbein ein Gelenk auf jeder Seite, das Kreuz-Darmbein-Gelenk (Iliosakralgelenk oder ISG), wobei das Kreuzbein zwischen den beiden Beckenschaufeln sitzt. Das Iliosakralgelenk ist wichtig, denn es gleicht die Kraft, die zwischen diesen beiden Knochen beim Laufen entsteht, aus.

Physiologisch muss das Becken beim Gehen nach vorn und hinten kippen können, je nachdem, welches Bein das Schwungbein ist. Das Becken führt dabei eine gekoppelte Bewegung beim Gehen aus, das heißt, es geschehen mehrere Bewegungen gleichzeitig: Das Becken vom Standbein kippt nach vorn, dreht nach innen und kippt oben nach außen ins sogenannte »Outflare« – das heißt, die Beckenschaufel öffnet sich im oberen Iliosakralgelenk. All das passiert auf verschiedenen Achsen. Das Becken vom Schwungbein bewegt sich genau andersherum, es kippt nach hinten, rotiert nach außen und kippt oben nach innen ins sogenannte »Inflare« – das heißt, die Beckenschaufel öffnet sich im unteren Iliosakralgelenk.

In der Osteopathie haben wir für jede dieser Bewegungen einen eigenen Test. Für unser Buch wäre es allerdings viel zu komplex, auf all diese Tests einzugehen. Überdies ist es auch nicht vonnöten, da die Bewegungen letztlich meist zusammen blockiert sind. Das bedeutet, dass das Becken eine der beiden gekoppelten Bewegungen meist gut ausführen kann, sich jedoch in die entgegengerichtete gekoppelte Bewegung nicht so gut oder gar nicht bewegen kann. Sie fragen sich bestimmt, wie so eine Blockade entstehen kann. Dafür gibt es viele Gründe, die wichtigsten sind:

- Verletzungen zum Beispiel am Sprunggelenk,
- Hüftgelenks- oder Knieoperationen,
- ein anatomisch kürzeres Bein,
- einseitig verspannte oder verkürzte Muskeln am Becken selbst, wie beispielsweise der birnenförmige Muskel *(Musculus piriformis)* oder der vierköpfige Oberschenkelmuskel *(Musculus quadriceps).*

Im Grunde kann jeder Muskel, der am Becken ansetzt und eine Fehlspannung aufweist, eine Blockade im Becken verursachen. Außerdem muss man an Blockaden des Kiefergelenks und an Fehlspannungen auf den Schädelfaszien denken. Denn wie bereits im craniosacralen Teil des Buches ab Seite 42 beschrieben, gehen die Hirnhäute innen in der Wirbelsäule weiter und bilden den Duralschlauch (Abbildung Seite 43), der am Kreuzbein ansetzt und so auch dieses mit in eine Blockade zieht. Auch die inneren Organe haben über ihre faszialen Anheftungen an der Rückwand und der Wirbelsäule, die wiederum mit dem Becken in Verbindung stehen, einen Einfluss auf das Iliosakralgelenk. Das Iliosakralgelenk wird sogar in Fachkreisen als »Mülleimer « der Organe bezeichnet, da es oft der Leidtragende ist.

Wie Sie sehen werden, nimmt der Abschnitt über das Becken sowie das zugehörige Test- und Übungsprogramm vergleichsweise viel Raum im Buch ein. Das ist der Wichtigkeit dieses Bereiches für die Gesundheit geschuldet. Lassen Sie uns hierfür die Auswirkungen auf den ganzen Körper ansehen, um die zentrale Rolle des Beckens zu verstehen.

Wie bereits beschrieben, sollte sich das Becken frei in beide Richtungen bewegen können. Kann es das nicht, bleibt eine Beckenschaufel in einer Bewegung hängen, wie zum Beispiel in der Vorwärtskippung – das ist im Übrigen der häufigste Befund im Becken. Durch die Unfähigkeit des Beckens, sich dann nach hinten zu bewegen, wird dieses Bein physiologisch länger im Vergleich zur anderen Seite, da der Oberschenkelkopf im Hüftgelenk weiter nach unten gedrückt wird. Allerdings ist es für unseren Körper essenziell wichtig, auf einer gleichen Höhe zu stehen. Über die Füße wird das Gleichgewichtsempfinden bis hin zum Gleichgewichtsorgan im Mittelohr übertragen. Sind die Beine unterschiedlich lang, unternimmt der Körper eine Menge Maßnahmen, dass zumindest der Schädel gerade oben aufsitzt. Kompensatorische Maßnahmen des Körpers sind:

- die typische Skoliose in der Wirbelsäule (S-Formen der Wirbelsäule, von hinten betrachtet),
- Blockierungen in Wirbelgelenken,
- der Schulterhochstand auf einer Seite,
- Halswirbelsäulenblockaden wie ein Atlasschiefstand und
- Fehlzüge auf den Verdauungsorganen, wie zum Beispiel eine offene Ileozäkalklappe (diese Klappe ist der Übergang vom Dünndarm in den Dickdarm).

Aber nicht nur nach oben wirkt sich so ein Beckenschiefstand aus, nein, auch das gesamte Bein geht in eine Kompensation, wobei sich der Ober- und Unterschenkel leicht gegeneinander verdrehen, um die Fehlbelastung des Hüftgelenks auszugleichen. Dazu kommt, dass meist ebenfalls das Knie mit betroffen ist und unter der Fehlbelastung leidet. Auch das obere Sprunggelenk blockiert, um der Fehlbelastung des Unterschenkels entgegenzuwirken.

Wie Sie sehen, wird so gut wie jede Struktur im Körper durch einen Beckenfehlstand beschäftigt. Deshalb wird in der osteopathischen Praxis das Becken immer mitangeschaut und behandelt, selbst wenn es um Probleme in einem ganz anderen Körperbereich geht.

Bis jetzt haben wir uns nur angesehen, was passiert, wenn eine Seite des Beckens in der Kippung nach vorn blockiert ist. Es ist aber auch möglich, dass beide Becken nach vorn kippen und dort blockiert sind. Jedoch gibt es immer eine Seite, die stärker belastet ist, weswegen wir diesen Fall hier im Buch ebenso zu einem Beckenschiefstand zählen. Auch hier findet sich ein längeres und ein kürzeres Bein und es greift alles, was zum Beckenschiefstand beschrieben wurde, genauso, nur dass der Körper nicht ganz so viel ausgleichen muss.

Beckenschiefstand – das klassische Verständnis

Info

In der klassischen Sichtweise versteht man unter einem Beckenschiefstand, dass eine Beckenseite nach vorn kippt und die andere nach hinten blockiert ist. Hier ist der Unterschied der Beinlängen oder der Höhen der Beckenkämme am größten und der Körper muss am meisten ausgleichen.

Das Hüftgelenk

Das nächste Gelenk, das wir uns genauer anschauen wollen, ist das Hüftgelenk. Es wird aus dem Oberschenkelkopf und der Hüftgelenkpfanne in der seitlichen Beckenschaufel gebildet. Genauso wie das Schultergelenk ist das Hüftgelenk ein Kugelgelenk, das einen hohen Bewegungsspielraum in alle Richtungen hat. Es wird gestärkt durch mehrere Bänder, die es an Ort und Stelle halten. Dies geschieht zusammen mit einigen Muskeln, die sowohl für die Bewegung als auch für die Stabilität wichtig sind.

Das Hüftgelenk leidet genauso unter einem Beckenschiefstand wie der restliche Körper. Wir hatten bereits auf Seite 151 beschrieben, dass der Oberschenkelkopf bei einer Vorwärtskippung im Becken nach unten gedrückt wird und das Bein dadurch länger wird. Nun wird der Oberschenkelkopf aber nicht nur nach unten gedrückt, sondern rutscht in der Gelenkpfanne auch in den vorderen oberen Bereich, wo ein Fehlkontakt am Knorpel entsteht. Man kann das oft durch ein Knacken hören, wenn man mit dem Bein ausladende Kreisbewegungen macht. Dass dieser Fehlabrieb über längere Zeit zu Arthrose im Hüftgelenk führen kann, ist naheliegend. Genauso muss hier betont werden, dass die meisten Hüftoperationen vermieden werden könnten, würde man das Becken und die Hüfte frühzeitig behandeln. Zwei wichtige Muskeln sind an dieser Fehlstellung in der Hüfte immer beteiligt, da Sie sich automatisch verkürzen, um dem Gelenk mehr Stabilität zu geben: der mittlere Gesäßmuskel *(Musculus glutaeus medius)* und der Schenkelbindenspanner *(Musculus tensor fasciae latae).* Ersterer ermöglicht eine Seitwärtsöffnung des Beins, also die Abduktion, sowie – über den vorderen Anteil des Muskels – eine Drehung des Beins nach innen. Der Schenkelbindenspanner ist ebenfalls an der Abspreizung des Oberschenkels beteiligt. In der Übungsreihe für das Becken haben wir diese beiden Muskeln bei der blockierten Vorwärtskippung berücksichtigt.

Ein anderer wichtiger Muskel, den wir hier noch erwähnen wollen, ist der birnenförmige Piriformis-Muskel *(Musculus piriformis).* Er verläuft tief im Gesäß vom Kreuzbein bis zum Oberschenkel und dreht den Oberschenkel bei Anspannung nach außen. Unter dem Piriformis zieht der Ischiasnerv hindurch, was bei einer Fehlspannung zu den typischen Symptomen einer Ischialgie – oder umgangssprachlich einfach nur Ischias – führen kann. Das sind ein Kribbeln oder Schmerzen im Gesäß, die typischerweise im Bein von der Wade bis zu den Zehen ausstrahlen. Beim sogenannten Piriformis-Syndrom kann es auch zu Schmerzen im unteren Rücken kommen. Auch wenn der Piriformis selbst die Ischialgie nicht verursacht, ist der Piriformis-Muskel meistens bei solchen Beschwerden mitbeteiligt und muss entspannt werden.

Nachdem Sie nun wissen, welche Strukturen auf welche Weise an Beschwerden im Becken und damit verbundenen Bereichen beteiligt sein können, kommen wir in die Umsetzung. Lassen Sie uns mit den Tests und Übungen starten. Sind Sie bereit?

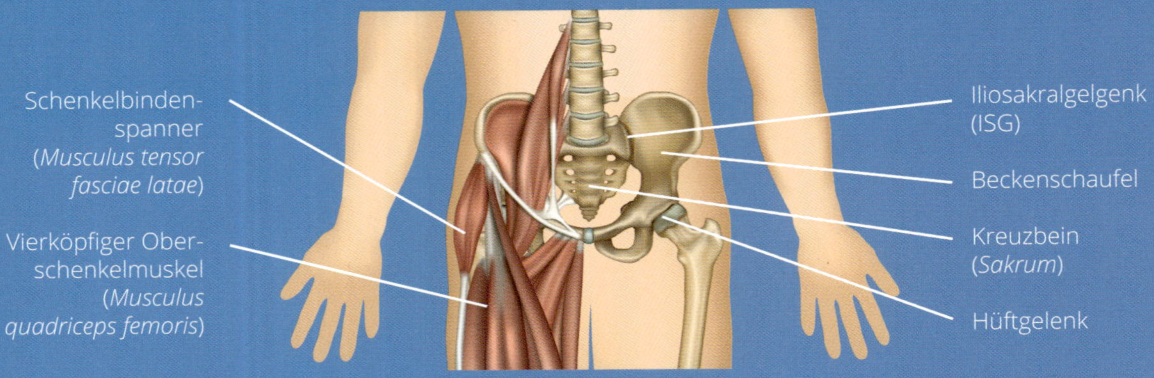

Das Bild zeigt die Beckenschaufel mit dem Hüftgelenk und den wichtigen Psoasmuskel, der stark an der Wirbelsäulendynamik beteiligt ist.

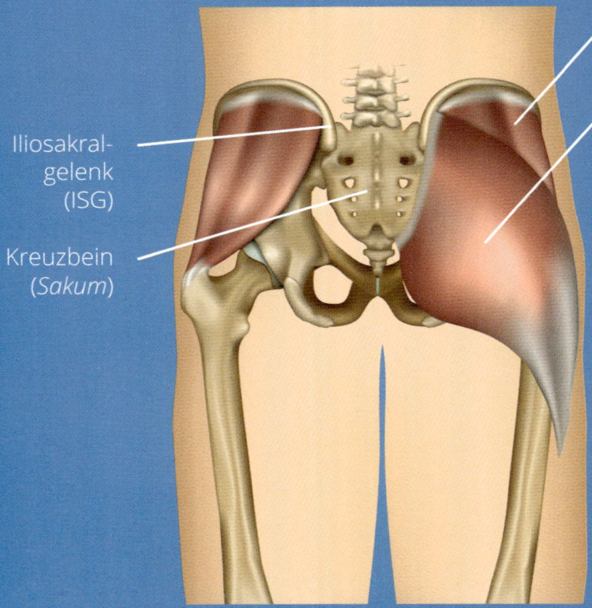

Die Gesäßmuskulatur verbindet das Becken und das Kreuzbein mit den Oberschenkelknochen und hat damit Einfluss auf die Beckenstellung und das Hüftgelenk.

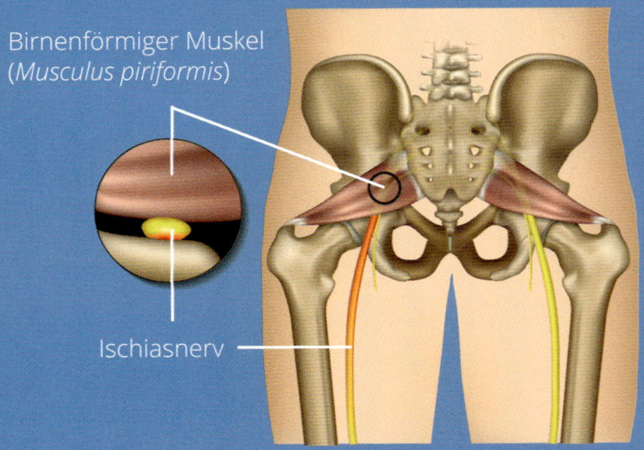

Beim Piriformis-Syndrom wird der Ischiasnerv durch den birnenförmigen Piriformis-Muskel eingeklemmt, was zu den typischen Ischiasschmerzen führen kann.

Schritt 1 – Becken ausgleichen

Test: Beckenschiefstand

1. Stellen Sie sich in Unterwäsche frontal vor einen Spiegel, in dem Sie sich ganz sehen können. Legen Sie die Hände seitlich auf die Beckenschaufeln, sodass die Finger gerade nach vorn zeigen. Bewerten Sie, ob eine Hand höher liegt als die andere.
2. Nun stellen Sie sich seitlich vor den Spiegel. Die Hand der Seite, die zum Spiegel schaut, liegt immer noch seitlich auf der Beckenschaufel. Die Finger schauen nach vorn. Liegt Ihre Hand mittig auf ihrer Beckenschaufel, sollte der Mittelfinger direkt auf einem knöchernen Vorsprung aufliegen. Gleiten sie von dort mit den Fingern noch etwa 2 bis 4 Zentimeter am Knochen nach unten entlang, bis Sie die Unterkante des knöchernen Vorsprungs spüren. An diesem Vorsprung ist der große Oberschenkelmuskel befestigt. Sind Sie sich nicht sicher, ob Sie an der richtigen Stelle sind, heben Sie das Bein etwas an. Sie sollten jetzt die Anspannung des vorderen Oberschenkelmuskels spüren.
3. Nehmen Sie sich einen Stift und zeichnen Sie direkt unter dem Vorsprung eine Linie ein oder markieren Sie diese mit einem Klebestreifen.
4. Legen Sie die Hand wieder oben an der seitlichen Beckenschaufel entlang auf, diesmal jedoch so, dass die Finger nach hinten den Beckenknochen entlangzeigen und der Daumen oben auf der Beckenschaufel aufliegt. Je nach Körperumfang kommen Sie mit den Fingerspitzen genau auf einem Knochenvorsprung hinten zum Liegen. Falls Sie den Vorsprung nicht sofort fühlen, gleiten Sie eventuell noch ein Stückchen weiter nach hinten und suchen Sie mit den Fingern tief im Gewebe die Region ab.
5. Zeichnen Sie unter dem Vorsprung eine Linie ein.
6. Bewerten und notieren Sie anhand der folgenden Auswertung, auf welcher Höhe die Vorsprünge liegen. Anschließend wiederholen Sie das Gleiche auf der anderen Seite.

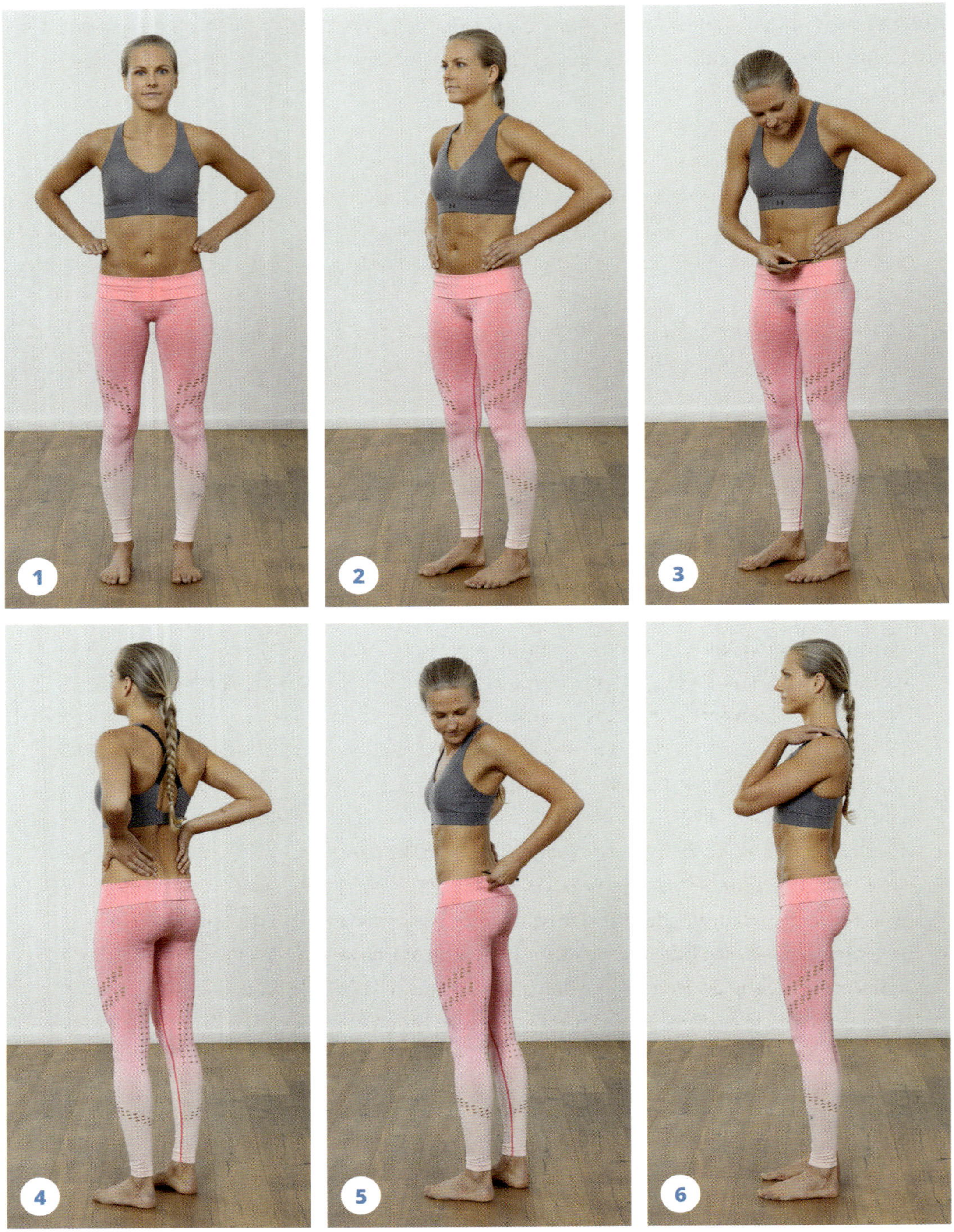
1
2
3
4
5
6

Auswertung: Normalerweise befindet sich die Beckenseite, die Sie im Test unter Punkt 1 höher wahrgenommen haben, in der Vorwärtskippung. Anschließend werten Sie die markierten Linien aus:

- Ist die vordere Linie bei Frauen mehr als einen Daumen breit tiefer als hinten, dann ist das Becken nach vorn gekippt. Bei Männern besteht eine Kippung nach vorn bereits bei einem kleineren Abstand, also alles, was nicht auf einer Linie ist. Haben Sie eine Vorwärtskippung des Beckens bei sich festgestellt, dann machen Sie die Übungsreihe 1 bis 4, die im Folgenden aufgeführt ist.
- Finden Sie auf einer Seite, dass vorn im Vergleich zu hinten höher steht, dann befindet sich das Becken in einer Rückwärtskippung. Führen Sie hierfür die Übungsreihe 5 bis 7 durch.

Ergänzende Hinweise zum Beckentest

Info

Die Durchführung des Beckentests ist für viele nicht ganz einfach, da es vielen Menschen schwerfällt, die Vorsprünge zu erfühlen. Vor allem am hinteren erweist es sich häufig als problematisch. Je mehr Muskulatur oder Fettgewebe über dem knöchernen Becken liegt, desto schwieriger wird das Erfühlen. Generell kann man sagen: Etwa 80 Prozent der Menschen finden sich in dem Muster des nach vorn gekippten Beckens wieder, entweder auf einer Seite oder beidseits. Haben Sie ein Hohlkreuz, dann muss das Becken beidseits nach vorn gekippt sein. Unser Vorschlag für diesen Fall: Machen Sie die Übung für das nach vorn gekippte Becken beidseits. Für Leute mit einem geraden Rücken passt das Muster nicht. Aber dieser Typ Mensch neigt eher dazu, schlank zu sein, und sollte beim oben beschriebenen Test keine Schwierigkeiten haben. Insgesamt ist die vollständige Bewertung des Beckens sehr komplex, da die Möglichkeit besteht, dass Sie ein anatomisch längeres beziehungsweise kürzeres Bein haben (sehr selten) oder ein traumatisches Geschehen (eine Verletzung) stattgefunden hat. Solche Faktoren wie auch das Testen der kombinierten Bewegungen im Becken haben wir in dieses Buch nicht aufgenommen, denn wir möchten Ihnen ja Abläufe vorstellen, die Sie zu Hause durchführen können. Haben Sie bei der Einschätzung des Beckens Schwierigkeiten, empfehlen wir einen Besuch beim Osteopathen, der Ihre Beckensituation untersuchen kann, sodass Sie mit diesem Ergebnis zu Hause eigenständig weiterüben können.

Übungen zur Korrektur einer Beckenvorwärtskippung

Die folgenden vier Übungen sind zur Korrektur einer Vorwärtskippung des Beckens geeignet.

Übung 1: Becken nach hinten kippen

Technik: Mobilisation, Muskelenergietechnik (MET)

1. Hatten Sie im Test einen oder beide vorderen Beckenvorsprünge tiefer als hinten, dann legen Sie sich gerade ausgestreckt mit dem Rücken auf eine Gymnastikmatte. Starten Sie mit dem Bein, an dem der Unterschied der Kippung größer war, und ziehen Sie es zur Brust heran.
2. Umfassen Sie das Knie beziehungsweise den Unterschenkel mit beiden Händen und ziehen Sie das Bein so noch etwas weiter Richtung Brust, bis Sie merken, dass Sie am Bewegungsende angekommen sind.
   Vorsicht: Wer eine Verletzung im Knie hatte und noch Probleme hat, das Bein vollständig anzuwinkeln, der greift mit den Händen nur den Oberschenkel.
3. Führen Sie das Bein in einer Kreisbewegung nach außen, also das Knie Richtung Matte. Gehen Sie so weit nach außen, wie es für Sie angenehm ist, und ohne das Becken der anderen Seite mit anzuheben.
4. Lassen Sie das Bein los, führen Sie den Kreis nach unten fort und beenden Sie ihn, indem Sie das Bein wieder zur Brust heranziehen. Wiederholen Sie das 5-mal.
5. Anschließend ziehen Sie das Bein erneut bis zum Bewegungsende an Ihre Brust heran. Fixieren Sie die Stellung über Ihre Hände. Atmen Sie ein und geben Sie dabei mit dem Bein einen leichten Druck von etwa 20 Prozent Ihrer maximalen Kraft in Ihre Hände hinein, als ob Sie das angewinkelte Bein Richtung Decke bewegen wollten. Lassen Sie die Bewegung nicht zu. Halten Sie den Druck für 7 bis 10 Sekunden.
6. Atmen Sie aus, lösen Sie den Druck über das Bein und ziehen Sie es über Ihre Hände etwas weiter an die Brust heran, bis an die nächste Bewegungsgrenze. Wiederholen Sie die Punkte 5 und 6 insgesamt 3-mal. Hatten Sie den gleichen Befund am Becken der anderen Seite, behandeln Sie nun diese wie in den Punkten 1 bis 6 beschrieben.

Wiederholungen: 1

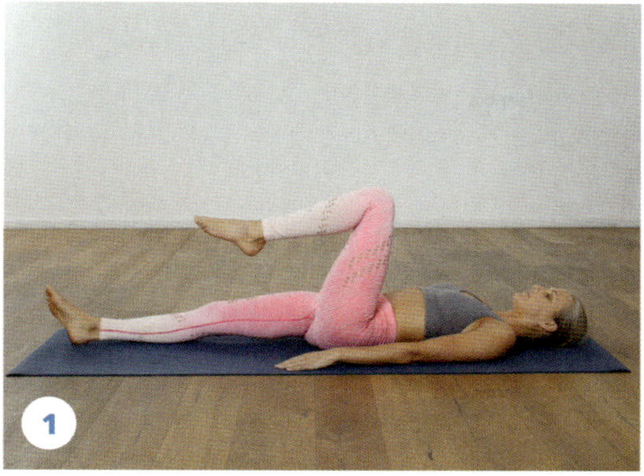
1

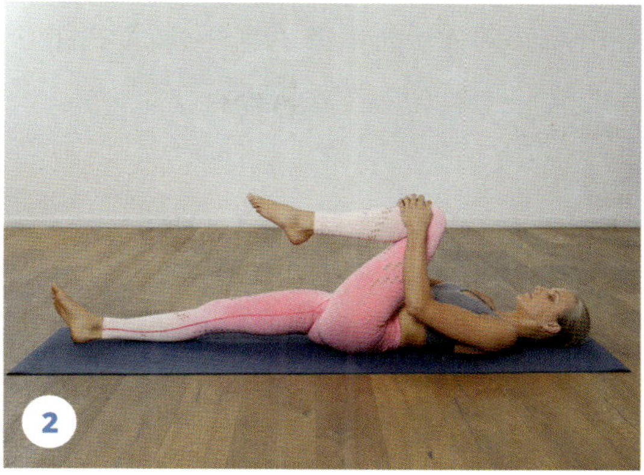
2

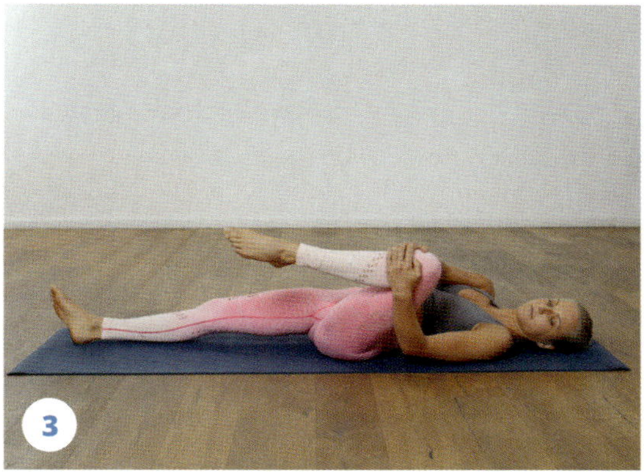
3

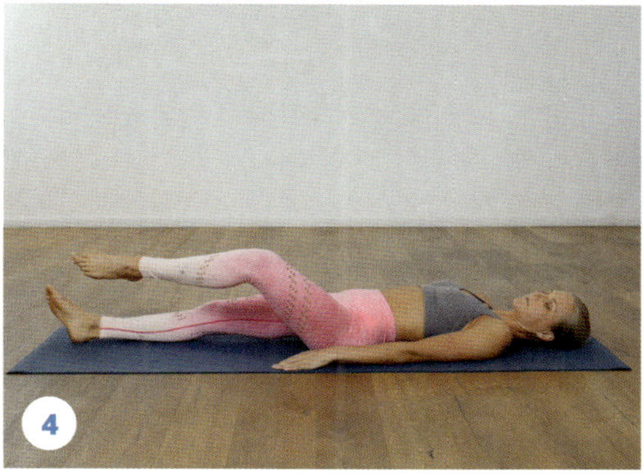
4

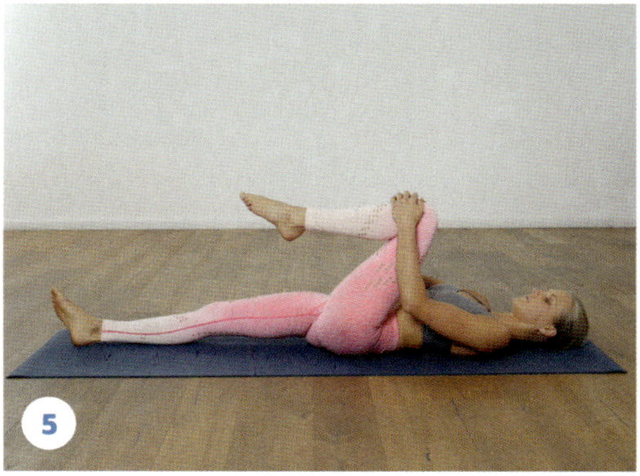
5

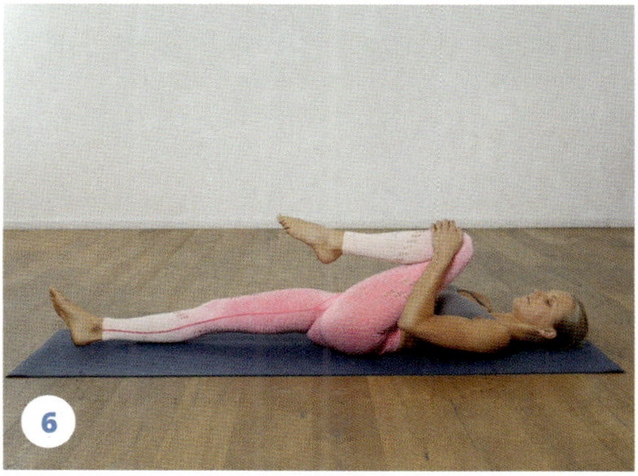
6

Übung 2: Becken nach außen rotieren

Technik: Muskelenergietechnik (MET)

1. Legen Sie sich mit dem Rücken auf eine Gymnastikmatte. Starten Sie mit derselben Beckenseite wie in Übung 1. Stellen Sie das entsprechende Bein an und lassen Sie es zur Seite sinken, sodass das Knie Richtung Matte kommt.
2. Legen Sie die Hand derselben Seite direkt oberhalb des Knies auf die Innenseite Ihres Oberschenkels und drücken Sie diesen weiter Richtung Matte bis an sein Bewegungsende. Fixieren Sie die Stellung mit Ihrer Hand. Atmen Sie ein und geben Sie dabei mit Ihrem Bein einen leichten Druck von etwa 20 Prozent Ihrer maximalen Kraft in Ihre Hand hinein, so als ob Sie das Knie Richtung Decke bewegen wollten. Lassen Sie die Bewegung nicht zu. Halten Sie den Druck für 7 bis 10 Sekunden.
3. Atmen Sie aus, lösen Sie die Spannung im Bein und drücken Sie es über Ihre Hand etwas weiter Richtung Matte, bis an die nächste Bewegungsgrenze. Hatten Sie auch einen Befund am Becken der anderen Seite, behandeln Sie nun diese wie in den Punkten 1 bis 3 beschrieben.

Wiederholungen: 3

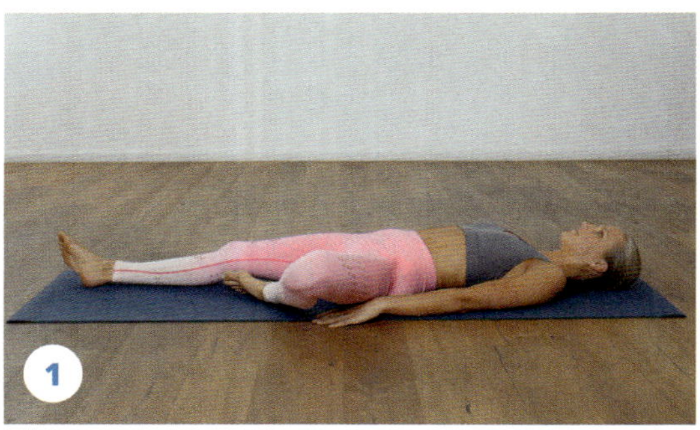
1

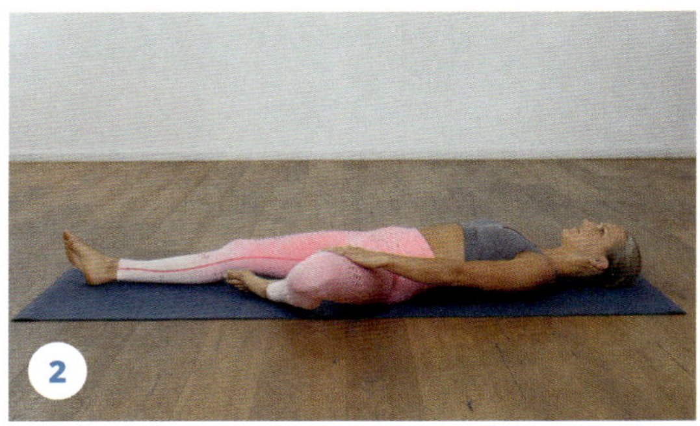
2

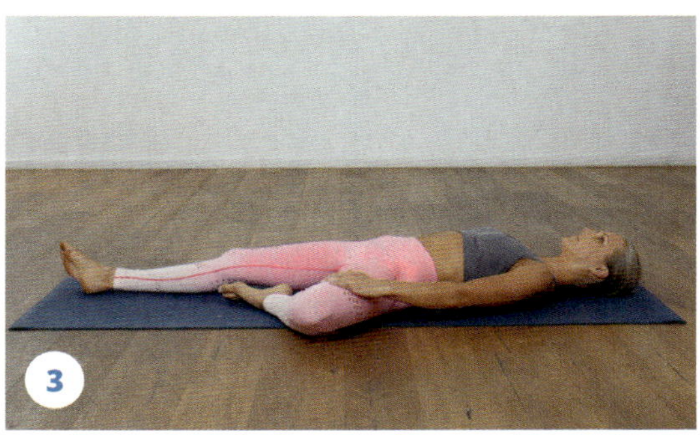
3

Übung 3: Beckenschaufel oben annähern

Technik: Mobilisation

1. Stellen Sie sich aufrecht hin, die Beine sind doppelt so weit gespreizt, wie Ihr Becken breit ist. Legen Sie die Hand von außen an die obere Beckenschaufel der Seite, auf der Sie in Übung 1 angefangen haben. Der Daumen liegt hinten auf und die Fingerspitzen vorn auf dem Vorsprung.

2. Gehen Sie in einen seitlichen Ausfallschritt, indem Sie das Gewicht auf das Bein verlagern, an dem Sie nicht oben das Becken halten. Beugen Sie das Knie leicht. Das andere Bein ist durchgestreckt.

3. a+b Kommen Sie mit dem Oberkörper in eine leichte Seitneigung über das gehaltene Becken, während Sie weiter in die unter Punkt 2 beschriebene Position wippen und dabei das Becken und das Gewicht Richtung gebeugtes Knie verschieben. Geben Sie bei jeder Wippbewegung mit der angelegten Hand einen leichten Schub an der Beckenschaufel nach innen. Hatten Sie den gleichen Befund am Becken der anderen Seite, behandeln Sie nun diese wie in den Punkten 1 bis 3 beschrieben.

Wiederholungen: 20

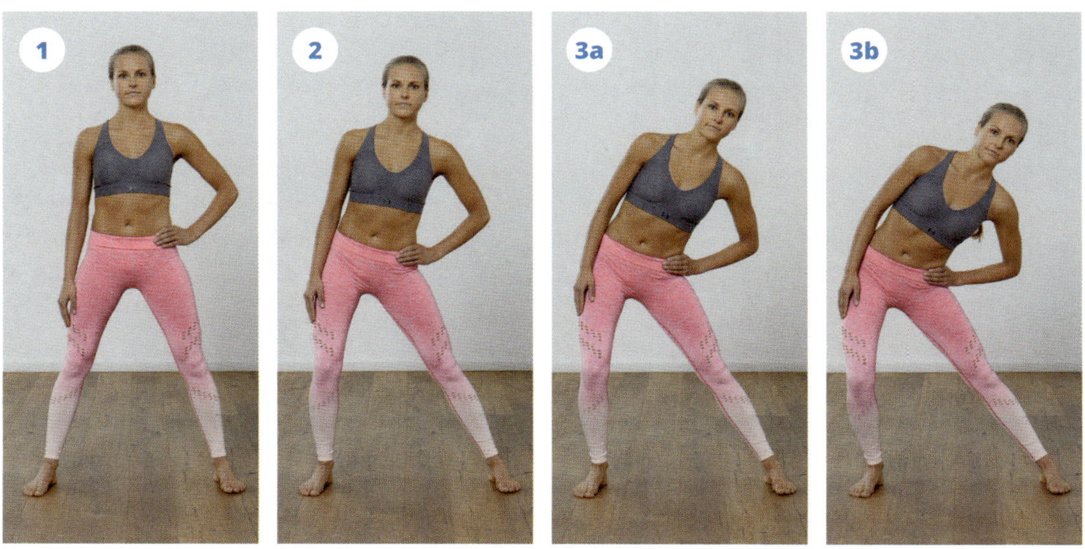

Übung 4: Beckenmuskulatur lösen

Technik: Spindelzelltechnik

1. Stellen Sie sich mit hüftbreit geöffneten Beinen hin. Alternativ legen Sie sich auf den Rücken auf eine Gymnastikmatte. Gehen Sie mit den Fingern an der zu behandelnden Beckenseite direkt unterhalb des vorderen Beckenvorsprungs auf den Muskel. Die Fingerspitzen schauen nach unten.
2. Die Finger der zweiten Hand legen Sie mit einem Abstand von 10 Zentimetern gleich unter die anderen Finger. Die Fingerspitzen schauen schräg nach unten.
3. Sinken Sie mit den Fingern beider Hände in die Tiefe des Muskels und schieben Sie dort den Muskelbauch sanft zusammen, indem Sie die Finger aufeinander zubewegen. Lösen Sie den Schub und kommen Sie mit den Fingern zurück in die Ausgangsposition, bevor Sie Sie den Schub rhythmisch weitere 5-mal wiederholen.
4. Gehen Sie dann mit den Fingern etwa 5 Zentimeter weiter nach außen beziehungsweise hinten. Der Abstand der Finger zueinander bleibt gleich. Führen Sie auch hier sechs Schübe durch. Dann wandern Sie noch zwei weitere Positionen nach außen beziehungsweise hinten, um dort das Gewebe in derselben Weise rhythmisch zusammenzuschieben. Hatten Sie auch einen Befund am Becken der anderen Seite, behandeln Sie nun diese wie in den Punkten 1 bis 4 beschrieben.

Wiederholungen: 1

Hinweis: Durch die Entspannung der am Becken ansetzenden Muskulatur kann sich das Becken aus einer Vorwärtskippung in die neutrale Position zurückbewegen.

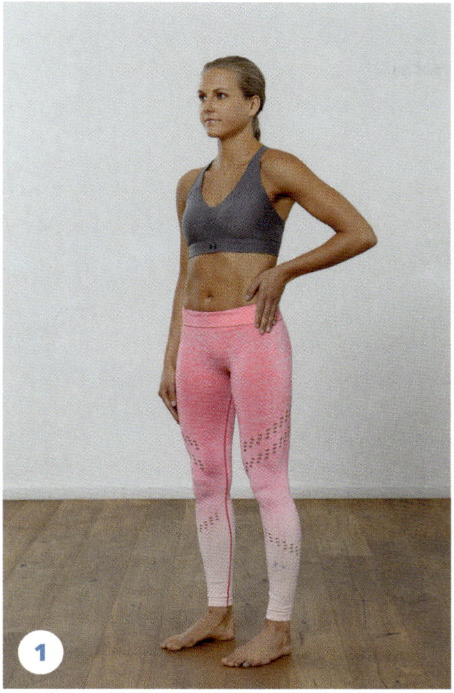
1

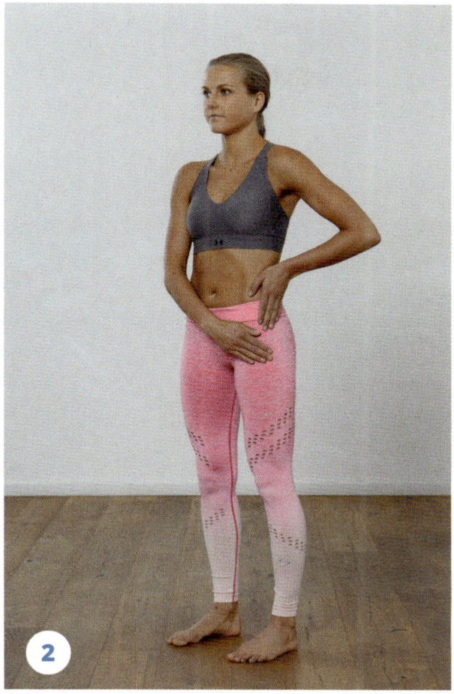
2

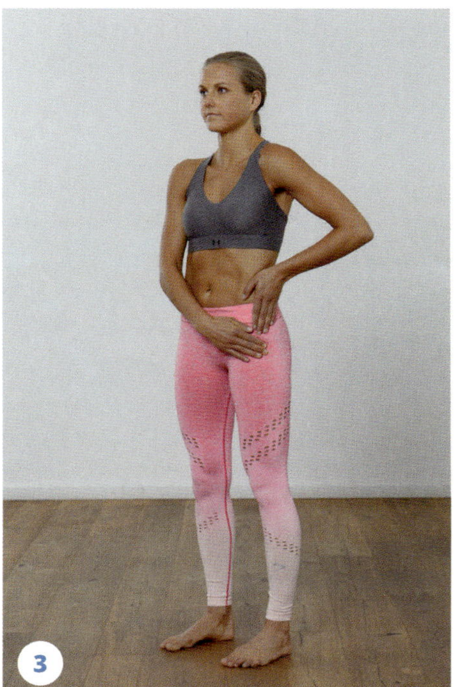
3

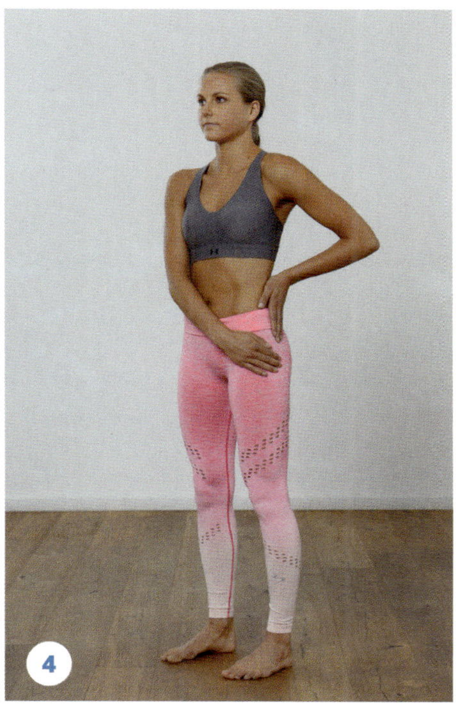
4

Übungen zur Korrektur einer Beckenrückwärtskippung

Die folgenden drei Übungen sind zur Korrektur einer Rückwärtskippung des Beckens geeignet.

Übung 5: Becken nach vorn kippen

Technik: Muskelenergietechnik (MET)

1. Legen Sie sich seitlich ganz gerade auf eine Gymnastikmatte, mit der Beckenseite oben, die im Test nach hinten gekippt war.
2. Heben Sie das obere Bein auf Hüfthöhe an. Winkeln Sie es ab, sodass Sie mit der Ferse Richtung Gesäß kommen und es dort mit der Hand greifen können. Ziehen Sie das Bein bis zur Bewegungsgrenze zurück und halten Sie es dort. Die Wirbelsäule bleibt gerade.
3. Atmen Sie ein und geben Sie dabei mit Ihrem Bein einen leichten Druck von etwa 20 Prozent Ihrer maximalen Kraft in die Hand hinein, so als ob Sie den Oberschenkel an den Körper heranziehen wollten. Lassen Sie die Bewegung nicht zu. Halten Sie den Druck für 7 bis 10 Sekunden.
4. Atmen Sie aus, lösen Sie den Druck und ziehen Sie das Bein bis an die nächste Bewegungsgrenze ein Stückchen weiter nach hinten. Hatten Sie den gleichen Befund am Becken der anderen Seite, behandeln Sie nun diese wie in den Punkten 1 bis 4 beschrieben.

Wiederholungen: 3

Achtung: Fallen Sie nicht ins Hohlkreuz! Spannen Sie dafür die Bauchmuskeln an.

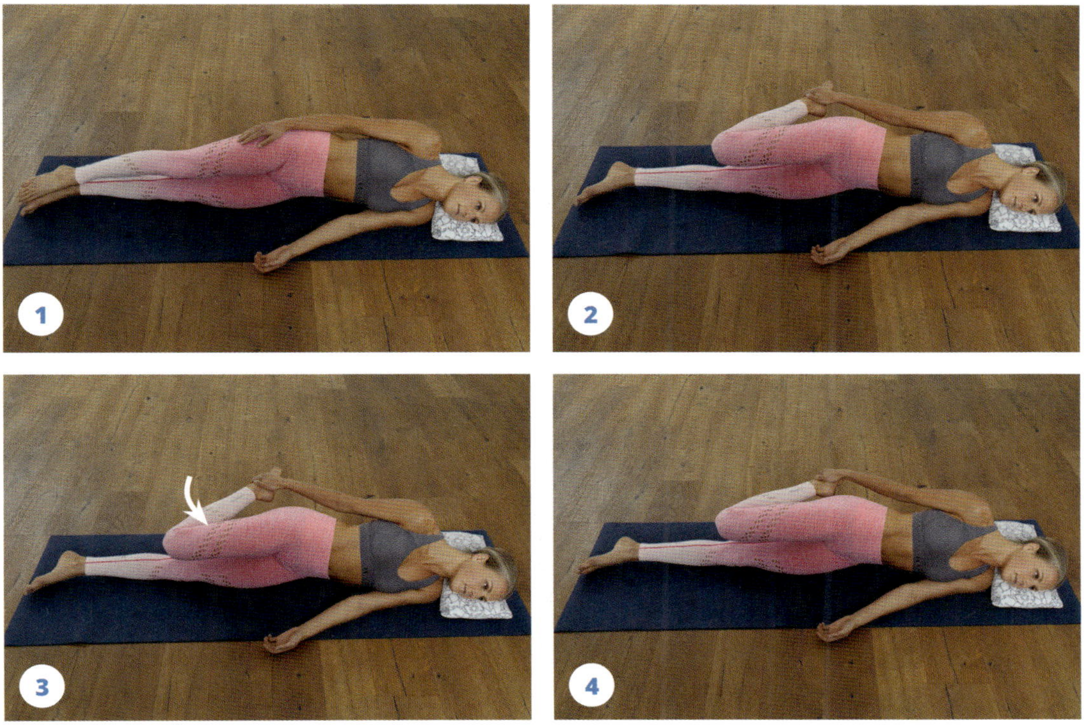

Eine Übung – mehrfacher Nutzen

Info

Die gleiche Übung können Sie auch zur Verlängerung der Hüftbeugemuskulatur nutzen. Dazu gehören alle Muskeln der Oberschenkelvorderseite und der Hüftbeugemuskel Psoas.

Zusätzlich können Sie für die Muskulatur auch die Fasziendehnung anwenden, wozu sie in die gleiche Position gehen und 1,5 Minuten statisch an der Barriere dehnen. Möchten Sie nachlesen, wie bei der Technik Fasziendehnung konkret vorzugehen ist, finden Sie auf Seite 29 die Informationen.

Übung 6: Becken nach innen rotieren

Technik: Muskelenergietechnik (MET)

1. Legen Sie sich ausgestreckt auf den Rücken. Führen Sie die Übung für die Beckenseite durch, die Sie in Übung 5 behandelt haben. Ziehen Sie das Bein der betroffenen Beckenseite mit aufgestelltem Fuß heran, bis der Oberschenkel zur Matte einen 90-Grad-Winkel bildet.
2. Greifen Sie das Knie mit der Hand der gegenüberliegenden Seite und ziehen Sie dieses über das andere gestreckte Bein, so weit, bis sich die Oberschenkel berühren und Sie am Bewegungsende sind. Der untere Rücken bleibt dabei gerade auf dem Boden liegen. Die Bewegung soll nur im Becken ankommen.
3. Fixieren Sie die Stellung über Ihre Hand. Atmen Sie ein und geben Sie dabei mit Ihrem Bein einen leichten Druck von etwa 20 Prozent Ihrer maximalen Kraft in Ihre Hand hinein, so als ob Sie das Knie nach außen Richtung Matte bewegen wollten. Lassen Sie die Bewegung nicht zu. Halten Sie den Druck für 7 bis 10 Sekunden.
4. Atmen Sie aus, lösen Sie den Druck über das Knie und drücken Sie es über Ihre Hand etwas weiter Richtung liegendes Bein, bis an die nächste Bewegungsgrenze. Hatten Sie den gleichen Befund am Becken der anderen Seite, behandeln Sie nun diese wie in den Punkten 1 bis 4 beschrieben.

Wiederholungen: 3

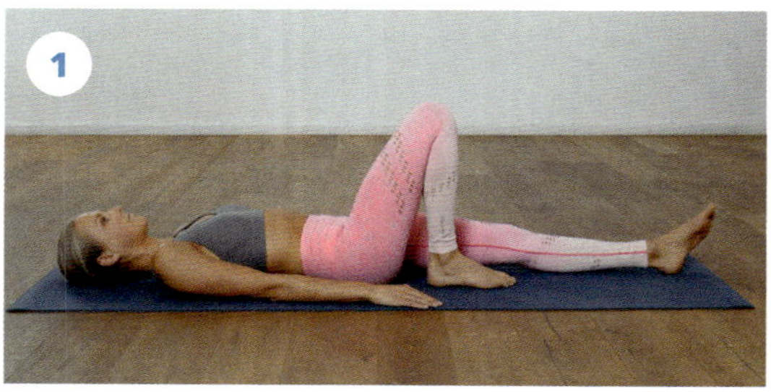

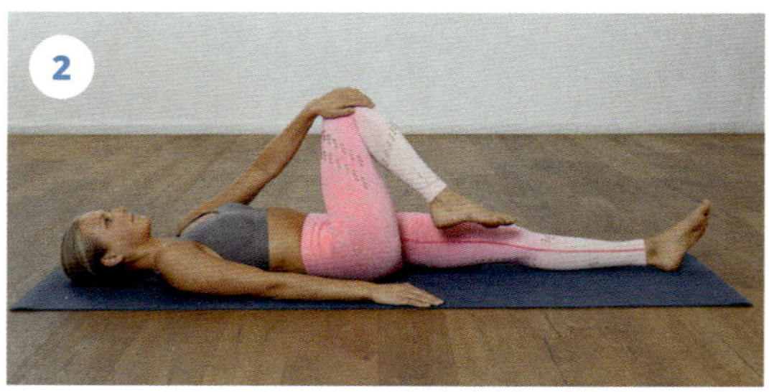

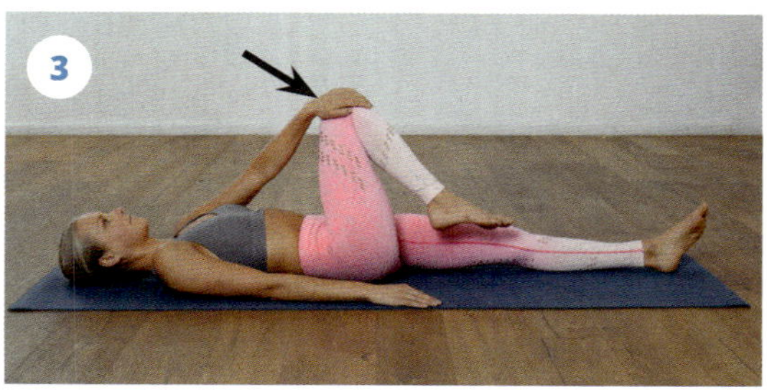

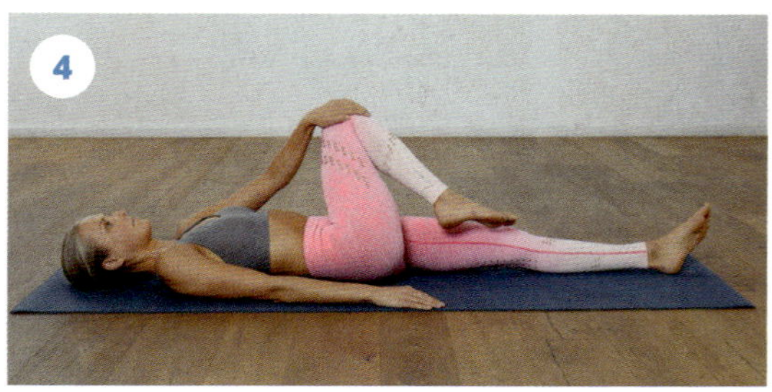

Übung 7: Beckenschaufel oben lösen

Technik: Muskelenergietechnik (MET)

1. Legen Sie sich rückwärts ausgestreckt auf den Boden. Führen Sie die Übung für die Beckenseite durch, die Sie in Übung 5 behandelt haben. Bringen Sie beide Beine über die Mittellinie der Körperachse weg von der zu öffnenden Beckenschaufel, sie sollen auf der Gegenseite zum Liegen kommen. Halten Sie den Oberkörper gerade.
2. Stellen Sie das Bein der nicht zu behandelnden Seite über das Bein der zu behandelnden Seite, sodass es etwa auf Kniehöhe steht.
3. Atmen Sie ein und geben Sie mit Ihrem liegenden Bein einen leichten Druck von etwa 20 Prozent Ihrer maximalen Kraft gegen den Fuß des aufgestellten Beins. Lassen Sie die Bewegung nicht zu. Halten Sie den Druck für 7 bis 10 Sekunden.
4. Dann atmen Sie aus, lösen den Druck gegen den Fuß und schieben das liegende Bein etwas weiter über die Mittellinie, bis an die nächste Bewegungsgrenze. Hatten Sie den gleichen Befund am Becken der anderen Seite, behandeln Sie nun diese wie in den Punkten 1 bis 4 beschrieben.

Wiederholungen: 3

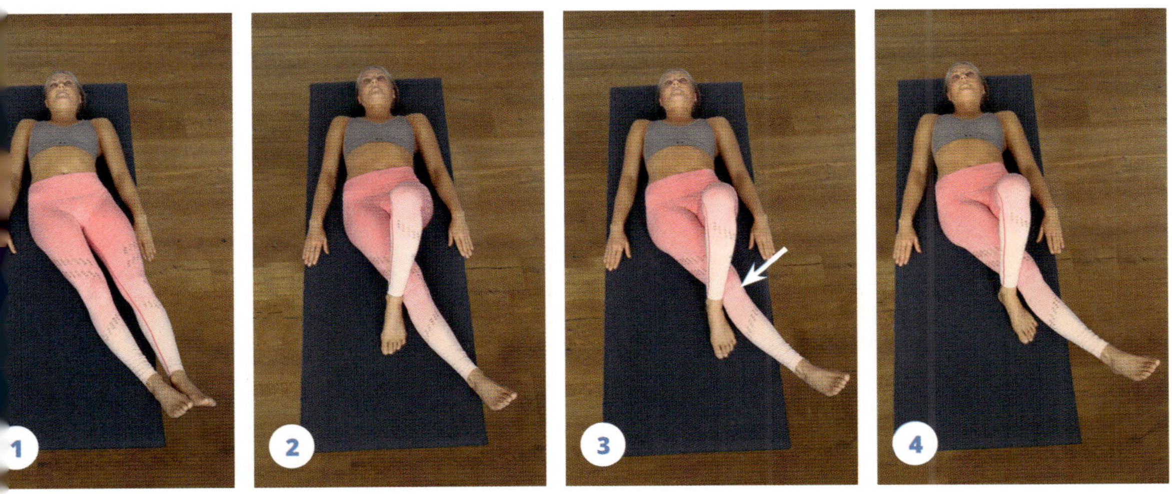

Nachtest

Wiederholen Sie den zu diesem Schritt eingangs beschriebenen Test nach drei Wochen. Natürlich können Sie das auch gleich nach den Übungen machen. Bei vielen würde der Test bereits eine starke Verbesserung anzeigen. Hat sich nichts oder kaum etwas verändert, nehmen Sie die Übungen in Ihren persönlichen Übungsplan auf. Auch bei einer positiven Veränderung können Sie die Übungen für einen nachhaltigen Erfolg trotzdem in Ihren Übungsplan aufnehmen, wenn Ihnen die Übungen guttun.

Schritt 2 – Gesäßmuskulatur ausgleichen

Test: Schmerzpunkte erfühlen

1. Legen Sie sich seitlich auf eine Gymnastikmatte, die Beine sind etwas angewinkelt mit einem Kissen zwischen den Knien.
2. Legen Sie den Handballen der oberen Hand auf den hinteren Teil oben auf ihre Beckenschaufel, sodass die Finger in der Mitte des Gesäßes zum Liegen kommen.
3. Lösen Sie den Handballen vom Gesäß und sinken Sie mit den Fingern langsam in die Tiefe der Muskulatur. Bewerten Sie, ob Sie Schmerz oder viel Spannung spüren.
4. Bleiben Sie mit den Fingern auf dieser Höhe und gehen Sie vier Finger breit weiter Richtung Gesäßmitte. Sie sollten nun genau am Ursprung des Muskels am Kreuzbein mit den Fingern aufliegen. Wenn Sie bereits den Knochen spüren, gehen Sie wieder ein kleines Stückchen nach vorn. Sinken Sie auch hier in die Tiefe und bewerten Sie, ob Sie Schmerz oder Spannung spüren.
5. Bleiben Sie mit den Fingern auf der gleichen Höhe und gehen Sie vier Finger breit zurück zum ersten Punkt und dann noch mal vier Finger breit nach vorn. Sie sollten nun genau am vorderen Ansatz des Muskels sein, der am äußeren spürbaren Knochenfortsatz des Oberschenkels ansetzt. Wenn Sie bereits den Knochen spüren, gehen Sie wieder ein kleines Stückchen weiter nach hinten. Sinken Sie auch hier in die Tiefe. Legen Sie sich anschließend auf die andere Seite und verfahren Sie auch hier wie eben beschrieben. Bewerten Sie auf Schmerz und Spannung und notieren Sie sich die Ergebnisse.

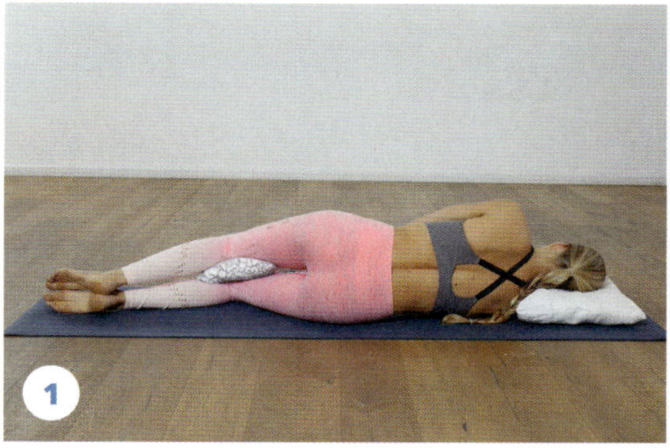

1

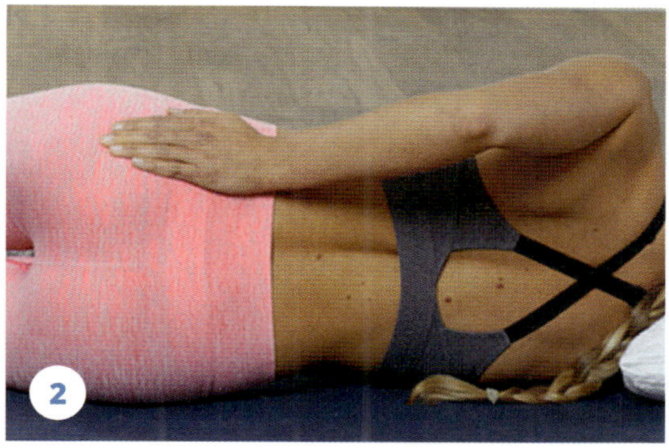

2

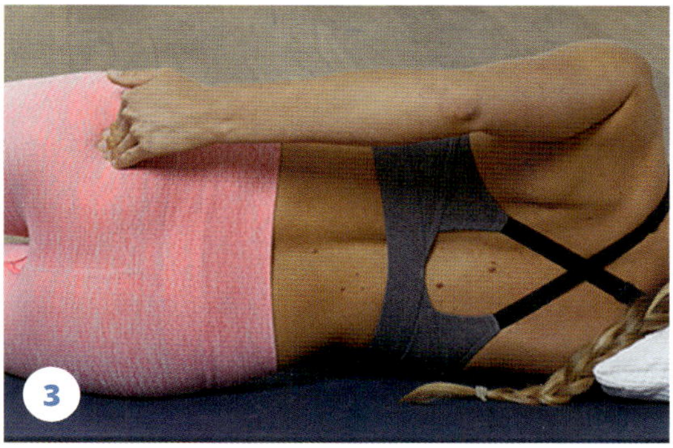

3

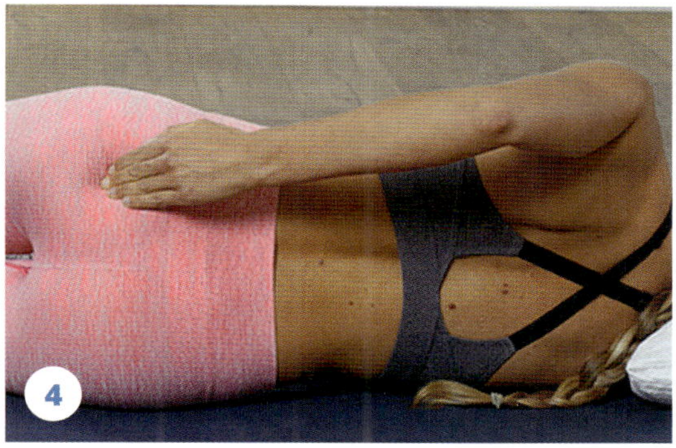

4

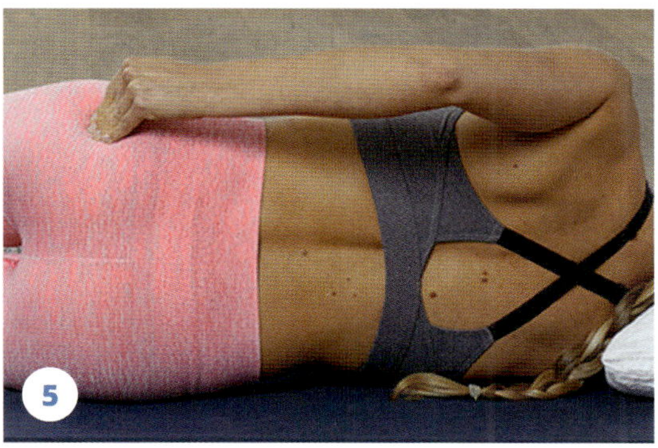

5

Übung 1: Schmerzpunkte lösen

Technik: Triggerpunktbehandlung

1. Legen Sie sich seitlich auf eine Gymnastikmatte, mit der Seite oben, an der Sie im Test die erhöhte Muskelspannung oder Schmerzen wahrgenommen haben. Die Beine sind angewinkelt. Legen Sie ein Kissen zwischen die Beine, sodass Sie möglichst wenig Spannung auf dem Muskel haben.
2. Gehen Sie mit den Fingern auf den ersten Punkt, an dem Sie Schmerzen verspürt haben. Geben Sie einen mäßigen Druck ins Gewebe.
3. Finden Sie eine Position, die den Schmerz um circa 80 Prozent bessert. Schieben Sie das Bein dafür zunächst etwas nach hinten. Führt dies nicht zum gewünschten Erfolg, versuchen Sie eine andere Position, zum Beispiel das Bein auszustrecken oder weiter nach vorn zu beugen. Haben Sie die passende Position gefunden, verweilen Sie dort für 20 Sekunden mit dem gehaltenen Druck auf dem Schmerzpunkt.
4. Lösen Sie den Druck und streichen Sie das Gewebe sternförmig aus, also immer vom Schmerzpunkt beginnend in alle vier Richtungen. Führen Sie jeden Strich 2-mal durch. Anschließend gehen Sie zum nächsten Schmerzpunkt und verfahren wie eben beschrieben. Hatten Sie auch Schmerzpunkte auf der anderen Seite, behandeln Sie nun diese wie in den Punkten 1 bis 4 beschrieben.

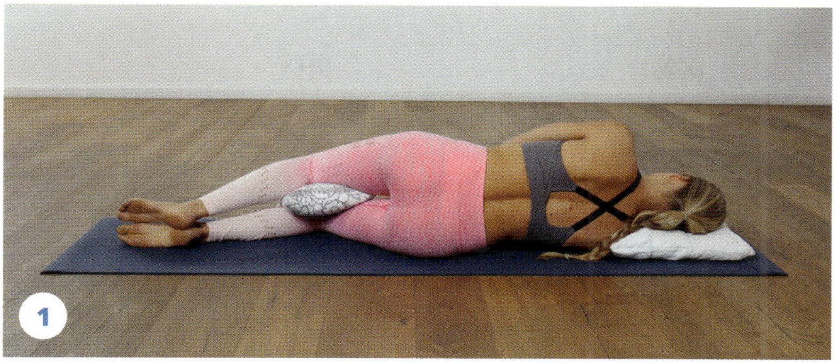
1

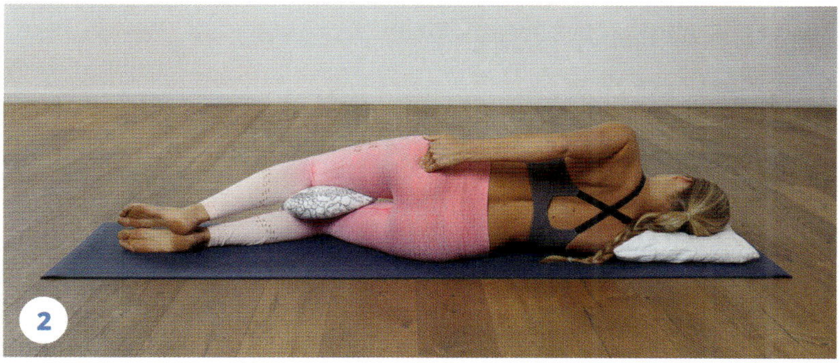
2

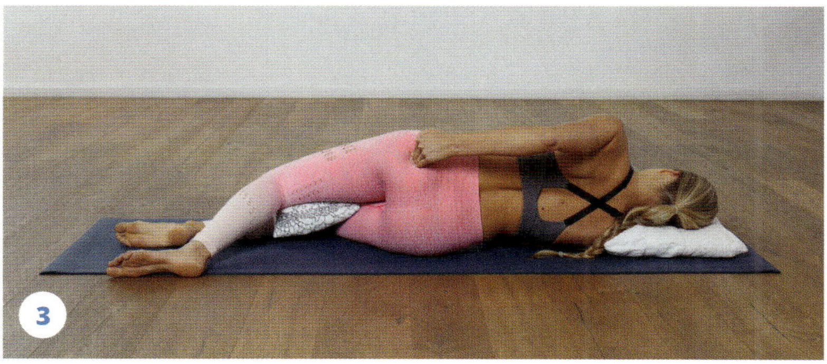
3

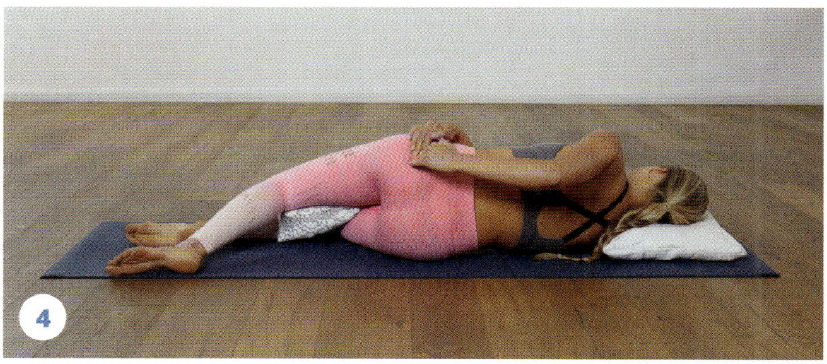
4

Übung 2: Muskel verlängern

Technik: Muskelenergietechnik (MET)

1. Legen Sie sich seitlich auf eine Gymnastikmatte, mit der Seite oben, an der Sie im Test die erhöhte Muskelspannung oder Schmerzen wahrgenommen haben. Die Beine liegen nur leicht angewinkelt aufeinander mit einem Kissen zwischen den Knien.
2. Winkeln Sie das obere Bein an und spreizen Sie den Unterschenkel ab, indem Sie den Fuß Richtung Decke bewegen und somit eine Innendrehung des Oberschenkels vornehmen. Der Oberschenkel bleibt dabei auf dem unteren Bein liegen. Greifen Sie den Fuß am inneren Knöchel.
3. Atmen Sie ein und geben Sie dabei mit dem Fuß einen leichten Druck von etwa 20 Prozent Ihrer maximalen Kraft in die Hand Richtung Boden. Lassen Sie die Bewegung nicht zu. Halten Sie den Druck für 7 bis 10 Sekunden.
4. Atmen Sie aus, lösen Sie den Druck gegen Ihre Hand und schieben Sie den Fuß weiter nach oben, bis an die nächste Bewegungsgrenze. Diese Bewegung erwirkt eine Innenrotation am Oberschenkel und dehnt so den Piriformis-Muskel. Hatten Sie auch Schmerzen oder Spannung auf der anderen Seite, behandeln Sie nun diese wie in den Punkten 1 bis 4 beschrieben.

Wiederholungen: 3

Nachtest

Wiederholen Sie den zu diesem Schritt eingangs beschriebenen Test und bewerten Sie, ob sich die Spannungen oder Schmerzen im Muskel reguliert haben. Hat sich nichts oder kaum etwas verändert, nehmen Sie die Übungen in Ihren persönlichen Übungsplan auf. Auch bei einer positiven Veränderung können Sie die Übungen für einen nachhaltigen Erfolg trotzdem in Ihren Übungsplan aufnehmen, wenn Ihnen die Übungen guttun.

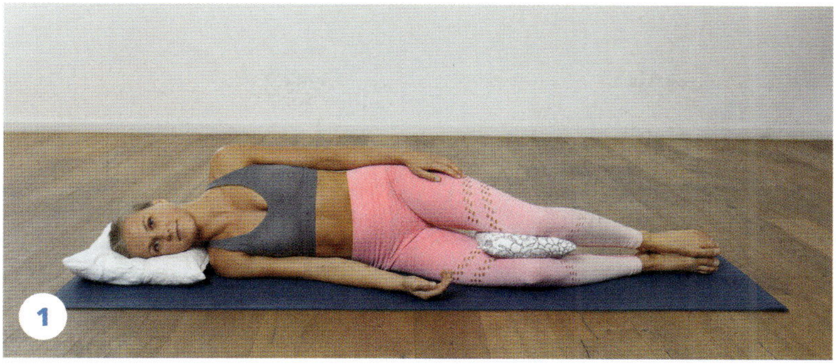
1

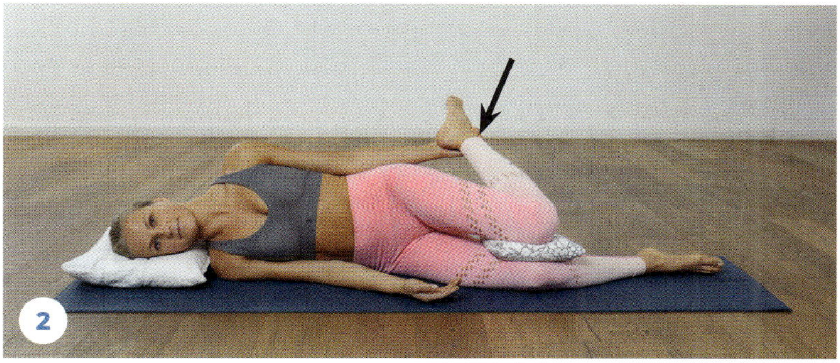
2

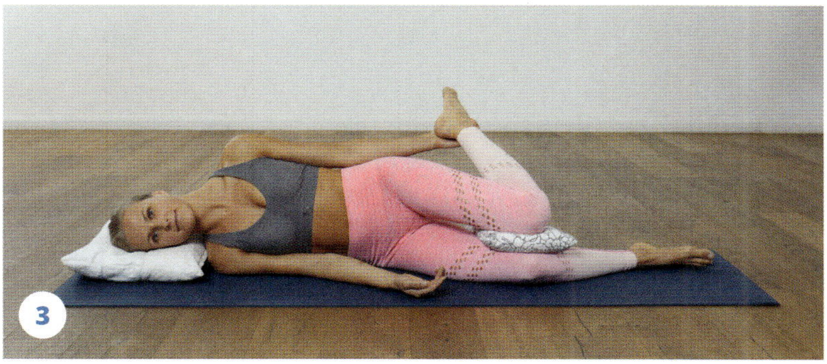
3

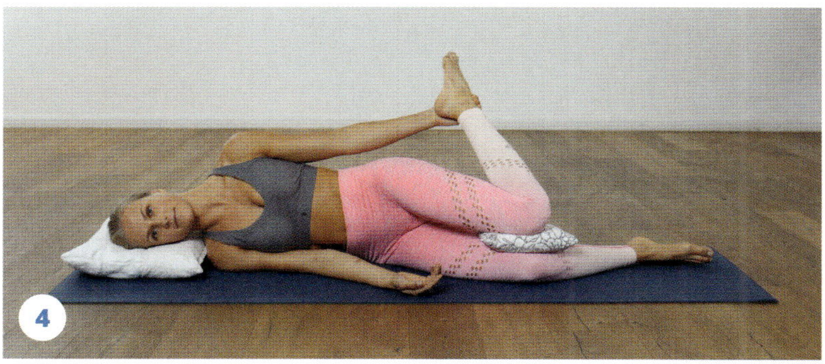
4

Körperbereich Oberschenkel und Knie

Beschwerdebilder: Muskelhartspann, Patellaspitzensyndrom, Läuferknie, Meniskus- und Bänderschäden, Kniegelenksarthrose

Das Kniegelenk wird aus Oberschenkel und Schienbein gebildet. Mit seinen zwei großen Gelenkflächen ist es ein Scharniergelenk. Die Hauptbewegungen im Kniegelenk sind die Beugung und die Streckung des Unterschenkels. Auch kleine Rotations- und Verschiebebewegungen sind möglich.

Das Knie

Auf den Gelenkflächen zwischen den beiden Knochen des Kniegelenks sitzen ein innerer und ein äußerer Meniskus. Die Menisken haben die Aufgabe, das Gelenk durch ihre Stoßdämpferfunktion zu entlasten und den Gelenkknorpel zu schützen, indem sie die Last im Gelenk besser verteilen. Die inneren Kreuzbänder sowie die äußeren Seitenbänder geben dem Kniegelenk Stabilität und halten die gelenkbildenden Knochen in der Bewegung auf der richtigen Achse fixiert. Außerdem beschränken die Kreuzbänder die Überstreckung im Kniegelenk. Haben diese Bänder nicht mehr genügend Halt und sind überdehnt, kommt eine Überstreckung des Unterschenkels zustande, was in Medizinkreisen als hyperextendiertes Knie bezeichnet wird. Meist ist ein solches die Folge einer Fehlhaltung, die bereits im Kindes- und Jugendalter vorhanden war. Beim Stehen und Laufen im Hohlkreuz kippt das Becken beidseits nach vorn, wodurch die Knie maximal überstreckt werden. Bereits in jungen Jahren müsste man also die Haltung dann korrigieren, denn leider können sich Bänder, die erst einmal über einen längeren Zeitraum überdehnt wurden und somit verlängert sind, nicht wieder verkürzen. Das erlaubt ihre Beschaffenheit aus derbem Fasziengewebe nicht. Aber man kann durch die Korrektur des Schienbeins das Gelenk wieder in eine bessere Position bringen und somit den Dauerstress auf die Kreuzbänder minimieren. Die Problematik liegt hier darin, dass das Schienbein im Vergleich zum Oberschenkelknochen zu weit nach hinten verschoben ist.

Die Menisken können ebenfalls durch eine Beckenfehlstellung belastet sein. Entweder wird dann ein erhöhter Druck auf den inneren oder auf den äußeren Meniskus gebracht. Lesen Sie hierfür noch einmal den Abschnitt zum Becken ab Seite 150. Setzen Sie sich dann die Übungen für das Becken aufs Programm, bevor Sie zum Knie selbst kommen. Besteht das Problem, dass durch eine Beckenfehlstellung Druck auf die Menisken gegeben wird, bereits seit Längerem, können verschleißbedingte Meniskusschäden entstehen. Ein Meniskusriss entsteht oft durch eine falsche Bewegung oder abruptes Stoppen, das man etwa beim Fußball oder Squash findet. In der Folge ist häufig eine Knieoperation nötig, und zwar dann, wenn durch konservative Methoden wie Ruhigstellen und Kühlen sowie im weiteren Verlauf mit Muskelaufbau und Physiotherapie nicht die gewünschten Erfolge erzielt werden. In der Osteopathie können wir allerdings einiges erwirken, um die Heilung voranzutreiben oder den degenerativen Prozess zu stoppen.

Auch Schmerzen im Knie beim Laufen oder Treppensteigen sind ein Symptom einer Fehlbelastung am Knie oder einer Fehlspannung der dort ansetzenden Muskeln und Faszien, auf die wir gleich im Anschluss eingehen werden. Ein Reißen der Kreuzbänder oder das Überdehnen der Seitenbänder hängt mit der Problematik zusammen, die bereits bei den Menisken beschrieben wurde.

Die Kniescheibe

Nachdem wir uns das Kniegelenk angeschaut haben, kommen wir zur Kniescheibe. Sie sitzt oben auf dem Kniegelenk auf und ist in die Sehne des vierköpfigen Oberschenkelmuskels *(Musculus quadriceps)* eingebettet. Die Kniescheibe sorgt für ein reibungsloses Beugen und Strecken des Unterschenkels und gleitet in ihrer Rinne dabei auf und ab. Am häufigsten entsteht Arthrose, also ein degenerativer Knorpelabrieb, an der Kniescheibe, wenn sie zu stark an das Kniegelenk gedrückt wird – dies geschieht bei zu viel Spannung im vierköpfigen Oberschenkelmuskel. Ist das der Fall, kann man ein Reiben in der Bewegung hören oder auch spüren, wenn man die Hand auf die Kniescheibe legt.

Natürlich kann es auch im Kniegelenk selbst zu Arthrose kommen. Allerdings tritt dies wesentlich seltener auf, da hier noch die Menisken als weiterer Schutz dienen. Auch hier kommen die Faktoren einer Fehlbelastung im Kniegelenk mit einer Überbelastung durch zu exzessive Bewegung zusammen, bei sprungintensiven Sportarten oder beim Squash kann dies geschehen. Zudem ist Übergewicht hier ein wichtiger Faktor, da das Knie die ganze Extralast tragen muss und das Kniegelenk so zusätzlich belastet wird. Schauen wir uns nun nach dem Gelenk selbst die wichtigsten Muskeln an, die auf das Kniegelenk Einfluss haben.

Überblick zu den wichtigsten Muskeln

Der vierköpfige Oberschenkelmuskel, oft bekannt als Quadrizeps, wurde bereits wegen der in seine Sehne eingebetteten Kniescheibe erwähnt. Wie sein Name beschreibt, besteht er aus vier Teilen, die vorn am Becken entspringen und die den vorderen Oberschenkel bilden. Sie laufen alle zusammen in eine Sehne mit Ansatz am Schienbein. Der Muskel beugt den Oberschenkel, zieht also das Bein in der Hüfte an, und streckt den Unterschenkel im Knie. Die rückseitige Oberschenkelmuskulatur, die sogenannten ischiocruralen Muskeln, bestehen aus drei Anteilen. Sie sind für die Streckung des Oberschenkels, also das Nach-hinten-Ziehen des Beins und das Beugen des Unterschenkels im Knie verantwortlich. Ihren Ursprung haben sie am Becken. Sie setzen innen am Knie an, wo sie durch Fehlspannung den Unterschenkel drehen sowie Probleme am inneren Meniskus hervorrufen können.

Nachdem Sie nun wissen, welche Strukturen auf welche Weise an Beschwerden im Knie und damit verbundenen Bereichen beteiligt sein können, kommen wir in die Umsetzung. Lassen Sie uns mit den Tests und Übungen starten. Sind Sie bereit?

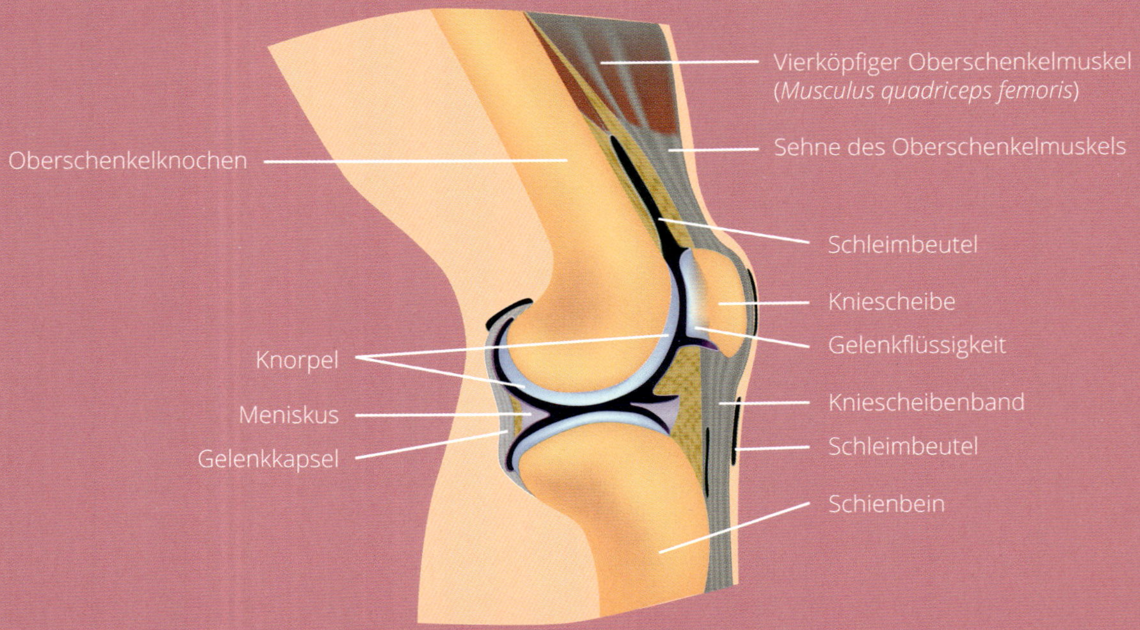

Das Bild zeigt die wichtigsten Strukturen rund um das Knie, wie den vierköpfigen Oberschenkelmuskel, in den die Kniescheibe eingebettet ist.

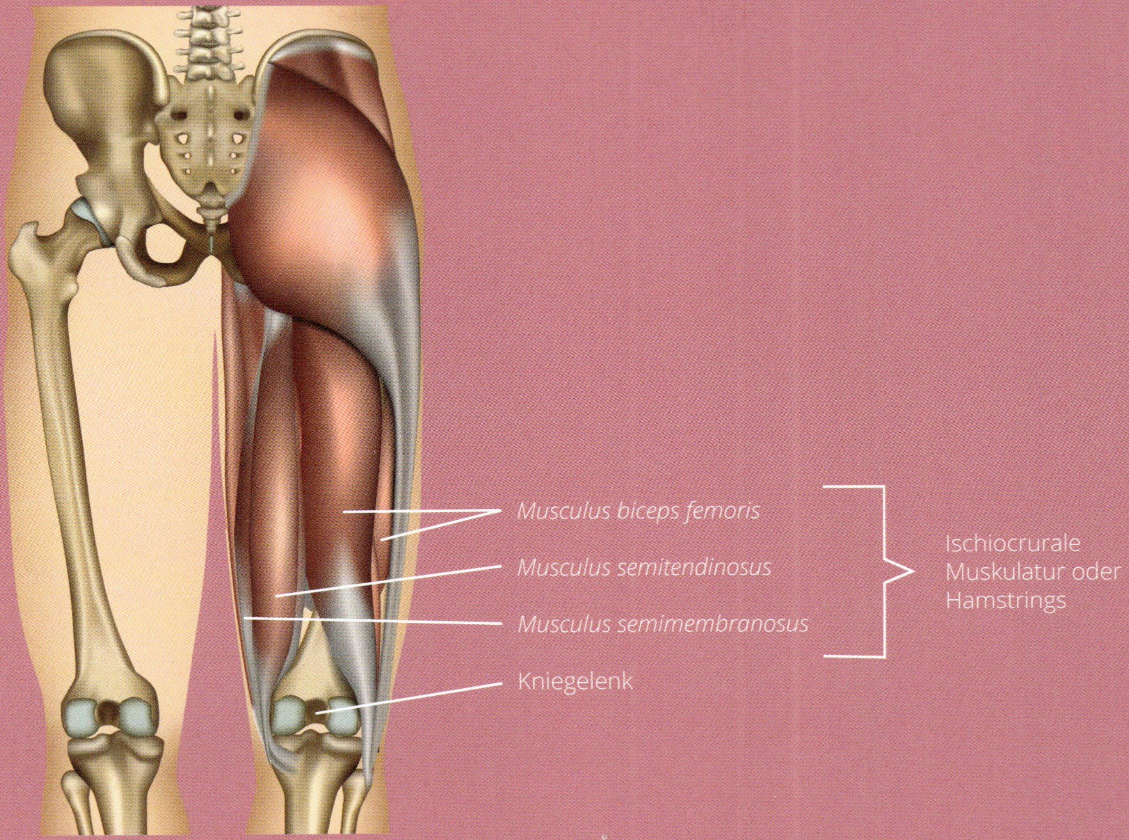

Fehlspannungen in der ischiocruralen Muskulatur können den Unterschenkel drehen und Probleme am inneren Meniskus hervorrufen.

Schritt 1 – Vorderen Oberschenkelmuskel und Knie ausgleichen

Test 1: Muskellängentest des Quadrizeps (Thomastest)

1. Lehnen Sie sich an einen Tisch. Wichtig: Sie müssen darauf so hoch sitzen können, dass die Füße den Boden nicht berühren, wenn Sie sich später nach hinten legen. Zunächst nehmen Sie so weit vorn wie möglich auf der Kante des Tisches Platz.
2. Ziehen Sie das linke Bein an den Körper heran und greifen dieses mit beiden Händen.
3. Rollen Sie langsam nach hinten auf den Tisch ab, sodass Ihr Oberkörper dort zum Liegen kommt. Nehmen Sie das angezogene linke Bein dabei mit nach hinten und ziehen dieses so weit wie möglich an Ihre Brust heran. Haben Sie beim Abrollen Schwierigkeiten, so halten Sie das Bein nur mit einer Hand und stützen Sie sich mit der anderen Hand ab. Wenn Sie liegen, nehmen Sie die Hand zurück ans Bein. Das rechte Bein hängt nach unten.
4. Bewerten und notieren Sie, ob beim hängenden Bein der Unterschenkel nach vorn gezogen ist (vom Tisch weg). Das ist ein Hinweis auf eine Verkürzung im Quadrizeps-Muskel. Der Normalbefund wäre, dass der Unterschenkel senkrecht zum Boden nach unten hängt. Wenn Sie Probleme haben zu fühlen, ob der Unterschenkel nach vorn gezogen ist, dann ziehen Sie den Unterschenkel heran, also die Ferse Richtung Tisch. Fällt Ihnen das schwer oder bewegt sich dadurch der Oberschenkel nach oben, ist das ebenfalls ein Hinweis auf eine Verkürzung. Ist der Oberschenkel des hängenden Beins von Anfang an über die Tischebene nach oben gezogen, ist das ein Hinweis auf einen verkürzten Hüftbeugemuskel (*Musculus psoas*). Lesen Sie in diesem Fall auf den Seiten 118 und 165 weiter. Wiederholen Sie die Punkte 1 bis 4 anschließend für die andere Seite und notieren Sie sich die Ergebnisse.

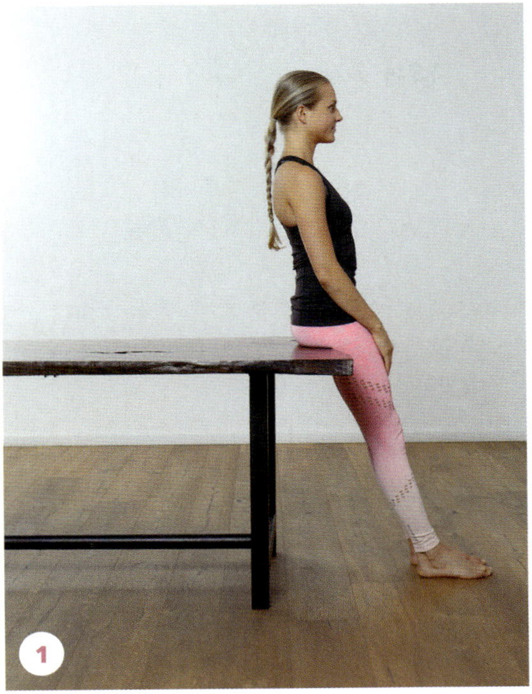
1

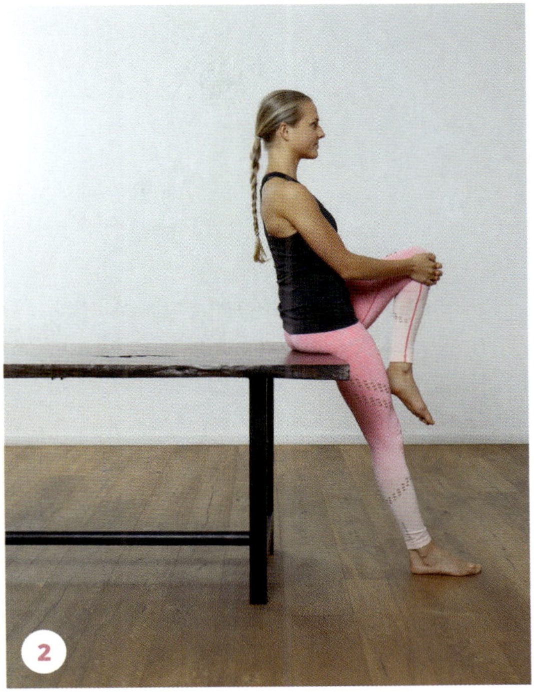
2

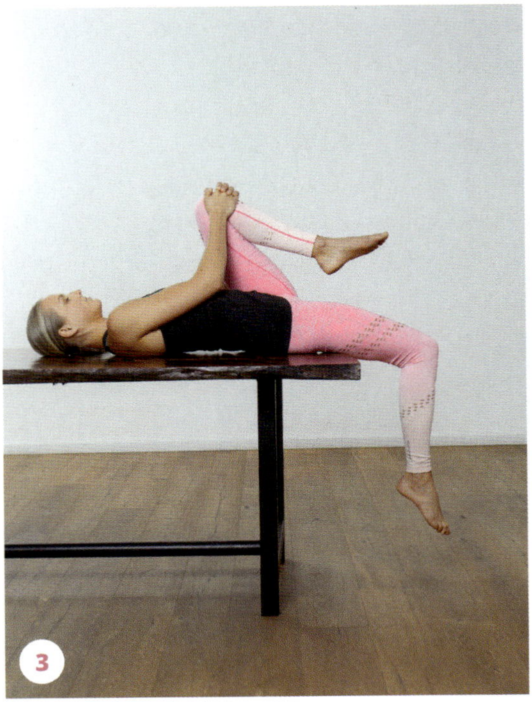
3

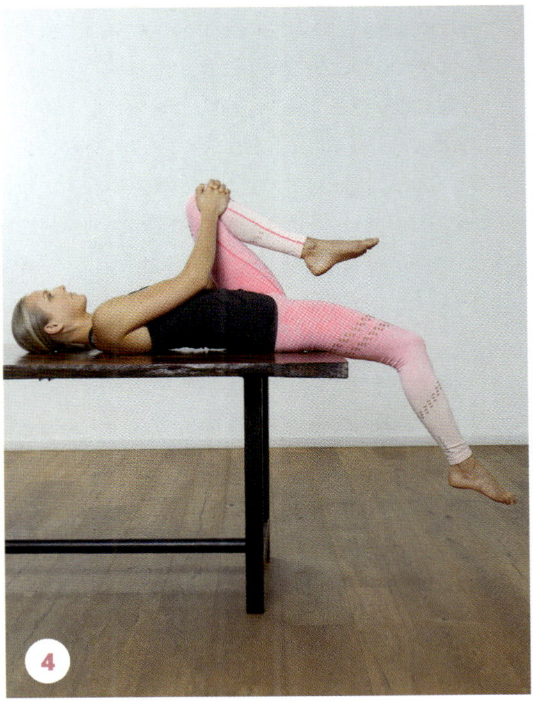
4

Test 2 (Schnelltest): Reibung der Kniescheibe auf dem Kniegelenk testen

1. Diesen Test können Sie in jeder Position durchführen, stehend oder sitzend auf dem Boden oder auf einem Stuhl. Legen Sie die Hand auf die Kniescheibe, sodass die Handfläche diese umschließt.
2. Heben Sie das Bein etwas vom Boden ab und beugen Sie es dabei. Strecken Sie es gleich wieder aus und wiederholen Sie das 2-mal. Spüren Sie ein Reiben unter Ihren Fingern oder hören Sie ein Reiben oder Knacken, dann wissen Sie, dass die Kniescheibe mit zu viel Spannung auf das Kniegelenk gedrückt wird. Notieren Sie sich das Ergebnis.

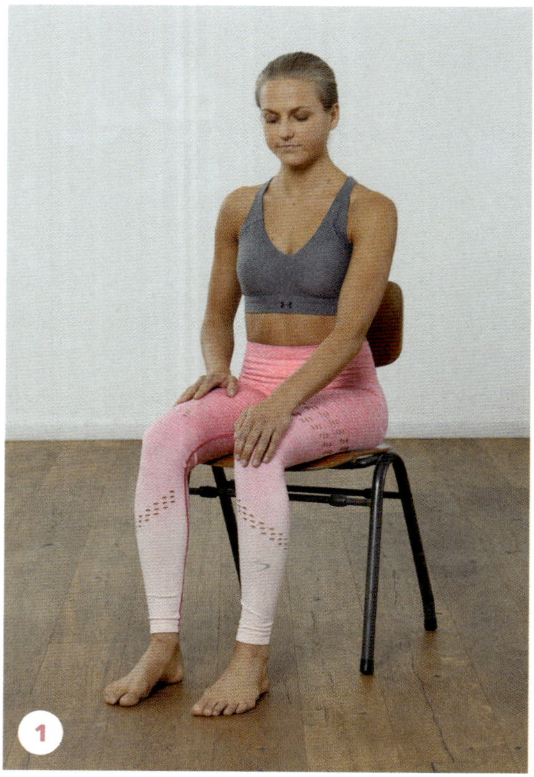

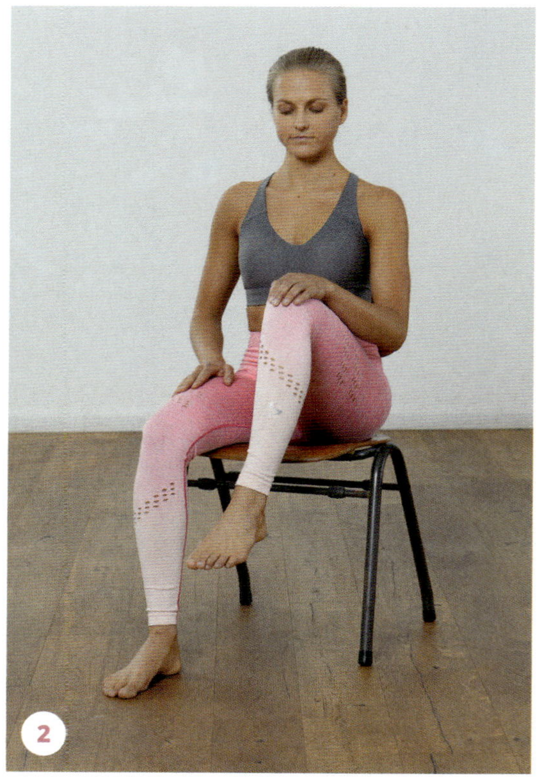

Was Sie bei bestehenden Schmerzen im Knie tun können

Info

Wenn Sie Schmerzen beim Laufen oder Joggen haben, können Sie mit den Übungen ohne vorheriges Testen beginnen. Auch Schmerzen im Knie beim Treppensteigen oder Bergabgehen sind ein Hinweis, dass das Kniegelenk nicht optimal positioniert ist. Starten Sie in diesem Fall im Übungsablauf am besten mit den Beckenübungen ab Seite 155 und schließen dann die Oberschenkel- und Knieübungen an. Auch gilt es bei anhaltenden Knieschmerzen, die man über das Kniegelenk selbst und die dort ansetzende Muskulatur nicht therapieren kann, an die Nieren und die versorgenden Nerven aus dem sogenannten *Plexus lumbosacralis* zu denken. Bitte suchen Sie hierfür einen erfahrenen Osteopathen auf.

Übung 1: Vorderen Oberschenkelmuskel verlängern

Technik: Muskelenergietechnik (MET)

Gehen Sie auf Seite 164 zur Übung »Becken nach vorn kippen«. Der vordere Oberschenkelmuskel und die Beckenblockade können über die gleiche Übung behandelt werden.

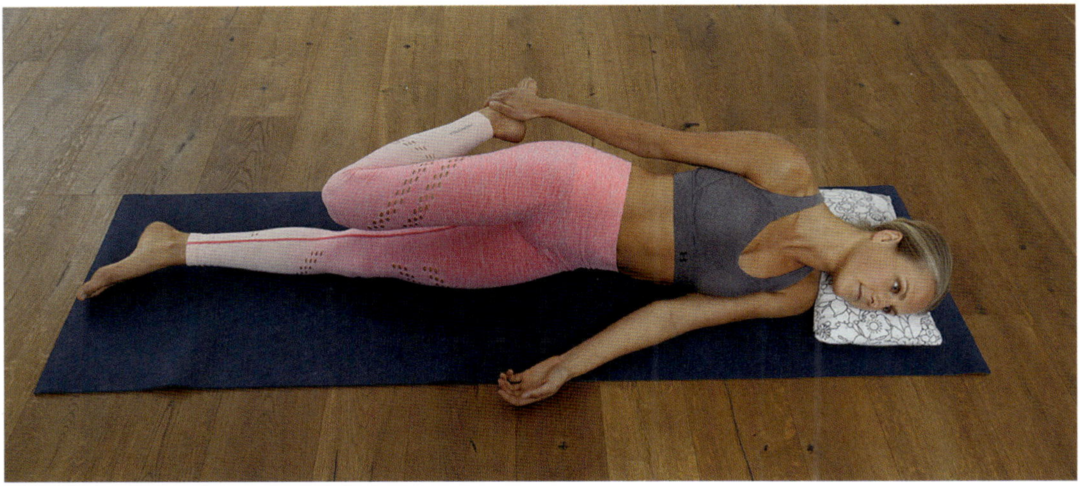

Übung 2: Muskelansätze um die Kniescheibe lösen

Technik: Muskel ausstreichen und Cross-Fibre-Friction-Massage

1. Setzen Sie sich auf einen Stuhl und legen Sie das Bein, das im Test verkürzt war, auf einen zweiten Stuhl, sodass der Oberschenkelmuskel entspannt ist. Legen Sie die Finger direkt mittig über die Kniescheibe. Fühlen Sie mit den Fingern, wo das knöcherne Kniegelenk am Oberschenkel endet, und sinken Sie dort mit den Fingern sanft in die Tiefe.
2. Streichen Sie in der Tiefe von dort aus 10 Zentimeter nach oben Richtung Becken. Ist es Ihnen angenehmer, dürfen Sie gern etwas Öl verwenden. Wiederholen Sie den Strich weitere 5-mal.
3. Wiederholen Sie anschließend jeweils 6-mal die Massagestriche ein Stück rechts und ein Stück links von der ersten Position. Sie können auch die rechte und linke Position gleichzeitig massieren, wenn Sie beide Hände einsetzen.
4. Am Ende legen Sie die Finger der rechten Hand rechts und die der linken Hand links an die Kniescheibe. Sinken Sie durch leichten Druck in die Tiefe des Gewebes und führen Sie dort Schrägstriche aus (Cross-Fibre-Friction-Massage), sodass sich die Finger aufeinander zu- und voneinander wegbewegen. Üben Sie langsam und rhythmisch für 30 Sekunden, dabei machen Sie circa zwei Striche in einer Sekunde. Hatten Sie auch ein Reiben im Schnelltest auf der anderen Seite, behandeln Sie nun diese wie in den Punkten 1 bis 4 beschrieben.

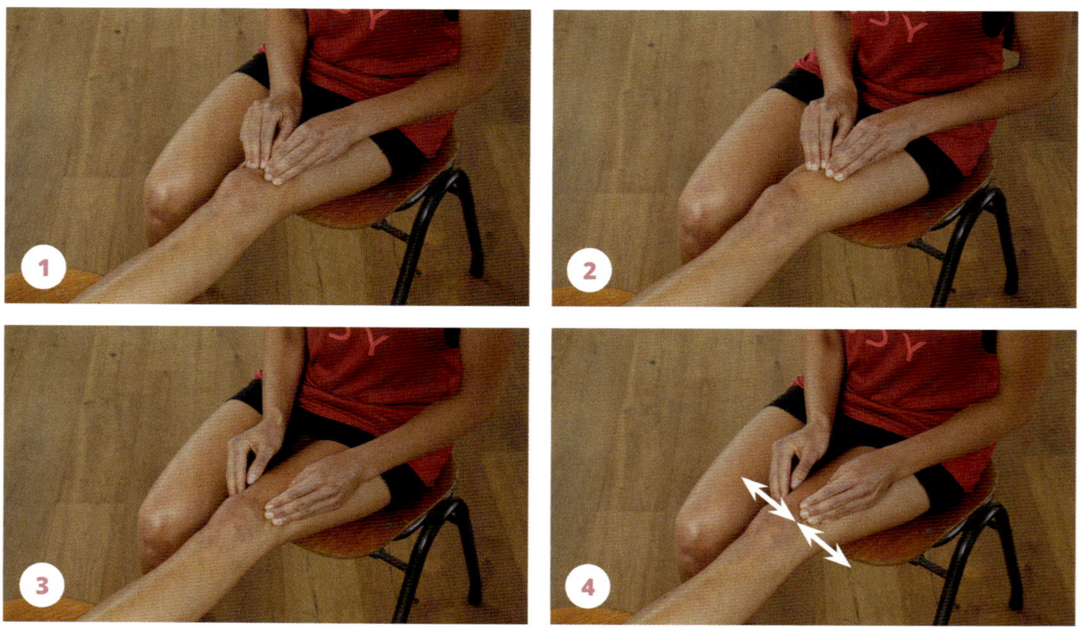

Übung 3: Kniescheibe lösen

Technik: Indirekte Mobilisation

1. Setzen Sie sich auf einen Stuhl und legen Sie das Bein, das im Test 2 (Schnelltest) auffällig war, auf einen zweiten Stuhl, sodass der Oberschenkelmuskel entspannt ist. Greifen Sie Ihre Kniescheibe mit der gleichseitigen Hand.
2. Bewegen Sie die Kniescheibe mit einem leichten Druck in alle Richtungen. Starten Sie nach außen, nach innen, nach unten und dann nach oben. Probieren Sie zu erspüren, ob eine Bewegung eingeschränkt ist, also weniger Beweglichkeit vorliegt. Normal wäre eine gleichmäßige Beweglichkeit von ein paar Millimetern in jede Richtung.
3. War die Bewegung der Kniescheibe in eine Richtung eingeschränkt, dann gehen Sie zuerst in die Gegenrichtung, bei der die Bewegung besser funktionierte. Halten Sie die Kniescheibe statisch am Bewegungsende, ohne zu viel Druck aufzubauen, bis Sie eine Entspannung spüren.
4. Gehen Sie erst jetzt in die Richtung, bei der die Bewegung vorher nicht so gut funktionierte, und halten Sie auch hier die Kniescheibe am Bewegungsende. Warten Sie wieder auf die Entspannung. Sind mehrere Bewegungen eingeschränkt, behandeln Sie diese nacheinander nach dem gleichen Vorgehen. Hatten Sie auch ein Reiben im Schnelltest auf der anderen Seite, behandeln Sie nun diese wie in den Punkten 1 bis 4 beschrieben.

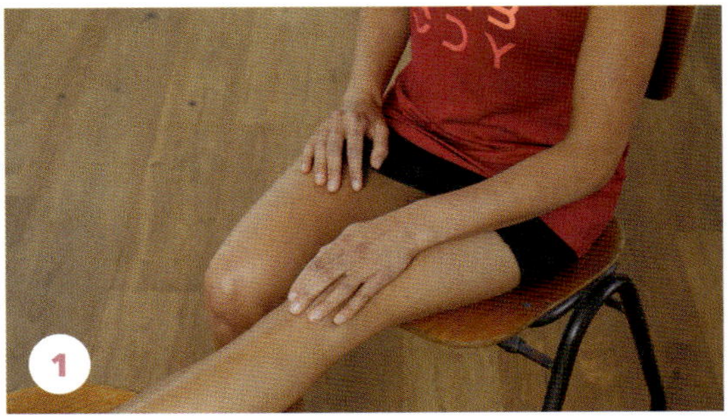

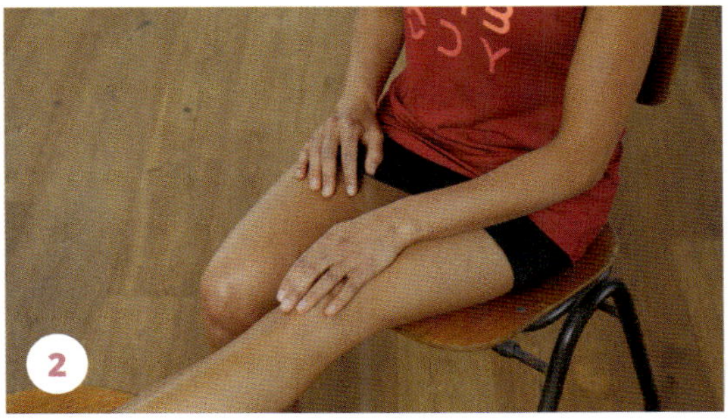

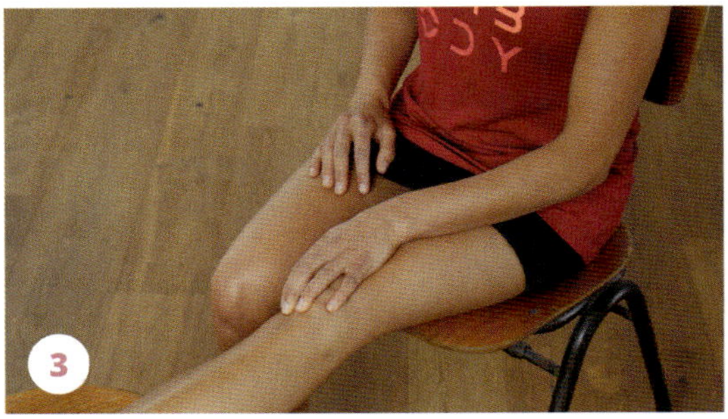

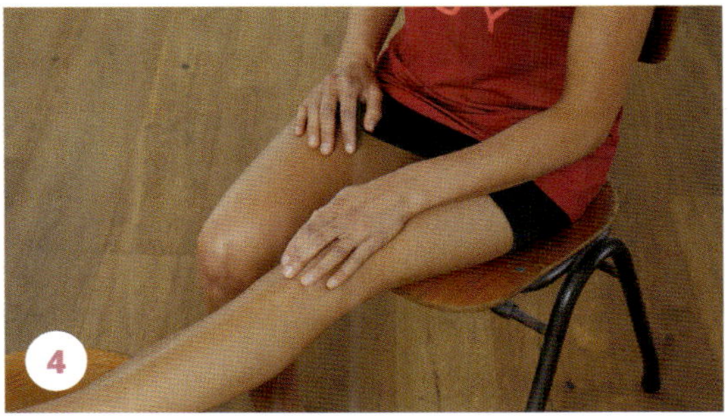

Nachtest

Wiederholen Sie die zu diesem Schritt eingangs beschriebenen Tests und bewerten Sie, ob sich die Spannungen oder Schmerzen im Muskel reguliert haben und ob das Reibegeräusch sich verbessert hat. Hat sich nichts oder kaum etwas verändert, nehmen Sie die Übungen in Ihren persönlichen Übungsplan auf. Auch bei einer positiven Veränderung können Sie die Übungen für einen nachhaltigen Erfolg trotzdem in Ihren Übungsplan aufnehmen, wenn Ihnen die Übungen guttun.

Schritt 2 – Unterschenkel am Kniegelenk ausgleichen

Test: Blickdiagnostik Knie

1. a+b Stellen Sie sich seitlich vor einen Spiegel, in dem Sie Ihre Beine sehen können. Starten Sie rechts. Nehmen Sie sich einen wasserlöslichen Stift und machen Sie einen vertikalen Strich, also von oben nach unten, mittig auf Ihrem äußeren Knöchel und in der Mitte Ihres Kniegelenks.

2. Suchen Sie dann den Vorsprung des Oberschenkelknochens, indem Sie den Handballen auf den oberen Rand der rechten Beckenschaufel legen, wobei die Finger nach unten zeigen. Dann sollten die Fingerspitzen genau auf diesem knöchernen Vorsprung, dem sogenannten *Trochanter major*, sein. Bestimmen Sie die Mitte des Vorsprungs und machen Sie auch dort einen vertikalen Strich.

3. Nun betrachten Sie sich aufrecht, seitlich stehend vor dem Spiegel und bewerten die Position des Knies im Vergleich zu den beiden anderen Punkten darüber und darunter. Befinden sich alle drei Punkte auf einer Linie, ist die Stellung des Knies normal. Befindet sich der Punkt des Knies weiter hinten als die beiden anderen Punkte, dann spricht man von einem hyperextendierten Knie. Das bedeutet, es ist stärker als normal durchgestreckt. Ist der Punkt des Knies weiter vorn, haben Sie gegebenenfalls Probleme, das Knie ganz durchzustrecken. Diese Problematik kommt gehäuft nach Knieoperationen vor. Machen Sie das Gleiche auf der linken Seite und notieren Sie sich die Ergebnisse.

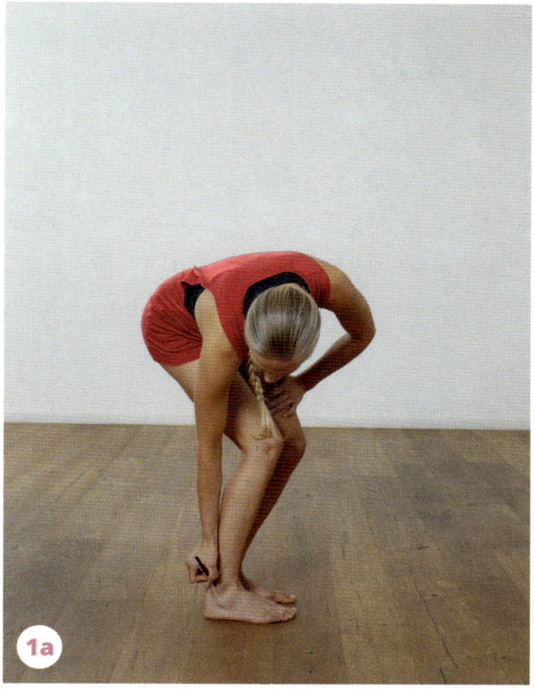

1a

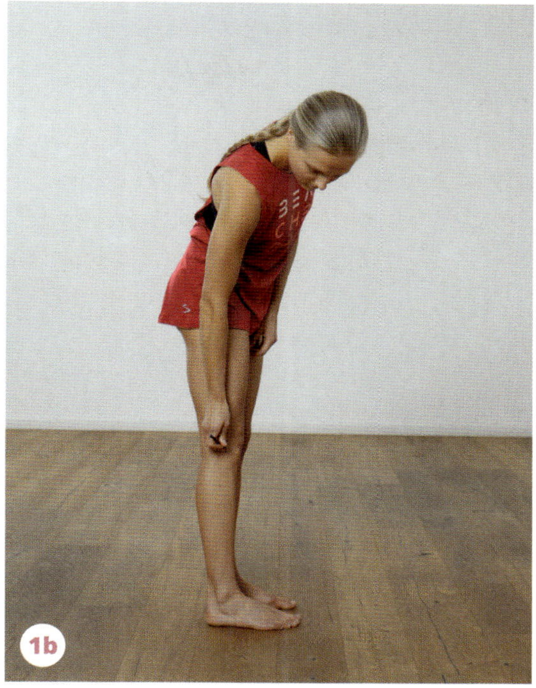

1b

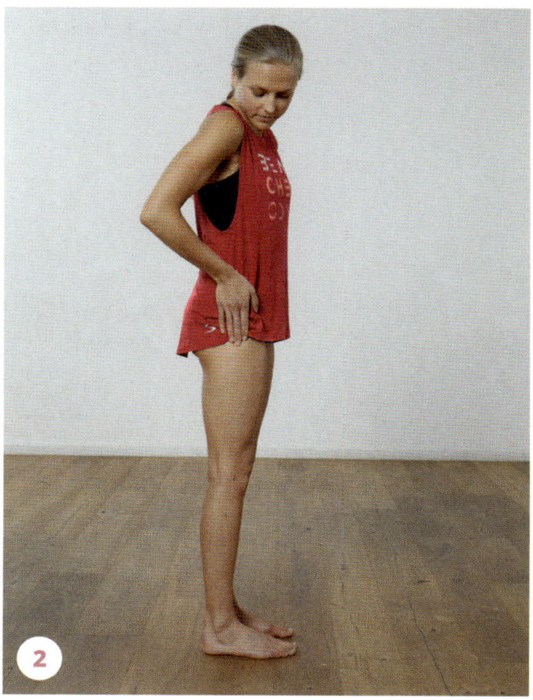

2

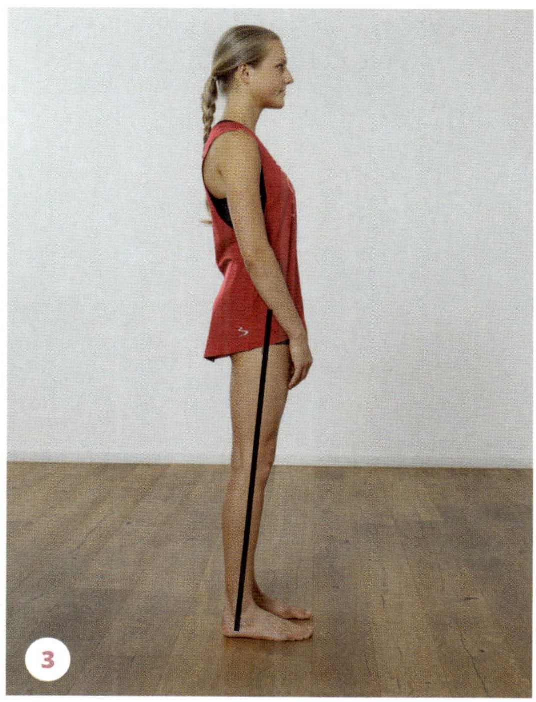

3

Übung 1: Unterschenkel am Kniegelenk nach vorn bringen

Technik: Mobilisation

1. Setzen Sie sich mit aufgestellten Beinen auf den Boden und ziehen Sie das Bein, das im Test auffällig war, nach oben zu sich heran. Legen Sie den Unterarm der anderen Seite direkt in die Kniekehle zwischen Unterschenkel und Oberschenkel.
2. Greifen Sie mit der Hand der gleichen Seite Ihren Unterschenkel direkt oberhalb des Knöchels und ziehen Sie mit etwa 10 Prozent Ihrer Kraft den Unterschenkel an den Oberschenkel heran. Der Zug ist gegen den Unterarm gerichtet, sodass der obere Teil des Unterschenkels durch den Unterarm nach vorn gedrückt wird. Drehen sie dabei außerdem den Unterschenkel sanft nach außen, die Bewegung ist nicht größer als fünf Grad. Lösen Sie den Zug und die Drehung und wiederholen Sie beides weitere 5-mal. Hatten Sie auch ein Reiben im Schnelltest auf der anderen Seite, behandeln Sie nun diese wie in den Punkten 1 und 2 beschrieben.

Wiederholungen: 1

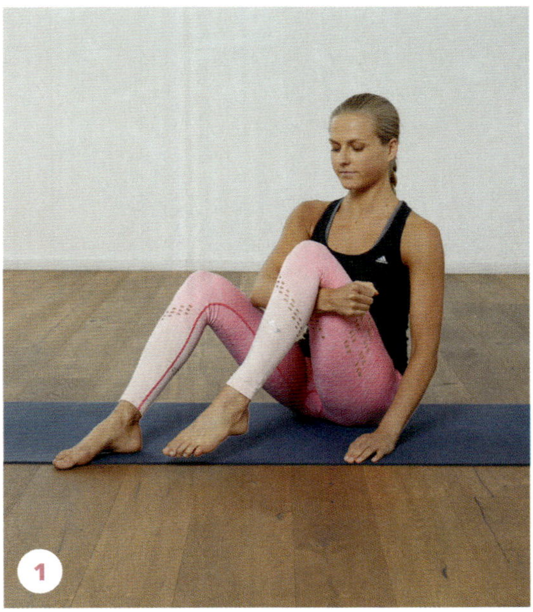
1

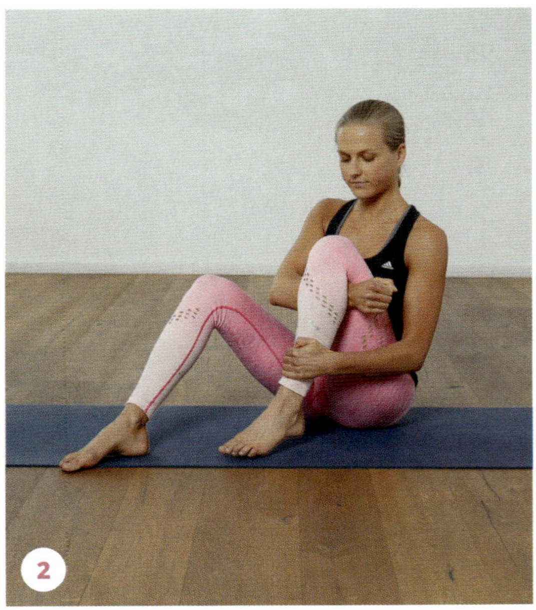
2

Übung 2: Oberschenkel und Unterschenkel ausgleichen

Technik: Unwinding

Setzen Sie sich auf eine Gymnastikmatte und strecken Sie das Bein, das im Test auffällig war. Egal, ob das Knie zu weit vorn oder zu weit hinten war. Legen Sie eine Hand auf den Oberschenkel und die andere Hand unter den Unterschenkel, direkt oberhalb beziehungsweise unterhalb vom Knie. Die Hände liegen nur mit einem sanften Kontakt auf. Das andere Bein können Sie lagern, wie es für Sie bequem ist.

Schließen Sie die Augen und lassen Sie sich darauf ein, in die feinen Gewebszüge des Beins hineinzuspüren. Manchmal kann es etwas dauern, bevor Sie etwas wahrnehmen können. Seien Sie geduldig. Die meisten von Ihnen werden vermutlich eine gegenläufige Drehbewegung des Oberschenkels zum Unterschenkel wahrnehmen. Gehen Sie mit jeder Gewebebewegung, die Sie erfühlen oder auch nur erahnen können, leicht mit, bis Sie keine Bewegung mehr wahrnehmen. Sie helfen so dem Gewebe dabei, sich zu entwinden. Das kann zwischen 30 Sekunden bis zu 3 Minuten dauern. Hatten Sie auch ein Reiben im Schnelltest auf der anderen Seite, behandeln Sie nun diese wie hier beschrieben.

Wiederholungen: 1

Hinweis: Alternativ können Sie auch eine Hand auf die Kniescheibe und die andere Hand an die Kniekehle legen und mit diesen Handpositionen die Übung ausführen.

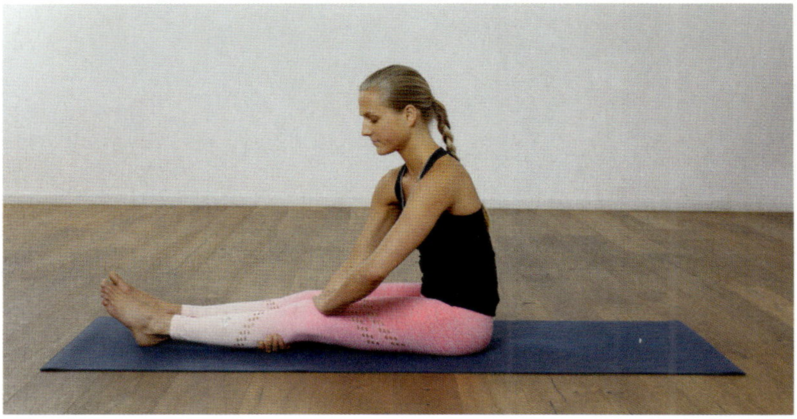

Nachtest

Da sich bei diesen Übungen keine sofortigen Ergebnisse einstellen, ist ein direkter Nachtest nicht zielführend. Nehmen Sie die Übungen für eine längerfristige Veränderung in Ihren persönlichen Übungsplan auf. Zudem ist es bei hyperextendierten Knien wichtig, allgemein die Haltung zu korrigieren (Seite 131/132, Haltungskorrektur mit Qigong, und Seite 66).

Schritt 3 – Hintere Oberschenkelmuskeln ausgleichen (Hamstrings, ischiocrurale Muskulatur)

Test: Muskellängentest hinterer Oberschenkel

1. Legen Sie sich mit dem Rücken auf eine Gymnastikmatte. Ziehen Sie das rechte Bein heran und umgreifen Sie den Oberschenkel.
2. Strecken Sie nun das Bein und ziehen Sie es bis an die Bewegungsgrenze zu sich heran. Der Normalbefund wäre, dass Sie das Bein bis 80 Grad – vom Boden aus gerechnet – heranziehen können, ohne dass Sie ein starkes Ziehen oder Schmerzen hinten in den Oberschenkelmuskeln verspüren. Kommen Sie nicht so weit, dann sind die Muskeln verkürzt. Testen Sie auch das linke Bein und notieren Sie sich die Befunde.

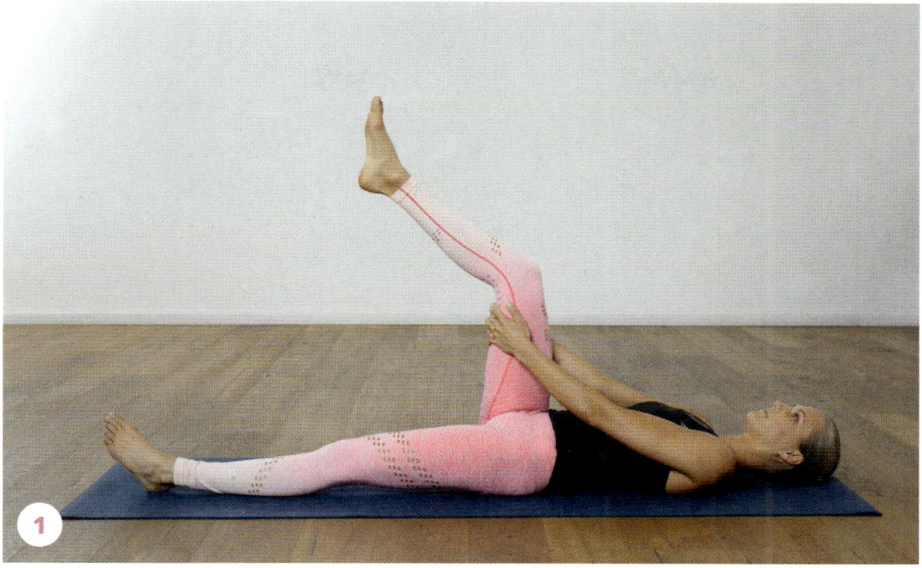

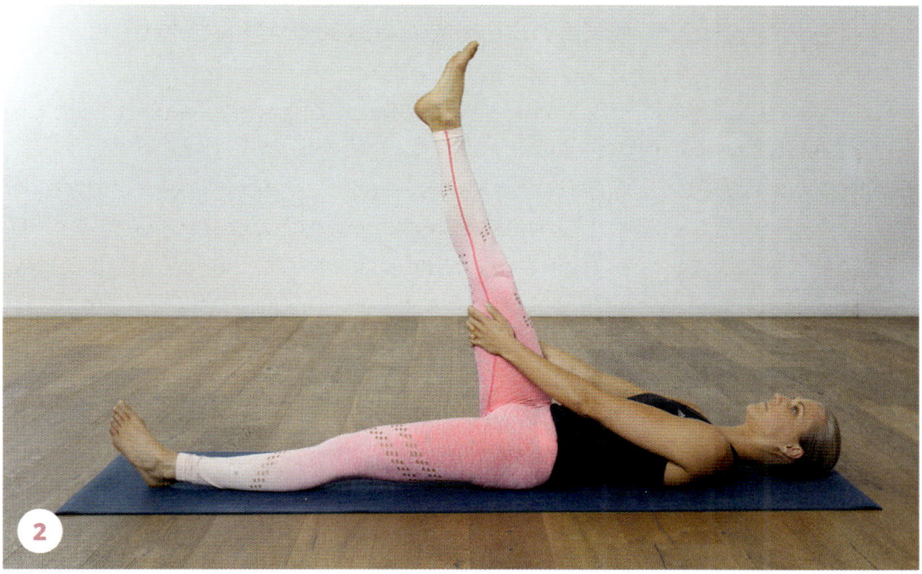

Übung: Muskel verlängern

Technik: Muskelenergietechnik (MET) und Fasziendehnung

1. Legen Sie sich mit dem Rücken auf eine Gymnastikmatte. Ziehen Sie das Bein, das im Test verkürzt war, an den Körper heran und legen Sie ein Gymnastikband (doppelt) oder ein großes Handtuch über die Fußsohle.
2. Strecken Sie das Knie und ziehen Sie das Bein mithilfe des Gymnastikbands bis an seine Bewegungsgrenze weiter Richtung Oberkörper heran. Am Schluss ziehen Sie noch die Zehenspitzen zu sich nach unten, das sollte den Zug hinten am Bein noch weiter verstärken. Das andere Bein liegt gestreckt auf der Matte. Die Ellenbogen beider Arme liegen halbwegs auf der Matte auf, die Unterarme stehen im 90-Grad-Winkel dazu.
3. Atmen Sie ein und drücken Sie dabei mit dem Bein weg von Ihrem Körper. Nutzen Sie etwa 20 Prozent Ihrer maximalen Kraft. Lassen Sie die Bewegung nicht zu, sondern halten Sie mit dem Gymnastikband dagegen. Halten Sie den Druck für 7 bis 10 Sekunden.
4. Atmen Sie aus, lösen Sie den Druck in das Gymnastikband und ziehen Sie das angezogene Bein bis an die nächste Bewegungsgrenze noch etwas weiter heran. Wiederholen Sie die Punkte 3 und 4 noch 2-mal.
5. Bleiben Sie mit dem Bein am Bewegungsende, das Sie nach den drei Durchgängen erreicht haben, und dehnen Sie nun statisch den Muskel mit seiner Faszie für 90 Sekunden. Hatten Sie auch eine Verkürzung auf der anderen Seite, behandeln Sie diese ebenso.

Wiederholungen: 1

Nachtest

Wiederholen Sie den Test von Seite 188 und bewerten Sie erneut, ob sich der Muskel ausgeglichen hat. Hat sich nichts oder kaum etwas verändert, nehmen Sie die Übung in Ihren persönlichen Übungsplan auf. Auch bei einer positiven Veränderung können Sie die Übung für einen nachhaltigen Erfolg trotzdem in Ihren Übungsplan aufnehmen, wenn Ihnen die Übung guttut.

Hinweis: Häufig sind auch die Beinanzieher (Adduktoren) auf der Innenseite des Oberschenkels verkürzt. Das löst reaktiv einen Gegenzug auf der Oberschenkelaußenseite aus, was sich im Zusammenspiel negativ auf das Kniegelenk auswirkt. Die Beinanzieher können Sie mit der Übung von Seite 160 verlängern.

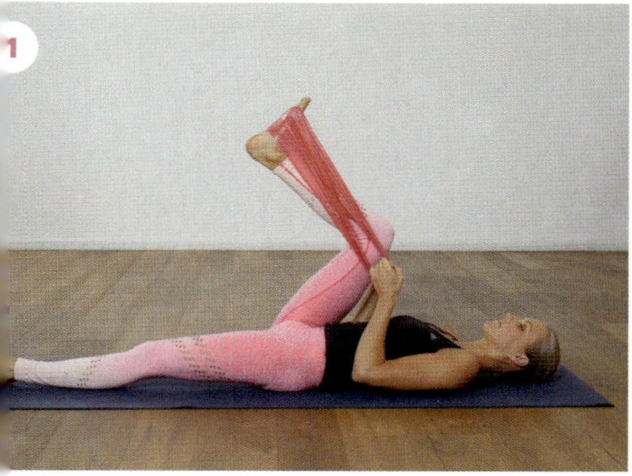
1

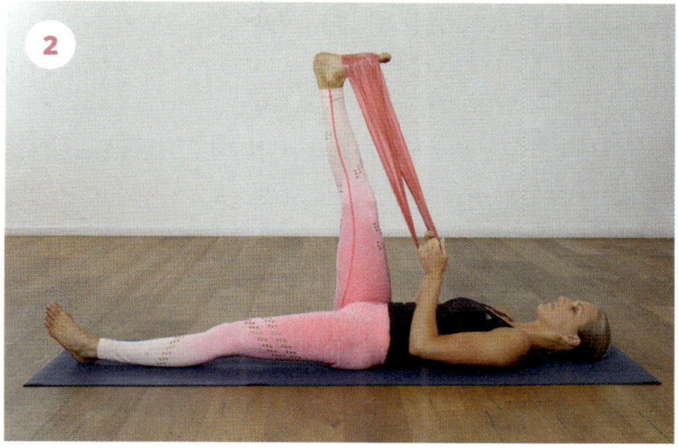
2

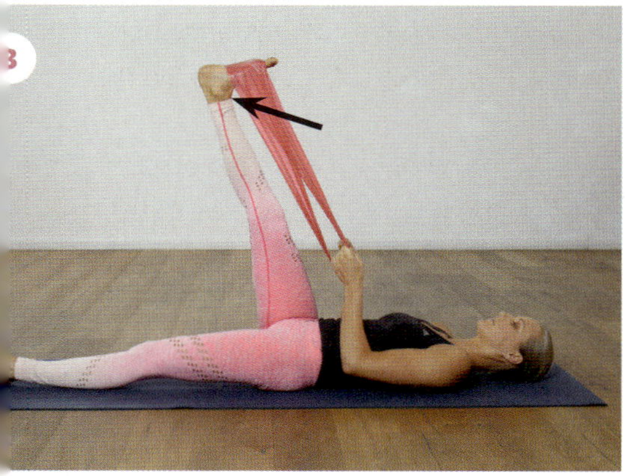
3

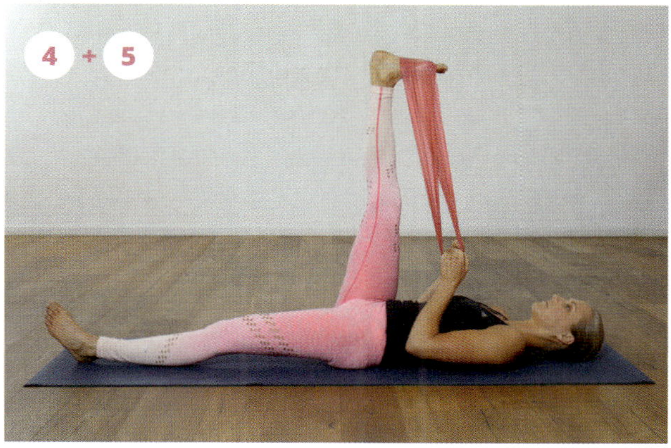
4 + 5

Körperbereich Wade, Unterschenkel, Sprunggelenk und Fußgewölbe

Beschwerdebilder: Wadenkrämpfe, Achillessehnenverdickung/-reizung, Sprunggelenksarthrose, überdehnte Bänder, Muskelhartspann, Schmerzen im Sprunggelenk, Fersensporn, Plantarfasziitis, Hallux valgus

Die Hauptbewegungen im Fuß sind das Heranziehen an den Körper (Dorsalflexion) und das Wegstrecken vom Körper (Plantarflexion). Außerdem können wir kleine Drehbewegungen nach innen und außen im Gelenk machen. Das hieran beteiligte Sprunggelenk besteht aus zwei Gelenken: dem oberen und dem unteren Sprunggelenk.

Das obere Sprunggelenk

Das obere Sprunggelenk wird vom Schienbeinknochen und dem Sprungbein gebildet, das den Unterschenkel mit den Fußknochen verbindet. Das Wadenbein ist der dritte Knochen, der zum oberen Sprunggelenk gehört. Es setzt außen am Sprunggelenk an und wird dann zum äußeren Knöchel. Von dort läuft das Wadenbein auf der Außenseite des Unterschenkels nach oben und setzt unterhalb vom Knie am Schienbein an.

Das obere Sprunggelenk ist gesichert durch mehrere Bänder am inneren und äußeren Knöchel, die Stabilität geben. Die Außenbänder werden öfters überdehnt, auch reißen sie nicht selten. Laut Statistik ist der Bänderriss einer der häufigsten Verletzungen, da es manchmal schon reicht umzuknicken oder bei einem Sprung auf der Außenkante des Fußes zu landen. Die Gefahr einer Verletzung ist am größten beim Fußball und bei anderen Sportarten, bei denen die Füße erhöht belastet werden, dies ist auch beim Springen oder Laufen auf unebenem Untergrund der Fall. Anfällig sind zudem Menschen, die hypermobil sind, die also über das normale Maß flexibel sind und dazu neigen, an mindestens drei Gelenken zu überstrecken – sie weisen oft eine allgemeine Bänderschwäche auf.

Das Sprunggelenk mit seinen Bändern ist hoher Verletzungsgefahr ausgesetzt, da es die ganze Körperlast tragen und ausgleichen muss. Mit einer häufigen Überdehnung oder mit mehrmals gerissenen Außenbändern geht oft eine chronische Schwäche der Bänder und eine Instabilität im Sprunggelenk einher. Neben dem Bänderriss können auch andere Verletzungen, wie ein verstauchter oder verrenkter Knöchel, auftreten. Die Gründe sind oft die gleichen, die eben beim Bänderriss schon beschrieben wurden.

Im Sprunggelenk ist auch eine Arthrose möglich, wobei eine solche wesentlich seltener auftritt als beispielsweise im Knie oder Hüftgelenk. Vielleicht wundern Sie sich darüber, da das Sprunggelenk ja die größte Last trägt. Müsste es daher für Arthrose nicht besonders anfällig sein? Dass dem nicht so ist, hat damit zu tun, dass der Knorpel im Sprunggelenk belastbarer ist und im Allgemeinen langsamer altert. Das ist auch der Grund, warum sich dort Arthrose durch einen chronisch-degenerativen Prozess weitaus seltener findet als Arthrose nach einem Knochenbruch mit Knorpelbeteiligung.

Das untere Sprunggelenk

Das untere Sprunggelenk wird gebildet vom Fersenbein, dem Sprungbein und dem seitlich anliegenden Kahnbein. In diesem Gelenk sind nur kleine Seitwärtsbewegungen möglich, sprich: die Fußaußenkante und -innenkante anzuheben. Deswegen ist dieses Gelenk insgesamt auch viel stabiler und viel seltener in irgendwelche Verletzungen involviert. Aus osteopathischer Sicht ist es aber doch sehr interessant, denn genau hier haben wir oft Kompressionen, die dann im weiteren Verlauf die Fußknochen nach vorn schieben, was zu einer Fehlstellung des großen Zehs führen kann, dem berühmten *Hallux valgus*.

Neben den knöchernen Strukturen sind auch die Wadenmuskeln wichtig für eine reibungslose Funktion des Sprunggelenks. Die großen Wadenmuskeln laufen nach unten in der Achillessehne zusammen und setzen am Fersenbein an. Sind diese Muskeln über längere Zeit verkürzt und verspannt, kann es zu Krämpfen und Schmerzen in der Wade bis in die Achillessehne kommen. Im weiteren Verlauf führt solches oft zur Reizung und Verdickung der Sehne oder zu einem Fersensporn.

Fersensporn und Senk- oder Plattfuß

Der Fersensporn ist eine knöcherne Anlagerung, die sich entwickelt, wenn an einer Stelle über längere Zeit zu viel Zug besteht. Den Fersensporn können wir direkt am Achillessehnenansatz finden oder unten an der Sohle, dort, wo die Plantarfaszie ansetzt. Der Fersensporn äußert sich vor allem durch Schmerzen beim Auftreten.

Ein anderes weitverbreitetes Problem ist der Senk- oder Plattfuß, bei dem sich ein Absinken des Fußgewölbes und ein Breiterwerden des Vorderfußes finden. Oft geht der Senk- oder Plattfuß einher mit einer Instabilität im Sprunggelenk, durch die das Gewicht beim Auftreten zu weit auf die Innenkante des Fußes verlagert wird. Nach längerer Fehlbelastung flacht das Fußgewölbe langsam ab. Vom Ausmaß her sind hier viele Abstufungen möglich, schlimmstenfalls kann der Fuß sogar mit seiner ganzen Breite am Boden aufliegen. Oft startet der Prozess bereits im Kindesalter.

Nachdem Sie nun wissen, welche Strukturen auf welche Weise an Beschwerden im Sprunggelenk und damit verbundenen Bereichen beteiligt sein können, kommen wir in die Umsetzung. Lassen Sie uns mit den Tests und Übungen starten. Sind Sie bereit?

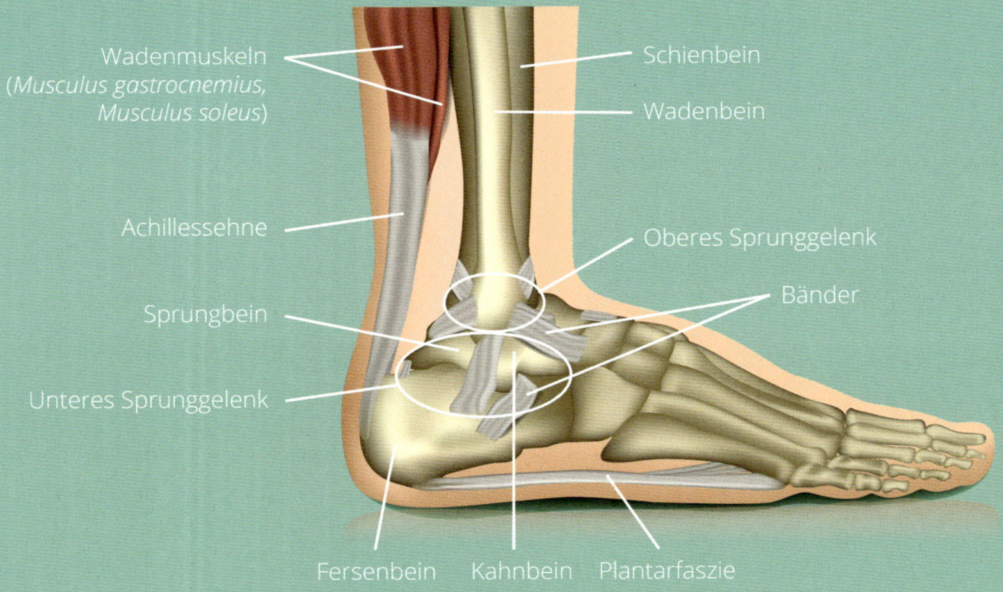

Das Bild zeigt die wichtigsten Strukturen des Unterschenkels mit dem oberen und unteren Sprunggelenk als Übergang zum Fuß.

Schritt 1 – Wadenmuskulatur und ihren Ansatz ausgleichen

Test: Wadenmuskulatur auf Verhärtungen testen

1. Setzen Sie sich mit angewinkelten Beinen auf den Boden. Greifen Sie mit den Fingern beider Hände rechts und links neben den Achillessehnenansatz an der Ferse des linken Fußes und streichen dort hoch und runter. Erfühlen Sie, ob Sie dort eine Verdickung der Sehne oder Schmerz empfinden.
2. Ziehen Sie weiter in der Tiefe der Wadenmuskeln beidseits mit Ihren Fingern entlang nach oben bis in die Kniekehle. Erfühlen Sie, ob die Muskulatur verspannt oder schmerzhaft ist.
3. Bringen Sie beide Daumen auf die Mittellinie der Wade, die anderen Finger liegen locker am vorderen Unterschenkel auf. Ziehen Sie in der Tiefe der Muskulatur eine Linie nach unten bis zum Sehnenansatz an der Ferse. Erfühlen Sie, ob die Muskulatur verspannt oder schmerzhaft ist. Wiederholen Sie den Test auf der rechten Seite. Notieren Sie sich alle Schmerzpunkte.

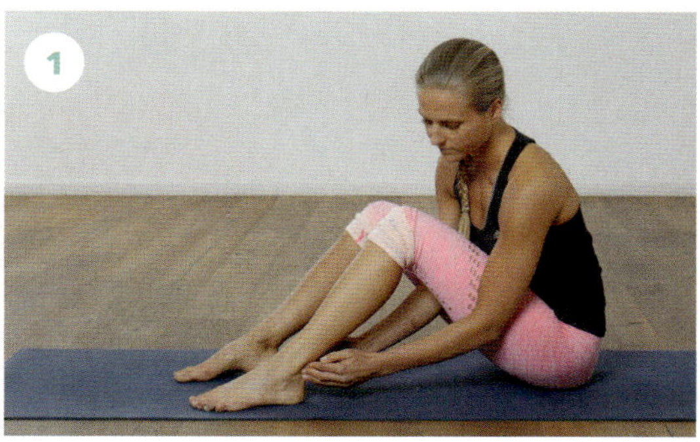

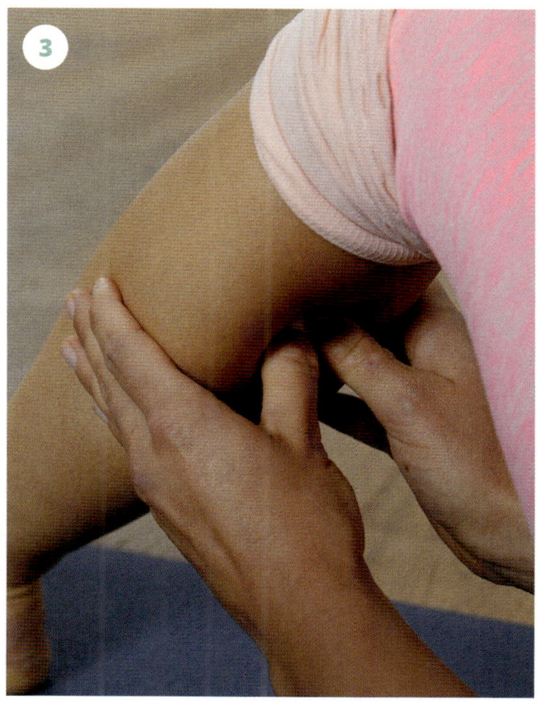

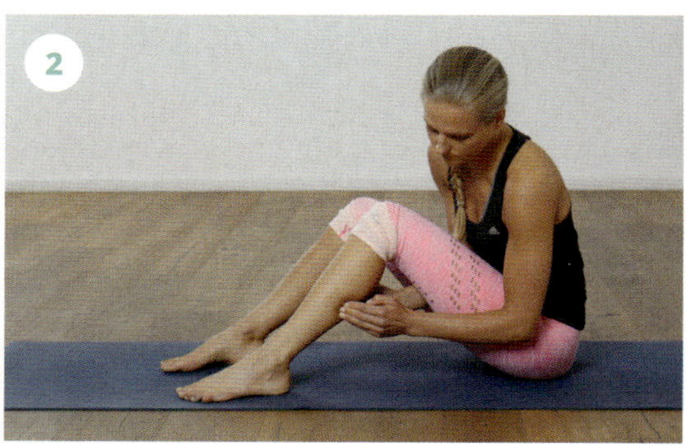

Körperbereich Wirbelsäule
Körperbereich Becken und Hüfte
Körperbereich Oberschenkel und Knie
Körperbereich Wade, Unterschenkel, Sprunggelenk und Fußgewölbe
Allgemeine Abschlussübung

Übung 1: Wadenmuskeln verlängern

Technik: Muskelenergietechnik (MET) und Fasziendehnung

1. Stellen Sie sich etwa einen halben Meter mit angelehnten Unterarmen an eine Wand und bringen Sie das Bein, das im Test nicht auffällig war, angewinkelt nach vorn Richtung Wand. Die Streckung des hinteren Beins verstärken Sie, indem Sie die Ferse fest in den Boden drücken und das Gesäß so weit nach vorn bringen, bis ihr Körper eine Gerade bildet. Sie sollten nun eine Dehnung in der Wade spüren.
2. Führen Sie für 90 Sekunden kleine Wippbewegungen durch, indem Sie das Becken rhythmisch weiter vorschieben und gleichzeitig mit der Ferse noch ein wenig stärker in den Boden drücken.
3. Anschließend verweilen Sie in der maximal gedehnten Position und drücken die Zehen für 7 bis 10 Sekunden in den Boden.
4. Wiederholen Sie die Schritte 2 und 3, beugen Sie diesmal jedoch das nach hinten aufgestellte Bein, während die Ferse weiter am Boden bleibt. So erreichen Sie auch die tieferen, inneren Anteile der Waden. Hatten Sie auch Verhärtungen an der anderen Wade, behandeln Sie nun diese wie in den Punkten 1 bis 4 beschrieben.

Wiederholungen: 1

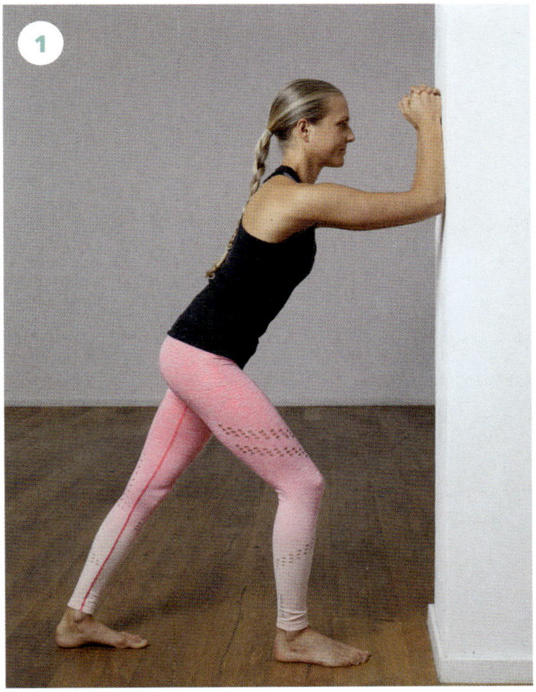
1

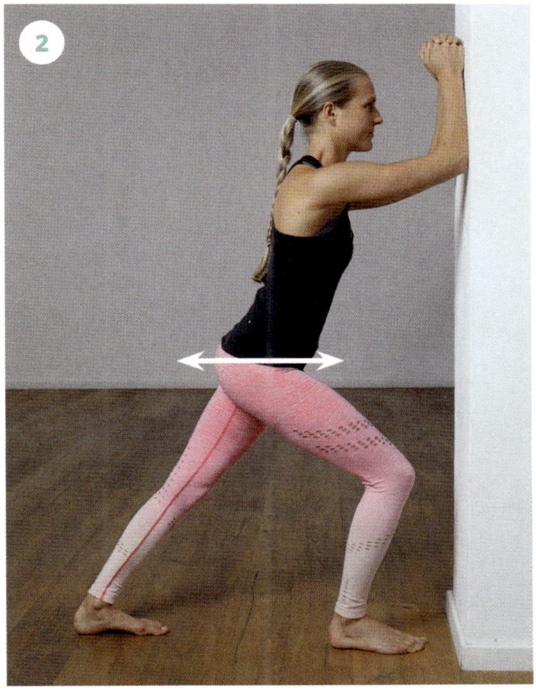
2

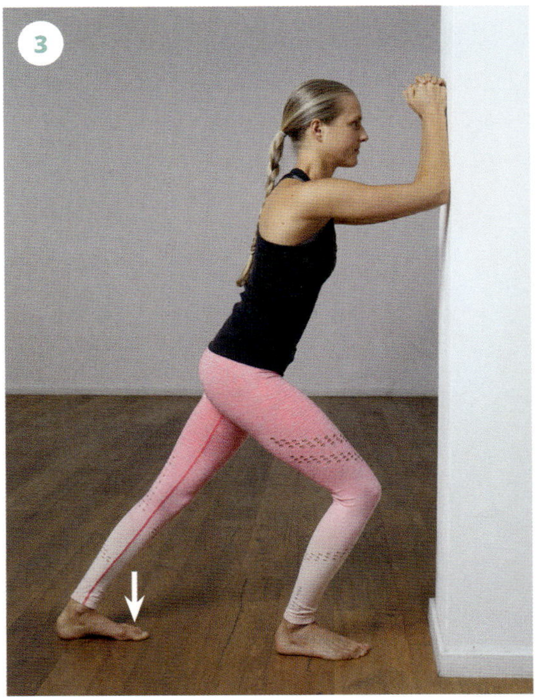
3

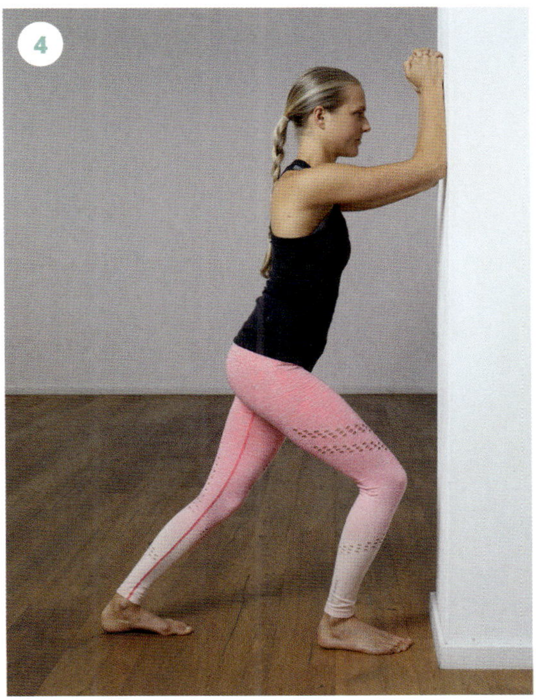
4

Übung 2: Verklebungen um die Achillessehne lösen

Technik: Muskel ausstreichen und Mobilisation

1. Setzen Sie sich mit angewinkelten Beinen auf den Boden. Greifen Sie mit den Fingern beider Hände rechts und links neben den Achillessehnenansatz (Abbildung Seite 195) an der Ferse, an der Sie die Schmerzen gespürt haben. Legen Sie die Finger in dem etwas weicheren Gewebe an.
2. Streichen Sie mit den Fingern langsam tief im Gewebe von der Ferse für circa 10 Zentimeter gerade nach oben, während Sie die Zehenspitzen heranziehen.
3. Bringen Sie die Zehen weg vom Körper, während Sie an der Achillessehne den Zug lösen und mit den Fingern wieder zurück an ihren Ansatz gehen. Dann wiederholen Sie den Bewegungsablauf. Hatten Sie auch Verhärtungen an der Achillessehne der anderen Seite, behandeln Sie nun diese wie in den Punkten 1 bis 3 beschrieben.

Wiederholungen: 10

Was tun bei starken Schmerzen?

Info

Haben Sie starke Schmerzen in der Wade oder beim Auftreten, lösen Sie neben der Wadenmuskulatur auch die dicke Fußfaszie (Plantarfaszie), indem Sie einen Ball nehmen und die Fußsohle ausrollen. Das können Sie sowohl im Stehen als auch im Sitzen machen. Auch für den Fersensporn ist das eine einfache, hilfreiche zusätzliche Maßnahme. Mehr dazu finden Sie im Buch *Schmerzen selbst behandeln mit BLACKROLL®* in den Literaturempfehlungen auf Seite 207.

Nachtest

Wiederholen Sie den zu diesem Schritt eingangs beschriebenen Test und bewerten Sie erneut, ob sich die Spannung in den Wadenmuskeln und in der Achillessehne ausgeglichen hat. Hat sich nichts oder kaum etwas verändert, nehmen Sie die Übungen in Ihren persönlichen Übungsplan auf. Auch bei einer positiven Veränderung können Sie die Übungen für einen nachhaltigen Erfolg trotzdem in Ihren Übungsplan aufnehmen, wenn Ihnen die Übungen guttun.

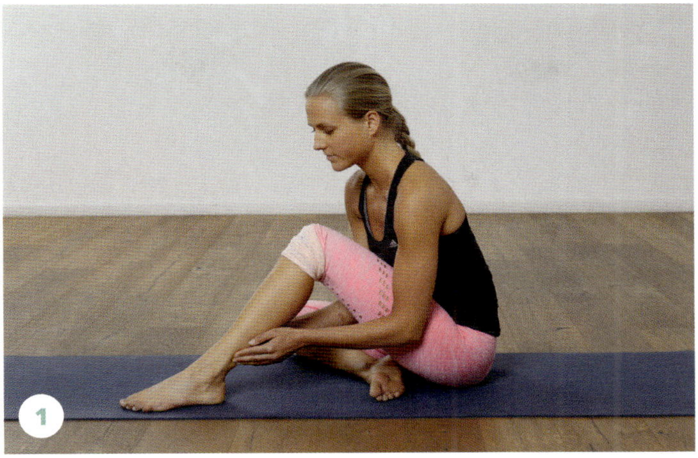
1

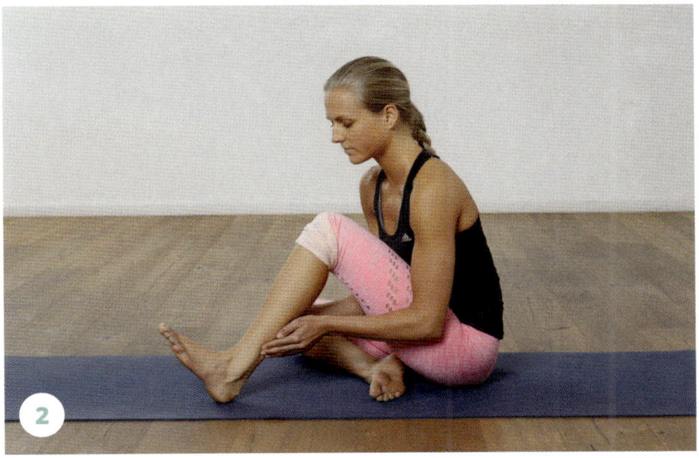
2

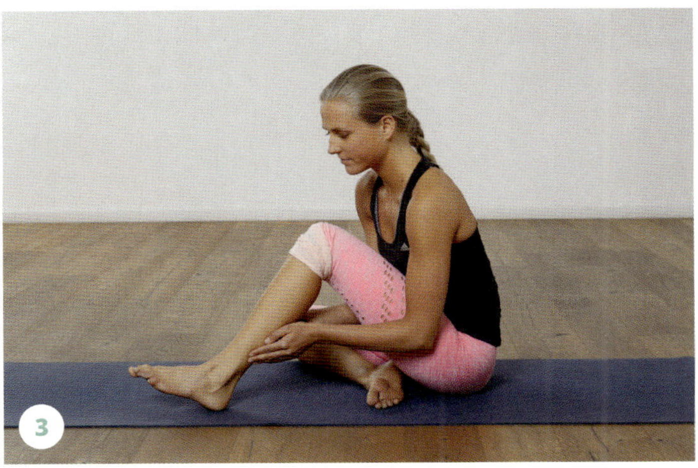
3

Schritt 2 – Sprunggelenk und Fußgewölbe ausgleichen

Test: Erfühlen des Fußgewölbes

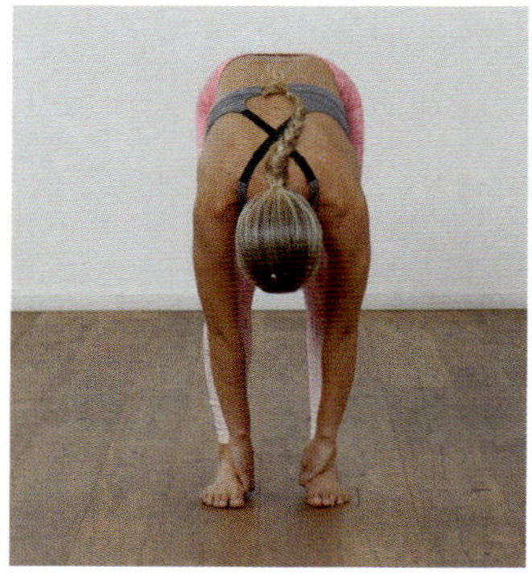

Stellen Sie sich barfuß hüftbreit hin. Beugen Sie sich vorn über, sodass Sie mit den Fingern beidseits innen am Fußgewölbe entlangfahren können. Sie können dabei die Knie beugen. Gesund wäre Ihr Fußgewölbe, wenn Sie in dessen Mitte die Fingerspitzen circa 2 Zentimeter weit darunter schieben können. Bewerten und notieren Sie, ob Sie gesunde Fußgewölbe haben oder ob sie abgesunken sind.

Übung 1: Fußgewölbe verbessern

Technik: Mobilisation der Fußknochen und Muskeln

1. Stellen Sie sich hüftbreit auf. Wenn nur ein Fußgewö be abgesunken ist, arbeiten Sie nur mit der einen Seite, sonst mit beiden gleichzeitig. Drücken Sie die Ferse und den Fußballen mit den Zehenspitzen in den Boden, während Sie das Gewicht leicht auf die Fußaußenkante verlagern und innen über die Muskeln das Fußgewölbe für 2 Sekunden nach oben ziehen.
2. Lösen Sie den Zug und bringen Sie das Gewicht wieder in die Mitte des Fußes.

Wiederholungen: 20

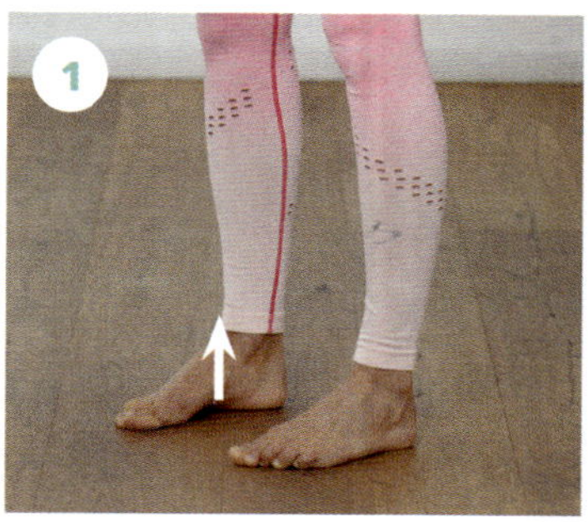

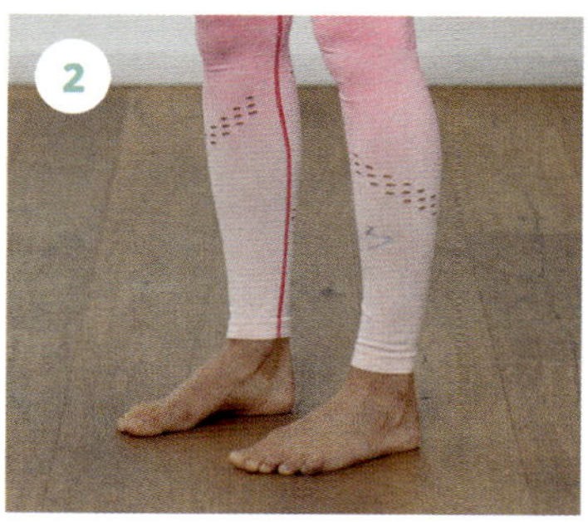

Übung 2: Sprunggelenk mobilisieren

Technik: Mobilisation

1. Setzen Sie sich auf einen Stuhl und legen Sie den Unterschenkel des Fußes, der im Test auffällig war, über das andere Bein. Greifen Sie mit der Hand der gleichen Seite um den Knöchel.
2. Die andere Hand umgreift den Vorfuß mit dem Daumen unter dem Fußgewölbe. Drehen Sie den Fuß 20-mal in die eine Richtung und anschließend in die andere. Machen Sie die Kreisbewegungen so groß wie möglich.
3. Dann strecken Sie das Bein aus und legen es am Boden ab. Ziehen Sie 20-mal die Zehenspitzen heran und strecken Sie sie wieder weg. Führen Sie die Bewegung so groß wie möglich durch. War auch der zweite Fuß im Test auffällig, behandeln Sie nun diesen wie in den Punkten 1 bis 3 beschrieben.

Wiederholungen: 1

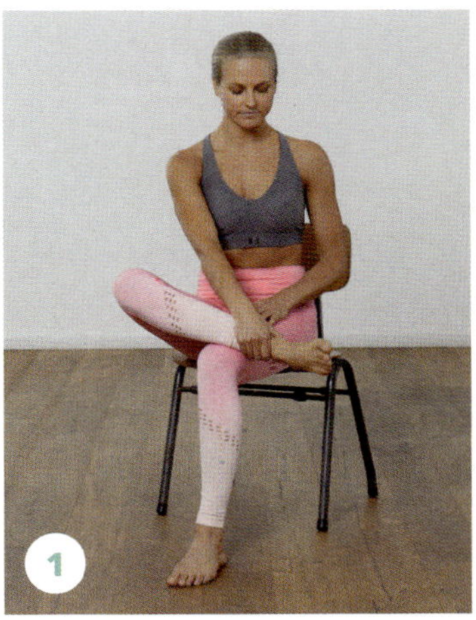

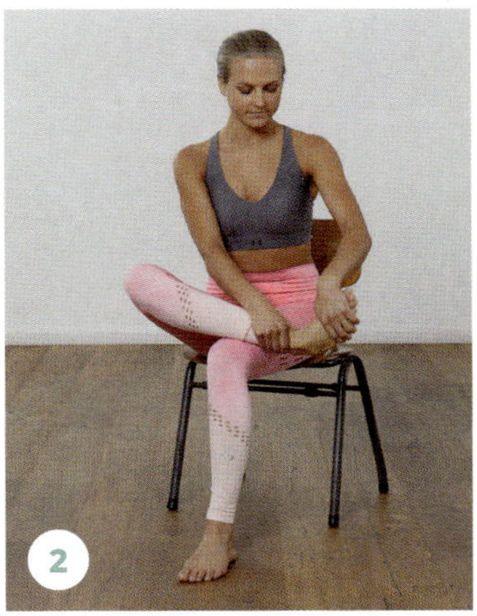

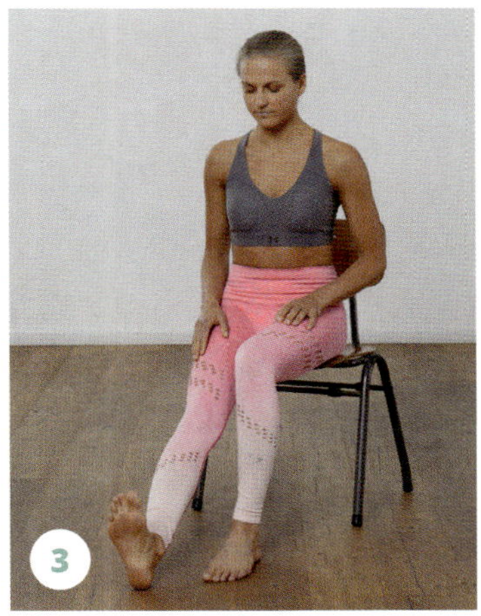

Nachtest

Wiederholen Sie den zu diesem Schritt eingangs beschriebenen Test und bewerten Sie erneut die Stellung Ihres Fußgewölbes. Hat sich nichts oder kaum etwas verändert, nehmen Sie die Übungen in Ihren persönlichen Übungsplan auf. Auch bei einer positiven Veränderung können Sie die Übungen für einen nachhaltigen Erfolg trotzdem in Ihren Übungsplan aufnehmen, wenn Ihnen die Übungen guttun.

Allgemeine Abschlussübung

Eine Abschlussübung ist angeraten, weil der Organismus die durch Übungen gegebenen Impulse dann besser integrieren kann. Das führt zu einer schnelleren Regulierung und Selbstheilung des Körpersystems. Führen Sie die Übung wie beschrieben durch, so haben Sie noch den zusätzlichen positiven Nebeneffekt, dass sich die beiden Gehirnhälften ausgleichen, genauso wie dies beim Gehen der Fall ist. Das ist auch ein Grund, warum oft empfohlen wird, spazieren zu gehen, um neu Gelerntes sich setzen zu lassen.

Übung: Körper rhythmisch schütteln

Technik: Schütteltechnik

1. Legen Sie sich rückwärts mit ausgestreckten Beinen auf den Boden. Versuchen Sie, eine rhythmische Bewegung in den gesamten Körper zu bekommen, indem Sie zuerst eine Beckenseite Richtung Kopf ziehen, während Sie mit dem anderen Becken oder Fuß nach unten schieben.
2. Machen Sie nun die gegenläufige Bewegung am Becken, indem Sie das andere Becken nach oben ziehen. Arbeiten Sie abwechselnd von einem Becken zum anderen und werden Sie immer etwas schneller, sodass Sie in einer fließenden Bewegung sind. Der Rhythmus ist recht schnell, pro Sekunde sollte jede Beckenseite 1-mal angezogen werden, sodass die Schüttelbewegung 120-mal in der Minute stattfindet.

Wiederholungen: 1, bis zu 2 Minuten

Hinweise

- Fällt es Ihnen leichter, die Bewegung über das abwechselnde Heranziehen der Zehenspitzen zu erreichen, ist das auch in Ordnung. Wichtig ist, dass das Becken mitschwingt und im besten Fall diese Bewegung bis hoch in den Kopf und in die Arme geht, die sich im selben fließenden Rhythmus mitbewegen sollten. Merken Sie, dass sich die Schwingung nicht in alle Körperbereiche fortsetzt, ist wahrscheinlich in diesen Bereichen noch zu viel Spannung vorhanden oder es besteht eine alte Verletzung. Wir empfehlen, dass Sie diese entsprechenden Bereiche mit den Übungen in diesem Buch verbessern.

- Als weitere Abschlussübung können Sie alternativ oder zusätzlich die CV4-Übung der craniosacralen Basisbehandlung von Seite 53 anwenden.

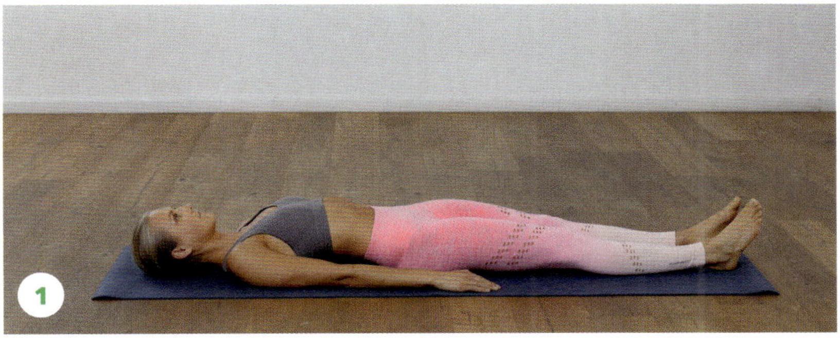

1

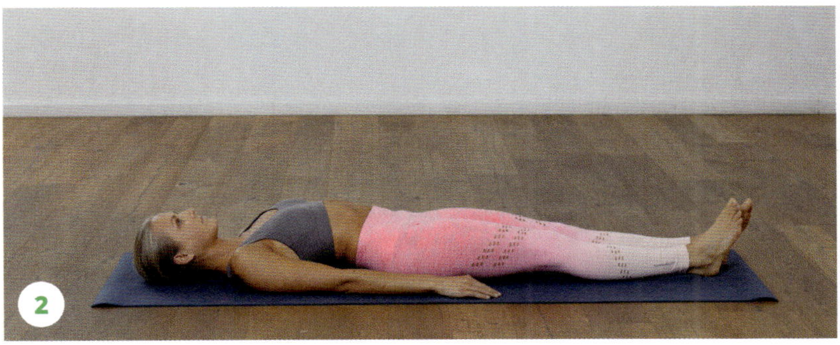

2

Die Schüttelbewegungen beim Osteopathen

Info

In der Osteopathiepraxis übernimmt der Therapeut die Schüttelbewegung, wobei sich der Patient noch besser entspannen kann. Hier findet die Technik auch Anwendung, um die Lymphe zu entstauen wie nach Operationen oder Blockaden an Organen. Überdies wird die Technik auch manchmal am Anfang einer Sitzung angewandt, wenn Patienten sehr gestresst sind. Die Schüttelübung hat über ihren Rhythmus eine sehr entspannende Wirkung auf den Parasympathikus, da der Herzschlag als Embryo im geschützten Mutterleib dieselbe Frequenz von circa 120-mal pro Minute aufweist.

Dank

Unser größter Dank geht an unsere wissbegierigen Patienten, die uns durch ihr Engagement, an ihren Beschwerden zu Hause selber weiterzuarbeiten, erst auf die Idee dieses Praxisratgebers gebracht haben. Die Arbeit mit unseren Patienten und deren Feedback, was Sie zu Hause umsetzen können und womit Sie Erfolg haben, hat uns die Grundlage zu diesem Buch geliefert. Wir freuen uns, allen Patienten sowie allen anderen Interessierten dieses Übungsbuch zur Verfügung stellen zu können. Durch die vielen Bilder soll das Üben zu Hause zusätzlich erleichtert werden.

Wir möchten uns ebenso bei unseren Aus- und Fortbildern bedanken, die uns zu erfolgreichen Therapeuten gemacht und uns gelehrt haben, nicht das Problem isoliert zu sehen, sondern den ganzen Menschen zu betrachten und zu verstehen.

Großen Dank wollen wir auch unseren Helfern, den Probelesern, aussprechen, die alle Übungen durchgearbeitet haben und uns durch ihr Feedback die Möglichkeit gegeben haben, das Buch noch verständlicher zu gestalten. Danke auch an unsere Familien und Freunde, die uns bei der Entstehung des Buches unterstützt haben.

Keinen geringeren Dank wollen wir an alle Beteiligten des riva Verlags für die gute und enge Zusammenarbeit und das ansprechende Layout aussprechen.

Danke an alle, die an ihrer Gesundheit interessiert sind und so erst unserem Beruf im Gesundheitswesen die entsprechende Wichtigkeit verleihen!

Über die Autoren

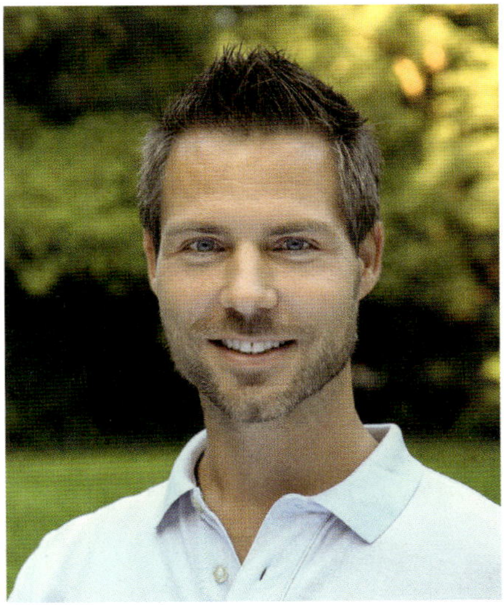

Dr. rer. nat. Torsten Pfitzer ist Heilpraktiker, Osteopath, zertifizierter Blackroll®-Mastertrainer und Experte für die ganzheitliche Behandlung von Schmerzen am Bewegungsapparat. In seiner Praxis in München kombiniert er verschiedene Ansätze wie Osteopathie, Myofaszial-Kinematik, Ernährungstherapie und psychoemotionale Kinesiologie. Seine Erfahrungen und sein Wissen gibt er auch in Workshops, Büchern und Onlineprogrammen weiter. Als ehemals selbst Betroffener von chronischen Rückenschmerzen blickt er über den Tellerrand hinaus und sieht es als seine Berufung, seine Patienten auch mit Anleitungen zur Selbstbehandlung ursächlich und nachhaltig von ihren Schmerzen zu befreien. Torsten Pfitzer hat bereits mehrere erfolgreiche Bücher für den riva Verlag geschrieben.

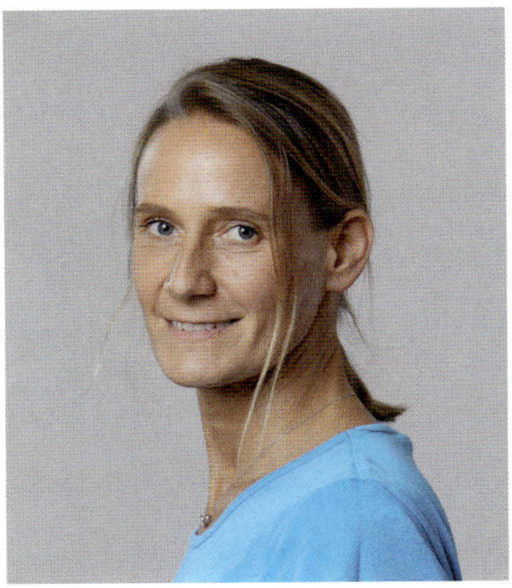

Marion Lechner ist zertifizierte Osteopathin mit eigener Praxis in München-Schwabing, Dozentin der Osteopathie und Heilpraktikerin. Zusätzlich machte sie Weiterbildungen in der Hormontherapie, der Darmdiagnostik, dem Darmaufbau, der Allergiebehandlung und in der Ernährungsberatung. Darüber hinaus unterstützt sie ihre Patienten präventiv als Pilates- und Qigong-Trainerin. In den osteopathischen Behandlungen ist sie darauf bedacht, die zugrunde liegenden Ursachen der Beschwerden ihrer Patienten zu erkennen und sie nachhaltig und ganzheitlich zu behandeln. Mit individuellen Übungen für zu Hause hilft sie den Patienten, ihre Beschwerden und Schmerzen langfristig zu verbessern.

Weiterführende Informationen und Websites

Exklusiv für Sie als Leser des Buches haben wir unter **www.DrPfitzer.de/ofzh** (ofzh = Osteopathie für zu Hause) eine kostenfreie Plattform eingerichtet. Sie können dort beispielsweise Vorlagen zum Eintragen Ihrer Testergebnisse und Ihres persönlichen Übungsplans sowie die Checkliste *Sieben Punkte, um den Schmerz-Teufelskreis zu durchbrechen* herunterladen und ausdrucken, finden Gutscheincodes, ergänzende Informationen und manche zusätzliche Übung, die den Rahmen dieses Buches sprengen würde. Schauen Sie auf jeden Fall immer mal wieder auf der Website vorbei und entdecken Sie, was es Neues gibt!

Üben Sie lieber mit Videoanleitungen zum direkten Mitmachen und einem zusätzlich unterstützenden Umsetzungscoaching per E-Mail? Dann empfehlen wir das **Onlineprogramm** *Befreit von CMD – Hilfe zur Selbsthilfe* von Dr. Torsten Pfitzer. Dieses sowie einen Selbsttest auf Kieferstörungen finden Sie hier: **https://klickehier.com/befreit-von-cmd-onlineprogramm**

Sollten Sie trotz oder in Kombination zu den osteopathischen Übungen für zu Hause einen Termin beim Osteopathen wahrnehmen wollen, können Sie auf **www.drpfitzer.de** und **www.osteopathie-lechner.de** Kontakt mit uns aufnehmen oder sich in den kostenlosen Newsletter eintragen. Zudem finden Sie auf unseren Websites viele weitere Informationen zur Osteopathie und zu verwandten Gesundheitsthemen, aber auch, wie eine Behandlung bei uns in der Praxis abläuft und welche gesetzlichen Krankenkassen die Osteopathie bezuschussen.

Sind Sie auf der Suche nach einem geeigneten **Osteopathen in Ihrer Nähe**, dann können Sie auf der Verbandsliste der Medizin und Lebenskunst Akademie, an der wir beide die Ausbildung absolviert haben, einen ganzheitlich arbeitenden Osteopathen finden: **www.osteopathiedeutschland-verband.de**

Eine **weitere Auswahl an Osteopathen** finden Sie auf den folgenden Verbandsseiten:
www.vfo.de, www.osteopathie.de, bv-osteopathie.de, www.dvom.de

Empfehlenswerte Literatur

Im Folgenden haben wir noch einige Buchempfehlungen für Sie zusammengetragen. Wir denken, dass diese Bücher bei der osteopathischen Selbstbehandlung – je nach individueller Problemlage – hilfreich sein könnten.

Als Nachschlagewerk für **Triggerpunkte** mit ihren Schmerzausstrahlungsmustern empfehlen wir: Simons, David G., Travell, Janet G., Simons, Lois S. (2001): *Handbuch der Muskel-Triggerpunkte. Obere Extremität, Kopf und Rumpf*. 2. Auflage, Urban & Fischer Verlag, München

Alternativ ist auch hilfreich: Travell, Janet G., Simons, David G. Simons (2004): *Flipchart Triggerpunkte: Muskel-Triggerpunkte und ihre Schmerzfelder*. Urban & Fischer Verlag, München

Als guten **Anatomieatlas** favorisieren wir: Schünke, Michael, Schulte, Erik, Schumacher, Udo (2018): *PROMETHEUS. Allgemeine Anatomie und Bewegungssystem*. 5. überarbeitete Auflage, Thieme Verlag, Stuttgart

Im folgenden Buch finden Sie komplette **Übungsprogramme mit den Muskel-Faszien-Tools**, die sich sehr gut in Kombination mit den Übungen der Osteopathie für zu Hause eignen: Pfitzer, Torsten (2019): *Schmerzen selbst behandeln mit BLACKROLL®. Die effektivsten Übungen für über 50 häufige Beschwerden von Nackenschmerzen bis Fersensporn*. 2. Auflage, riva Verlag, München

Ein speziell auf **Kieferstörungen** und **CMD** zugeschnittenes Übungsprogramm bietet Ihnen dieses Buch: Pfitzer, Torsten (2019): *Kiefer gut, alles gut. Das Übungsprogramm gegen CMD, die wahre Ursache von Zähneknirschen, Kopfschmerzen, Nackenverspannungen, Tinnitus und Co*. 6. Auflage, riva Verlag, München

Vorlagen

Auf den folgenden Seiten finden Sie zu jedem Körperbereich die Tests und Übungen aus diesem Buch in Tabellenform als Vorlagen, die es Ihnen erleichtern sollen, Ihre Testergebnisse zu dokumentieren und Ihren persönlichen Übungsplan zu erstellen.

Persönliche Testergebnisse

Tragen Sie in diese Vorlagen (Seite 209 bis 211) die Ergebnisse des ersten Testdurchlaufs und der Nachtests ein. Wir empfehlen, dass Sie die Tests wiederholen, wenn Sie drei bis vier Wochen geübt haben.

Tipp: Eine gut dokumentierte Situation hilft nicht nur Ihnen selbst, strukturierter vorzugehen, sondern auch einem Therapeuten oder Osteopathen, falls Sie diesen doch noch zur Unterstützung benötigen.

Persönlicher Übungsplan

Meistens scheitert das Üben an der regelmäßigen Umsetzung. Daher ist ein geschriebener Übungsplan sehr hilfreich, um den inneren Schweinehund zu disziplinieren. Die Vorlagen dazu finden Sie auf den Seiten 212 bis 215.

Tipp: Kreuzen Sie die Übungen an, die Sie den Testergebnissen nach machen sollten. In der digitalen Datei auf www.drpfitzer.de/ofzh können Sie der besseren Übersicht halber alle anderen Übungen löschen und Ihren persönlichen Übungsplan ausdrucken. Hängen Sie sich diesen am besten an mehreren Stellen auf, um sich regelmäßig an die Übungen zu erinnern.

Meine persönlichen Testergebnisse

Name: ______________________________

Körperbereich Kopf, Kiefer und Nacken				
Name des Tests	Seite	Test	Nachtest	Bemerkungen
Bewegungsumfang in der Seitneigung	58			
Bewegungsumfang in der Rotation	61			
Schmerz und Härte der Muskulatur und der darunterliegenden Querfortsätze bewerten	63			
Blickdiagnostik des Nackens mit dem Partner	66			
Position des Atlas ermitteln	71			
Starken Kaumuskel auf Länge testen	73			
Körperbereich Schulter, Schlüsselbein, Schulterblatt und Oberarm				
Name des Tests	Seite	Test	Nachtest	Bemerkungen
Blickdiagnostik Schulterhöhe	80			
Ertasten von Schmerz und Spannungen	82			
Bewegungsumfang der Schulter in Auswärtsdrehung	85			
Bewegungsumfang der Schulter in Einwärtsdrehung	88			
Ertasten von Spannungen oberhalb des Schlüsselbeins	90			
Blickdiagnostik der Brustmuskulatur	93			
Ertasten von Spannungen und Schmerzpunkten	94			

Körperbereich Ellenbogen und Unterarm				
Name des Tests	Seite	Test	Nachtest	Bemerkungen
Muskellängentest der Auswärtsdreher (Supinatoren) und Einwärtsdreher (Pronatoren)	100			
Ertasten der Muskulatur auf Spannung und Schmerz	103			

Körperbereich Handgelenk und Hand				
Name des Tests	Seite	Test	Nachtest	Bemerkungen
Rückbeugung (Dorsalflexion) und Vorbeugung (Plantarflexion) im Handgelenk	108/109			
Nerveneinengung im Karpaltunnel	114			

Körperbereich Wirbelsäule				
Name des Tests	Seite	Test	Nachtest	Bemerkungen
Blickdiagnostik der Wirbelsäule	125			
Wirbelbeweglichkeit in Beugung und Streckung	126/127			
Spannungen erfühlen	133			
Wirbelbeweglichkeit	135			
Blockierte Wirbel fühlen	140			
Muskellängentest des Lendenmuskels	143			
Spannungen am Zwerchfellrand erfühlen	147			

Körperbereich Becken und Hüfte				
Name des Tests	Seite	Test	Nachtest	Bemerkungen
Beckenschiefstand	155–157			
Schmerzpunkte erfühlen	168/169			
Körperbereich Oberschenkel und Knie				
Name des Tests	Seite	Test	Nachtest	Bemerkungen
Muskellängentest des Quadrizeps (Thomastest)	178/179			
Schnelltest – Reibung der Kniescheibe auf dem Kniegelenk testen	180			
Blickdiagnostik Knie	184/185			
Muskellängentest hinterer Oberschenkel	188/189			
Körperbereich Wade, Unterschenkel, Sprunggelenk und Fußgewölbe				
Name des Tests	Seite	Test	Nachtest	Bemerkungen
Wadenmuskulatur auf Verhärtungen testen	195			
Erfühlen des Fußgewölbes	200			

Mein persönlicher Übungsplan

Name: ______________________ Übungsmonat: ______________________

Craniosacrale Basisbehandlung Neun-Schritte-Ablauf (immer empfohlen, mindestens 1-mal pro Woche)		
Übungsname	Seite	Wirkung/Bemerkungen
1 Kreuzbeinbehandlung	45	
2 Stirnzug (Frontal Lift)	47	
3 Scheitelzug (Parietal Lift)	47	
4 Hinterhauptzug	48	
5 Wobble-Technik	49	
6 Ear-pull-Technik	50	
7 Hinterhaupt-Atlas-Technik	51	
8 Drainagetechnik	52	
9 Abschlusstechnik CV4	53	
Körperbereich Kopf, Kiefer und Nacken		
Übungsname	Seite	Wirkung/Bemerkungen
Kopf neigen	59	
Übungsvariante: Kopf neigen	60	
Kopf drehen	62	
Nacken massieren	64	
Halswirbel regulieren	65	
Kurze Nackenmuskeln ausgleichen	67	
Nackenmuskulatur und Halswirbelsäule ausgleichen	68	
Vordere Halsmuskulatur ausgleichen	69	
Atlas positionieren	72	
Mund öffnen	74/75	

Körperbereich Schulter, Schlüsselbein, Schulterblatt und Oberarm		
Übungsname	Seite	Wirkung/Bemerkungen
Schmerzpunkte lösen	83	
Schulter mobilisieren	84	
Auswärtsdrehen der Schulter	86	
Schulterblatt ausgleichen	87	
Schulter eindrehen	88/89	
Fasziale Spannungen ausgleichen	91	
Schlüsselbein nach vorn wegziehen	92	
Brustmuskel ausrollen	95	
Brustmuskel auf Länge umtrainieren	96	

Körperbereich Ellenbogen und Unterarm		
Übungsname	Seite	Wirkung/Bemerkungen
Einwärtsdreher verlängern	101	
Auswärtsdreher verlängern	102	
Unterarminnenseite lösen	104	
Unterarmaußenseite lösen	105	

Körperbereich Handgelenk und Hand		
Übungsname	Seite	Wirkung/Bemerkungen
Unterarminnenseite faszial ausgleichen	110	
Unterarminnenseite auf Länge umtrainieren	111	
Unterarmaußenseite auf Länge umtrainieren	112	
Karpaltunnel durchspülen	115	
Nervus medianus befreien	116/117	

Körperbereich Wirbelsäule		
Übungsname	Seite	Wirkung/Bemerkungen
Wirbel für Wirbel beugen und strecken	128	
Hohlkreuz ausgleichen	129	
Haltungskorrektur mit Qigong	131/132	
Hüftbeugemuskel entspannen	134	
Wirbelsäule verdrehen	136/137	
In der Wirbelsäulendrehung entspannen	138/139	
Wirbelsäule mit Druck ausgleichen	141/142	
Seitwärtsneigung verbessern	144/145	
In der Seitwärtslagerung entspannen	146	
Zwerchfell entspannen	148/149	
Körperbereich Becken und Hüfte		
Übungsname	Seite	Wirkung/Bemerkungen
Becken nach hinten kippen	158/159	
Becken nach außen rotieren	160	
Beckenschaufel oben annähern	161	
Beckenmuskulatur lösen	162/163	
Becken nach vorn kippen	164/165	
Becken nach innen rotieren	166	
Beckenschaufel oben lösen	167	
Schmerzpunkte lösen	170/171	
Muskel verlängern	172/173	

Körperbereich Oberschenkel und Knie		
Übungsname	Seite	Wirkung/Bemerkungen
Vorderen Oberschenkelmuskel verlängern	181	
Muskelansätze um die Kniescheibe lösen	182	
Kniescheibe lösen	183	
Unterschenkel am Kniegelenk nach vorn bringen	186	
Oberschenkel und Unterschenkel ausgleichen	187	
Muskel verlängern	190/191	
Körperbereich Unterschenkel, Sprunggelenk und Fußgewölbe		
Übungsname	Seite	Wirkung/Bemerkungen
Wadenmuskeln verlängern	196/197	
Verklebungen um die Achillessehne lösen	198/199	
Fußgewölbe verbessern	200	
Sprunggelenk mobilisieren	201	
Allgemeine Abschlussübung		
Übungsname	Seite	Wirkung/Bemerkungen
Körper rhythmisch schütteln	202/203	
Abschlusstechnik CV4	53	

Alle Tests und Übungen auf einen Blick

Ganzkörperbehandlung durch eine craniosacrale Therapie 42–53

Körperbereich Kopf, Kiefer und Nacken 54–75

Körperbereich Schulter, Schlüsselbein, Schulterblatt und Oberarm 76–97

Körperbereich Ellenbogen und Unterarm 98–105

Körperbereich Handgelenk und Hand 106–117

Körperbereich Wirbelsäule 118–149

Körperbereich Becken und Hüfte 150–173

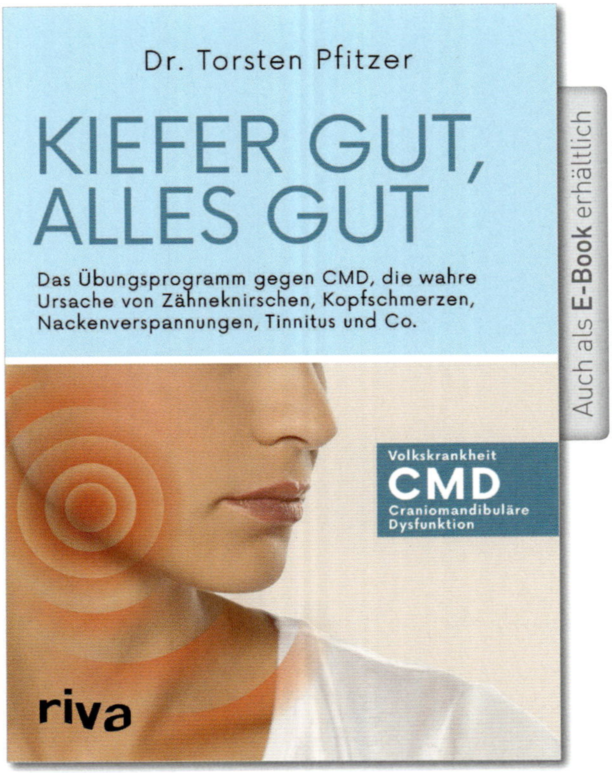

176 Seiten
16,99 € (D) | 17,50 € (A)
ISBN 978-3-7423-0481-0

Dr. Torsten Pfitzer

Kiefer gut, alles gut

Das Übungsprogramm gegen CMD, die wahre Ursache von Zähneknirschen, Kopfschmerzen, Nackenverspannungen, Tinnitus und Co.

Viele Menschen leiden unter unerklärlichen Kopf- oder Gesichtsschmerzen oder immer wiederkehrenden Nackenverspannungen, hören störende Ohrgeräusche oder knirschen im Schlaf mit den Zähnen. Solche rätselhaften Schmerzen und Ohrgeräusche werden häufig durch eine craniomandibuläre Dysfunktion, kurz CMD, ausgelöst. Der Schmerzspezialist, Osteopath und Heilpraktiker Dr. Torsten Pfitzer erklärt die Zusammenhänge der CMD mit ihren zahlreichen Beschwerdebildern. Mit einfachen Selbsttests kann jeder prüfen, ob er von CMD betroffen ist. Mit über 60 speziell für den CMD-Symptomkomplex zugeschnittenen Übungen können nicht nur verhärtete Muskeln, entspannt, sondern auch Gelenkblockaden gelöst und Nerven reguliert werden. Dieser komplett bebilderte Ratgeber hilft jedem, der unter unerklärlichen Schmerzsymptomen rund um den Kiefer leidet und wieder schmerzfrei leben möchte.

riva

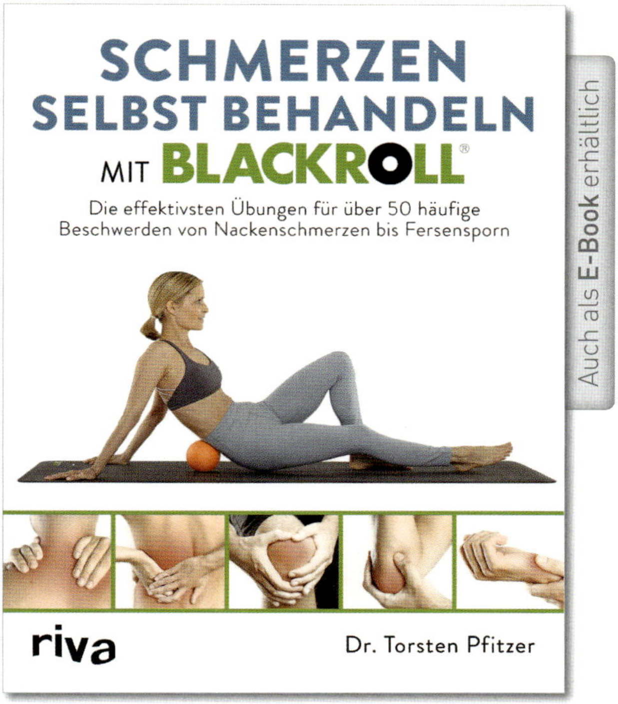

304 Seiten
19,99 € (D) | 20,60 € (A)
ISBN 978-3-7423-0837-5

Dr. Torsten Pfitzer

Schmerzen selbst behandeln mit BLACKROLL®

Die effektivsten Übungen für über 50 häufige Beschwerden von Nackenschmerzen bis Fersensporn

Fast jeder dritte Erwachsene in Deutschland ist von Rückenschmerzen betroffen. Aber auch viele andere Schmerzkrankheiten wie Kopfschmerzen, Tennisarm, Ischiasschmerzen oder Fersensporn sind auf dem Vormarsch. Der ganzheitliche Schmerzexperte Dr. rer. nat. Torsten Pfitzer hat eine einfache Methode und über 100 Übungen entwickelt, mit denen Betroffene die häufigsten Beschwerdebilder mit der BLACKROLL® und anderen Faszientools erfolgreich selbst behandeln können. Er stellt die Ursachen von Schmerzen und Beschwerden dar, gibt grundlegende Informationen zur Selbstbehandlung und zeigt bei jeder Übung, wie bestimmte Techniken der Selbstmassage angewandt werden. Neben Antworten auf die häufigsten Fragen von Patienten werden Betroffenen vor allem praktische Methoden mitgegeben, um die Initiative zu ergreifen und ihren Schmerzen ein Ende zu setzen.

riva

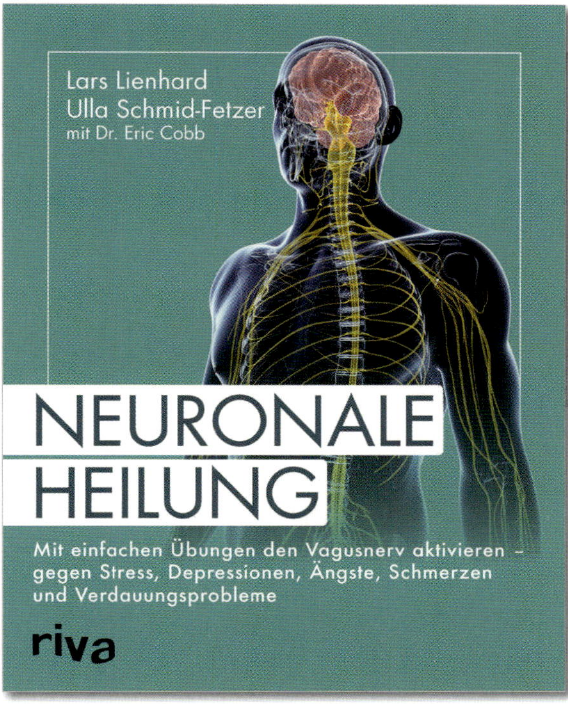

Auch als **E-Book** erhältlich

320 Seiten
24,99 € (D) | 25,70 € (A)
ISBN 978-3-7423-1134-4

Lars Lienhard
Ulla Schmid-Fetzer
Dr. Eric Cobb

Neuronale Heilung

Mit einfachen Übungen den Vagusnerv aktivieren – gegen Stress, Depressionen, Ängste, Schmerzen und Verdauungsprobleme

Um Ihre körperliche, geistige und emotionale Gesundheit spürbar zu verbessern, richten Sie Ihre Aufmerksamkeit auf die wichtigsten Bereiche des menschlichen Körpers: auf Gehirn und Nervensystem. Lars Lienhard und Ulla Schmid-Fetzer, die führenden Experten für neurozentriertes Training in Europa, zeigen in Zusammenarbeit mit Dr. Eric Cobb, dem weltweit führenden Experten für neurologisch ausgerichtete Sportprogramme, wie Gehirn und Nervensystem sämtliche Prozesse im Körper kontrollieren und durch spezifische Übungen unterstützt werden können. Durch ein gezieltes Training des Vagusnervs und der neuronalen Komponenten unserer inneren Wahrnehmung können Sie Depressionen, Verdauungsprobleme, aber auch Schmerzen, Bewegungsstörungen und Stresssymptome einfach und effektiv selbst behandeln. Auf Basis neuester Forschung zeigen die Autoren über 100 Übungen, mit denen Sie so Ihre Selbstheilungskräfte aktivieren.

riva